赵俊欣经方医学传真丛书

经方大用

赵俊欣　赵志达　著

中国中医药出版社
·北　京·

图书在版编目（CIP）数据

经方大用 / 赵俊欣，赵志达著 .—北京：中国中医药出版社，2016.5（2020.5 重印）

（赵俊欣经方医学传真丛书）

ISBN 978–7–5132–2710–0

Ⅰ .①经…　Ⅱ .①赵…　②赵…　Ⅲ .①经方—汇编　Ⅳ .① R289.2

中国版本图书馆 CIP 数据核字（2015）第 181931 号

中国中医药出版社出版

北京经济技术开发区科创十三街 31 号院二区 8 号楼

邮政编码　100176

传真　010 64405750

山东百润本色印刷有限公司印刷

各地新华书店经销

*

开本 880×1230　1/32　印张 15　字数 331 千字

2016 年 5 月第 1 版　2020 年 5 月第 4 次印刷

书号　ISBN 978–7–5132–2710–0

*

定价　58.00 元

网址　www.cptcm.com

如有印装质量问题请与本社出版部调换（010－64405510）

社长热线　010 64405720

购书热线　010 64065415　010 64065413

微信服务号　zgzyycbs

书店网址　csln.net/qksd/

官方微博　http：//e.weibo.com/cptcm

淘宝天猫网址　http：//zgzyycbs.tmall.com

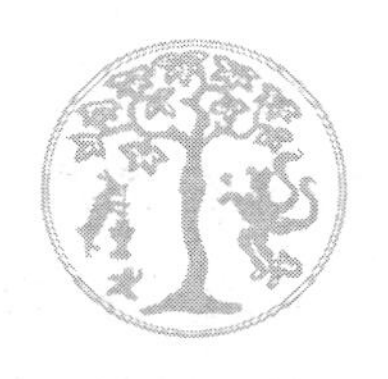

总 序

《赵俊欣经方医学传真丛书》为当代杰出的中医临床医学家赵俊欣先生阐述《伤寒论》《金匮要略》经方医学之真谛的呕心沥血之作！

该套丛书由三本组成。第一本《经方大用》，为赵先生与其传人之一赵志达合著，在体现赵俊欣先生经方医学法证、方证、方证法——法方证——理事圆融一体的理念的同时，着重宣讲了经方医学之用，以“临床经验附识”一项为核心，对每一首经方的运用方法予以详细而深入地剖析与展示，诚乃道尽经方运用之真诀，凝聚了作者运用经方可重复性的丰富的经验性认识，当今中医学子得此可直取经方运用之宝藏！

第二本《再解〈伤寒论〉》是赵先生数十年来对《伤寒论》反复钻穷乃成。作者以前所未有的视点开创性地提出三纲、十一目、万变、法证、方证与方证法等观点与概念，通过对《伤寒论》书名、篇题、条文等剥茧抽丝般地解读，告诉人们惟有将病、合病、并病、法证、方证与方证法等融合无间地予以论述的经方医学才是完善的、高级的医学，惟有经方医学论治之方之法已臻尽精微而致广大之境界，如环无端，左右逢源，不竭若江河，无尽如天地，学者触类而通，足以运用于无穷！但是，如果我们不能够深入阅读《再解〈伤寒论〉》，就难以认识并企及《伤寒论》所展示给我们的这个超越过去与未来的自然科学体系的奥蕴与真义。

接着，作者在第三本《〈金匮要略〉点睛》中对《金匮要略》每个条文和每首方剂一一扼要指明意旨，娓娓道来，言简意赅，剖精毫芒，其间时时穿插医案，叠彩纷呈，而读者览文至此，于经方医学之真义立生豁然贯通、顿悟本来之妙觉，原来《伤寒论》即是《金匮要略》，《金匮要略》即是《伤寒论》，二者是一非二。

《经方大用》《再解〈伤寒论〉》和《〈金匮要略〉点睛》交相映辉，体用理事圆融无碍，尽发医圣之秘钥，析之井然有序，合之浑然一体。钩稽奥旨，精诣彰然，继往圣法证与方证之全学，开创进展成新境界，令仲景而在，睹此《赵俊欣经方医学传真丛书》(《经方大用》《再解〈伤寒论〉》和《〈金匮要略〉点睛》)之作，其必曰："吾道在是矣！"

中国未来研究会医学委员会会长　王绍臣

2015年8月8日于北京中国科协

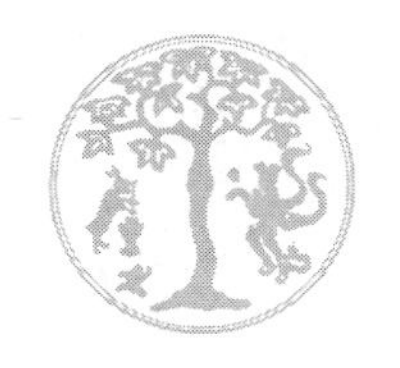

序

《汉书·艺文志》云:“经方者,本草石之寒温,量疾病之浅深,假药味之滋,因气感之宜,辨五苦六辛,致水火之齐,以通闭解结,反之于平。”这本书载经方十一家。梁代《七录》载经方部一百四十种。也有人将《素问》《灵枢》《伤寒论》《金匮要略》的方剂统称为经方。但是,本书所说经方,则是专指《伤寒论》和《金匮要略》所记载的方剂。

张大昌先生在《处方正范》中指出:“处方一项,传说起自伊尹之《汤液经》,然其书久佚,仅在史籍中存其目录而已。唯汉人张仲景撰用论广为数十卷,有晋太医令王叔和选编甚精,诸方之名次、治宜,皆赖存于《伤寒论》中。这些方子,体裁制度都十分严谨,理论和实际也结合得很紧密。按论施治,效果往往出人意料,当世医方无足与相比者。故尔从汉朝到现在历一千余年,不论在国内、国外,它一直被认为是一部卓绝的著作。

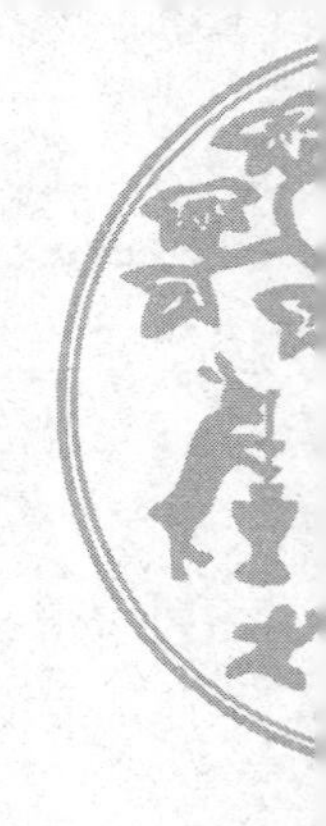

其中的方剂被推称为‘经方’……夫经方者，传统实效者也，万古不易之准则，医药学术之结晶也。”

张大昌先生在《评伤寒论》一文中说:“《伤寒论》之方，精湛有序，深奥入微，变如盘珠，准如绳墨，斯真圣人之作也。”并指出:“为医者不谙此书，则终身无由矣！”他将自己大彻大悟的中医学思想和炉火纯青的临床经验向关门弟子赵俊欣先生倾囊相授。“张仲景第一！”他这样教导弟子赵俊欣。张大昌先生并有“赠小徒赵俊欣”诗，曰:“好持慈悲念，人我命总同；大怖无过死，最幸又重生；仁惠岂望报，福德性中隆；良医匹良相，勉尔为上工！”经过张大昌先生的悉心传教和自己的力学躬行，赵俊欣先生对经方的运用达到出神入化的境地，诊脉观证，尽见症结，患者云集，而效如桴鼓。是啊！伟大的张仲景先生所传承的经方医学，人们越用越觉得神奇，越用越对其无比信仰！

赵真先生为一代经方大师，他的老师高公亦乐先生是一位医术高超的中医。亦乐先生认为经方医学为论述疾病诊疗学的高级医学，它从独具的角度审视疾病

靶向，表达了对其靶向的独具的认识与诊治方法，因此只有对经方医学一门深入才能够得其真谛，特叮嘱赵真先生一生专注经方医学。从此，赵真先生致力于经方医学的研究与应用，刻无宁晷，功深艺精，经验宏富，及至晚年，欲传衣钵，逢赵俊欣来访，相谈甚惬，赵真先生见其气宇轩昂，举止彬彬，为一代经方宗师张大昌先生的学术继承人，年纪虽轻，然奄贯古今众家而独重经方，大喜过望，遂将一生所学所得悉数以教，嘱曰："经方正脉，赖你薪传之，光大之！"

《经方大用》一书，以"方剂组成用法""经典原文汇要""临床经验附识""前贤方论撷录"四个部分记述每一首经方的组成、剂型、服法以及运用等。"经典原文汇要"一项，将《伤寒论》《金匮要略》中有关每个方剂具体运用的条文摘要汇在一起，便于读者学习、研究。"临床经验附识"一项则凝聚了作者运用经方可重复性的经验认识。这些经验，或是作者继承于恩师，或是作者学习历代有关运用经方的医述而撷取其中经临床证实可据者，或是作者在长期临床实践中所积累的运

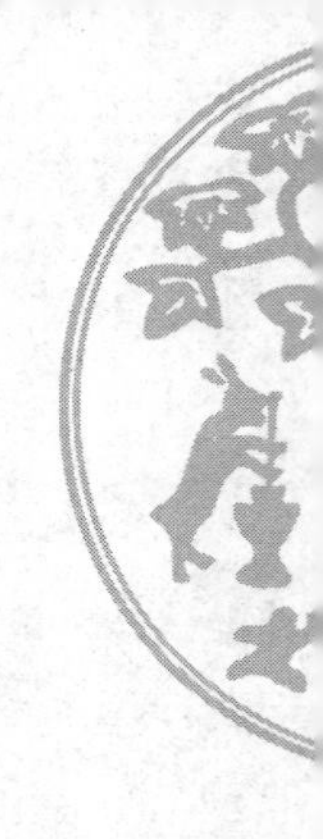

用经方的独具的成功经验，都是对《伤寒论》和《金匮要略》秘钥之发皇。“临床经验附识”展示了经方方证和方证法（事），而后，“前贤方论撷录”一项则探讨经方法证（理）。赵俊欣先生在《方证学习精义》中说：“仲景医学是方证和法证的统一，方证和法证各占仲景全学之一格。”《经方大用》之“经典原文汇要”“临床经验附识”和“前贤方论撷录”交映成辉，体现了法证、方证、方证法——法方证——圆融一体的理念。我认为，赵俊欣先生对组成汤液医学完整体系的一元、三纲、十一目、万变、法证、方证、方证法——法方证的创造性提出，在中医学的认识论和方法论上，是空前且卓越的（请结合阅读《再解〈伤寒论〉》和《〈金匮要略〉点睛》）！

当我捧读《经方大用》，看那一行又一行文字里凝聚着的赵俊欣先生及其传人有关中医临床医学的深沉理念、切实经验以及无尽情感，不仅心潮澎湃，感叹这用生命谱就的篇章！感激这用生命谱就的篇章！

诚如赵俊欣先生所说：“经方医学，‘原始要终，以为

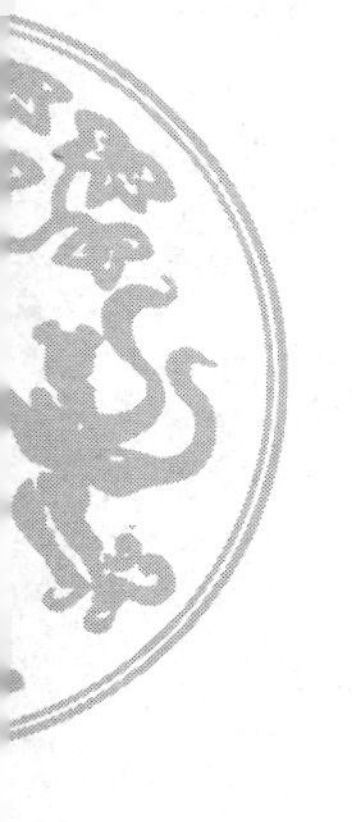

质也（《易》）’，它推究中医药学的开始，探求中医药学的终了，从而形成一个独具科学魅力的体系，它超越过去，也超越未来，在人类的生命之程中必将永放光芒！”

华之辉敬序

2015 年 6 月 16 日

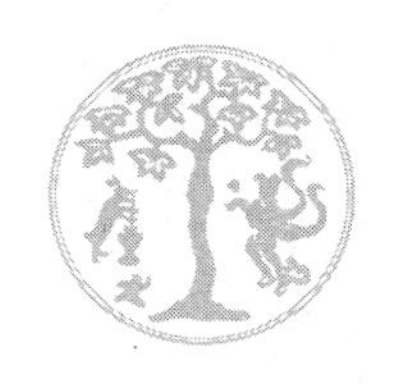

前　言

我们撰述《经方大用》有着这样的理念：

一

中医学术包括归纳和演绎两种方法

法证（包括理法辨证、体质等），属于归纳方法。

方证（包括方证辨证、方证法等），属于演绎方法。

归纳方法便于人们在大体上提纲挈领地认识疾病。

演绎方法使人们对待疾病能够落实到具体问题上。

归纳方法不可以也无以替代可以实施于具体治疗的演绎方法。

因此，归纳方法是演绎方法的提纲，而演绎方法是归纳方法的深入与细化。

谁能够将两者融会贯通地运用于临床，谁就是真正的中医高人。

二

中医诊疗疾病如同开锁。

要用钥匙开锁，不要用斧子劈锁。

用钥匙启之，锁即被打开。

用斧子劈锁，锁被劈坏了，也未必能够被打开。

三

病症如锁，方药如钥匙，医者是用钥匙开锁的人。

如何为一把把锁中各自不同的锁孔找到合适的那把钥匙，需要医者在师承、读书、临证等方面功力的积累。

能够迅速并精准地为每一把锁找到最合适的那把钥匙并将锁打开的医者，才是成熟的医者。

四

中医学术的最高境界是什么？

平凡，并于平凡中见神奇。

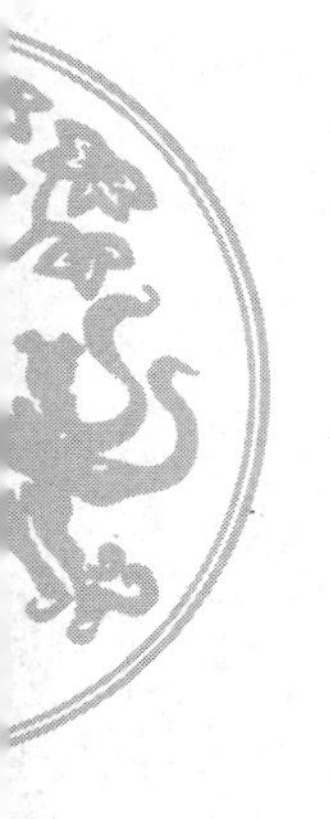

诊断与用药，平平凡凡，但却具有立竿见影的神奇效果。

五

现象界总是千变万化的，而本质界——规律，却是不变的。

仁、义、礼、智、信，中庸，是孔圣之道的规律。

四圣谛、中观、如来藏，是佛陀教法的规律。

而仲景经方医学，是中医汤液医学的规律。

我们要在千变万化的现象中探寻那些不变的规律。

赵俊欣 赵志达谨识于乙未春日

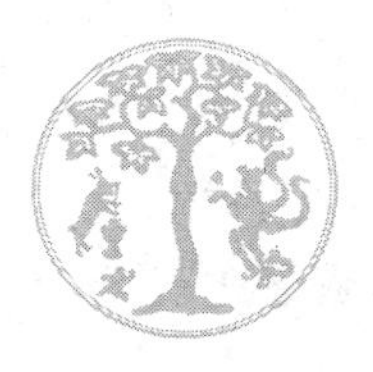

contents

目　录

一　桂枝汤

【方剂组成用法】

桂枝三两，去皮　芍药三两　甘草二两，炙　生姜三两，切　大枣十二枚，擘

上五味，㕮咀三味，以水七升，微火煮取三升，去滓，适寒温，服一升。服已须臾，啜热稀粥一升余，以助药力。温覆令一时许，遍身漐漐，微似有汗者益佳，不可令如水流漓，病必不除。若一服汗出病差，停后服，不必尽剂。若不汗，更服依前法。又不汗，后服小促其间，半日许令三服尽。若病重者，一日一夜服，周时观之。服一剂尽，病证犹在者，更作服，若不汗出，乃服至二三剂。禁生冷、黏滑、肉面、五辛、酒酪、臭恶等物。

【经典原文汇要】

1. 太阳病，发热，汗出，恶风，脉缓者，名为中风。

2. 太阳中风，阳浮而阴弱，阳浮者热自发，阴弱者汗自出，啬啬恶汗，淅淅恶风，翕翕发热，鼻鸣干呕者，桂枝汤主之。

3. 太阳病，头痛发热，汗出恶风者，桂枝汤主之。

4. 太阳病，下之后，其气上冲者，可与桂枝汤，方用前法。若不上冲者，不可与之。

5. 太阳病，初服桂枝汤，反烦不解者，先刺风池、风府，却与桂枝汤则愈。

6. 太阳病，外证未解者，不可下也，下之为逆。欲解外者，宜桂枝汤。

7. 太阳病，先发汗不解，而复下之，脉浮者不愈。浮为在外，而反下之，故令不愈。今脉浮，故知在外，当须解外则愈，宜桂枝汤。

8. 病常自汗出者，此为营气和。营气和者，外不谐，以卫气不共荣气和谐故尔。以荣行脉中，卫行脉外，复发其汗，荣卫和则愈，宜桂枝汤。

9. 病人脏无他病，时发热，自汗出，而不愈者，此卫气不和也。先其时发汗则愈，宜桂枝汤主之。

10. 伤寒，不大便六七日，头痛有热者，与承气汤。其小便清者，知不在里，仍在表也，当须发汗。若头痛者，必衄，宜桂枝汤。

11. 伤寒发汗已解，半日许复烦，脉浮数者，可更发汗，宜桂枝汤主之。

12. 伤寒，医下之，续得下利清谷不止，身疼痛者，急当救里；后身疼痛，清便自调者，急当救表。救里，宜四逆汤；救表，宜桂枝汤。

13. 太阳病，发热汗出者，此为荣弱卫强，故使汗出。欲救邪风者，宜桂枝汤。

14. 伤寒大下后，复发汗，心下痞，恶寒者，表未解也，不可攻痞，当先解表，表解乃可攻痞。解表宜桂枝汤，攻痞宜大黄黄连泻心汤。

15. 阳明病，脉迟，汗出多，微恶寒者，表未解也，可发汗，宜桂枝汤。

16. 病人烦热，汗出则解，又如疟状，日晡所发热者，属阳明也。脉实者，宜下之；脉浮虚者，宜发汗。下之与大承气汤，发汗宜桂枝汤。

17. 太阴病，脉浮者，可发汗，宜桂枝汤。

18. 下利腹胀满，身体疼痛者，先温其里，乃攻其表。温里宜四逆汤，攻表宜桂枝汤。

19. 吐利止，而身痛不休者，当消息和解其外，宜桂枝汤小和之。

20. 师曰：妇人得平脉，阴脉小弱，其人渴，不能食，无寒热，名妊娠，桂枝汤主之。于法六十日当有此证，设有医治逆者，却一月加吐下者，则绝之。

21. 产后风，续之数十日不解，头微痛，恶寒，时时有热，心下闷，干呕，汗出，虽久，阳旦证续在耳，可与阳旦汤。

【临床经验附识】

1. 脉弱，自汗，或盗汗，或恶寒，或恶风，或发热，或头痛，或身痛，或荨麻疹，或湿疹，或皮炎，或手足多汗，或便秘者……

2. 气上冲，干呕，心下痞者。

3. 病常自汗出，或时发热汗出，脏无他病者。

4. 发汗后，或泻下后，而表证未解者。

5. 腹泻，或痢疾，脉浮弱者。

6. 妊娠恶阻之轻症［（重症加伏龙肝）不温覆取汗］。

7. 吐泻止，身痛者（不取汗）。

8. 桂枝汤证，感冒咽痛，或咽喉肿痛，或咽喉中生疮者（加桔梗）。

9. 关节肿痛者、面瘫者、头痛沉重者、身体麻痹者之虚寒证（加苍术、附子）。

10. 眼目不明者、耳鸣耳聋者、肉瞤筋惕者之虚寒证（加茯苓、术、制附子，即合真武汤）。

11. 尿路感染、膀胱炎、前列腺炎有汗出、背冷、身酸、身痛等表证而脉浮弱者。

12. 痹痛，脉浮弱者。

13. 发热恶寒，脉浮弱或脉浮弱数者。

14. 表阳寒实证，随证服用麻黄汤、葛根汤发汗后，仍不解者。

15. 衄血，有表阳寒虚证者。

16. 肩周炎，体质虚寒者（加茯苓、术、制附子）。

17. 三叉神经痛、上腕神经痛之虚寒证者（加茯苓、术、制附子）。

18. 面神经麻痹之虚寒证者（加茯苓、术、制附子）。

19. 脑卒中之虚寒证者（加茯苓、术、制附子）。

20. 感冒见桂枝汤证，而有痰饮者（合半夏厚朴汤）。

21. 发汗后或下之后，而表证未解者。

22. 盗汗者（夜晚睡前服汤后，啜热稀粥并温覆取汗）。

23. 妊娠恶阻（加半夏、茯苓、伏龙肝）。

24. 过敏性紫癜。

25. 糖尿病并发神经痛者（加术、制附子）。

26. 产后身痛者（加人参）。

27. 儿童多动症。

28. 常自汗者（服汤后，啜热稀粥并温覆取汗）。

29. 醒时汗出或醒后汗出者（入睡前服汤后，啜热稀粥温覆取汗）。

30. 习惯性便秘，脉弱自汗者。

31. 便秘，脉浮弱、发热、恶寒、汗出者。

32. 脑后生疮，脉弱者。

33. 背上生疮，时而恶风，表虚证。

34. 皮肤病，有渗出液、瘙痒、遇风冷则甚者。

35. 坐骨神经痛，脉浮弱者。

36. 身体全部或某一部（如头、面、肩、上半身、下半身、乳房、胃脘、手、足等）怕风者（加白术、制附子）。

37. 感觉身体某一部位有风往里吹（加白术、制附子）。

38. 关节或神经疼痛，体质弱者（合真武汤）。

39. 中风后遗症，体质弱者（合真武汤）。

40. 妊娠低热者。

41. 恶寒，发热，脉浮弱者。

42. 挫闪腰背部，气血着滞一处，腰背部疼痛时缓急，阴证者（加白术、制附子）。

43. 足冷，阴证者（加白术、制附子）。

44. 更年期阵热汗出，服寒凉剂不效者（合真武汤）。

45. 下利便脓血之表阳寒虚证。

46. 发热，脉浮大而弱者。

47. 目障、目盲等，见恶风寒，汗出，脉缓者。

【前贤方论撷录】

《订正仲景全书伤寒论注》：桂枝辛温，辛能发散，温能通阳；芍药酸寒，酸能收敛，寒走阴营。桂枝君芍药，是于发汗中寓敛汗之旨；芍药臣桂枝，是于和营中有调卫之功。生姜之辛，佐桂枝以解表；大枣之甘，佐芍药以和中；甘草甘平，有安内攘外之能，用以和中气，即以调和表里，且以调和诸药。

《长沙方歌括》：桂枝辛温阳也，芍药苦平阴也，桂枝又得生姜之辛，同气相求，可恃之以调周身之阳气；芍药而得大枣、甘草之甘，苦甘合化，可恃之以滋周身之阴液。师取大补阴阳之品，养其汗源，为胜邪之本，又啜粥以助之，取水谷之津以为汗，汗后毫不受伤，所谓立身于不败之地以图万全也。

二　桂枝加葛根汤

【方剂组成用法】

葛根四两　麻黄三两，去节　桂枝二两，去皮　芍药二两　生姜三两，切　甘草二两，炙　大枣十二枚，擘

上七味，以水一斗，先煮葛根，减二升，去上沫，内诸药，煮取三升，去滓，温服一升。覆取微似汗，不须啜粥，余如桂枝法将息及禁忌。

【经典原文汇要】

太阳病，项背强几几，反汗出恶风者，桂枝加葛根汤主之。

【临床经验附识】

1. 桂枝汤证，有项强或项背强者。

2. 背沉重，项强者（加乌药、香附子）。

3. 颈椎病眩晕者（合真武汤）。

4. 肩周炎、颈椎病、脊柱炎，体质虚弱者（如有寒证，合真武汤）。

5. 面瘫、眼肌痉挛、面肌痉挛、口眼㖞斜、睑下垂，较葛根汤证体质弱者（剂量要大，服后温覆取汗）。

6. 肩背沉重，体质虚弱者。

7. 背痛、背沉重、腰痛，体质弱者。

8. 葛根汤证，脉浮弱者。

9. 葛根汤证，服汤后汗出而项背强不解者。

10. 桂枝去桂加苓术汤证之项强，然服汤不效，而汗出者。

11. 痉挛性斜颈，有易汗倾向者。

【前贤方论撷录】

《伤寒贯珠集》：桂枝加葛根汤，如太阳桂枝汤例。葛根汤，如太阳葛根汤例。而并加葛根者，以项背几几，筋骨肌肉，并痹而不用。故加葛根以疏肌肉之邪，且并须桂、芍、姜、枣，以通营卫之气。

三　桂枝加厚朴杏子汤

【方剂组成用法】

桂枝三两，去皮　甘草二两，炙　生姜三两，切　芍药三两　大枣十二枚，擘　厚朴二两，炙，去皮　杏仁五十枚，去皮尖

上七味，以水七升，微火煮取三升，去滓。温服一升，覆取微似汗。

【经典原文汇要】

1. 喘家，作桂枝汤，加厚朴、杏子佳。

2. 太阳病，下之微喘者，表未解故也，桂枝加厚朴杏子汤主之。

【临床经验附识】

1. 桂枝汤证，咳嗽或喘者。

2. 虽无汗出，但体质虚弱、易感冒且伴有咳嗽或哮喘者。

3. 小儿感冒喘咳，体质虚弱者。

4. 服麻黄剂，出现食欲不振，或身体倦怠者。

5. 咳嗽，尤于睡眠卧床温暖起来时加重，易汗，呼吸困难，或胸中梗塞者。

【前贤方论撷录】

《经方方论荟要》：以桂枝汤解肌，调和营卫。加入杏仁宣降肺气；厚朴消痰宽中，下气平喘。本方所主之喘，有新久之别。新喘乃因太阳病误下，肺气上逆而致；宿喘则为喘家外感，引动痼疾而成。不论新久之喘，但见表虚汗出之证，即可为本方所主。二者病因虽不相同，但病机则一，故治法亦同。

四 桂枝加附子汤

【方剂组成用法】

桂枝三两，去皮 芍药三两 甘草三两，炙 生姜

三两，切　大枣十二枚，擘　附子一枚，炮，去皮，破八片

上六味，以水七升，煮取三升，去滓，温取一升。本云（《玉函经》作本方）：桂枝汤，今加附子。将息如前法。

【经典原文汇要】

太阳病，发汗，遂漏不止，其人恶风，小便难，四肢微急，难以屈伸者，桂枝加附子汤主之。

【临床经验附识】

1. 桂枝汤证，汗出恶寒甚者。

2. 过敏性鼻炎（加苍子、辛夷、茯苓、术），表阴寒虚证。

3. 少阴病表阴寒实证，服麻黄附子细辛汤发汗后，仍不解者。

4. 疝病，遇冷则腹剧痛，且痛呈游走性者。

5. 中风后遗症、小儿麻痹等有运动障碍症状，脉浮弱或沉细或沉迟者。

6. 桂枝汤证，有四肢拘急、小便不利者。

7. 服发汗剂发汗后，身疼痛、脉浮紧者。

8. 恶寒，身痛，表阴寒虚证。

9. 每遇寒冷则腹胀痛者。

10. 阳痿，虚寒证。

11. 腰椎退变增生，虚寒证。

12. 腰椎间盘突出症，虚寒证（加术、茯苓）。

13. 桂枝汤证，而更恶寒、汗出、脉沉或浮虚者。

14. 桂枝汤证，而身体疼痛、关节屈伸不利、小便难者。

15. 风湿或神经痛，汗出多者，虚寒证。

16. 关节痛或神经痛，脉无力，腹无力，或有振水声者（加苍术）。

17. 中风后遗症，如半身不遂等症状，其脉、腹无力者（加白术）。

18. 受冷即身痛，且痛处移动者。

【前贤方论撷录】

《金镜内台方义》：病人阳气不足，而得太阳病，因发汗，汗出多不能止，名曰漏也。或至二三日不止，其人反恶风，此为阳气内虚，而皮腠不固也。又小便难者，汗出多，则亡津液，阳气内虚，不能施化也。四肢者，诸阳之本，今亡而脱液，则四肢微急，难以屈伸，故与桂枝汤中加附子，以温其经而复其阳也。

五 桂枝去芍药汤

【方剂组成用法】

甘草二两，炙　桂枝三两，去皮　生姜三两，切　大枣十二枚，擘

上四味，以水七升，煮取三升，去滓，温服一升。本云：桂枝汤，今去芍药。将息如前法。

【经典原文汇要】

太阳病，下之后，脉促胸满者，桂枝去芍药汤主之。

【临床经验附识】

1. 桂枝汤证，胸满者。

2. 心动悸，脉促胸满者。

3. 胸满，阴证。

【前贤方论撷录】

《伤寒论疏义》：此误下以损胸中之阳，邪气乘克，以为胸满，故去芍药以避胸中之满，然表邪仍在，故用桂枝散表并亦扶其阳。

《伤寒论识》太阴篇云：本太阳病，医反下之，因而腹满时痛者，属太阴也，桂枝加芍药汤主之。由是观之，腹满则倍芍药以专和腹中之气，胸满则去芍药，而专桂枝之力以和胸中之气。二方相照，其义可见矣。

六　桂枝去芍药加附子汤

【方剂组成用法】

桂枝三两，去皮　甘草二两，炙　生姜，切　大枣十二枚，擘　附子一枚，炮，去皮，破八片

上五味，以水七升，煮取三升，去滓，温服一升。本云：桂枝汤，今去芍药加附子。将息如前法。

【经典原文汇要】

若微寒者，桂枝去芍药加附子汤主之。

【临床经验附识】

1. 桂枝去芍药汤证，手足冷者。

2. 桂枝去芍药汤证，恶寒甚者。

3. 胸满，腹无力者。

4. 自觉胸满而心悸不安，腹无力者。

【前贤方论撷录】

《伤寒溯源集》：桂枝去芍药，以解散阳邪，流通阳气，治下后阳虚之脉促胸满。若增微恶寒则阳气大亏，致阳气不能卫外而阳虚生外寒矣，故加附子以温经复阳也。

七　桂枝加芍药生姜各一两人参三两新加汤

【方剂组成用法】

桂枝三两，去皮　芍药四两　甘草二两，炙　人参三两　大枣十二枚，擘　生姜四两

上六味，以水一斗二升，煮取三升，去滓，温服一升。本云：桂枝汤，今加芍药、生姜、人参。

【经典原文汇要】

发汗后，身疼痛，脉沉迟者，桂枝加芍药生姜各一两人参三

两新加汤主之。

【临床经验附识】

1. 鸡爪风。
2. 周身绵绵作痛、疲困，劳累则重，休息则轻，脉沉弱者。
3. 产后身痛或产后关节疼痛者（加术、制附子）。
4. 身疼痛，脉沉迟，而无少阴病证者。
5. 桂枝汤证，而心下痞硬、腹拘急、呕吐者。
6. 小建中汤证，而心下痞硬者。
7. 本方证，疼痛剧烈者或遇寒冷即重者（加术、制附子）。
8. 关节炎、肩周炎之虚证（加术、制附子）。
9. 麻木，手时拘挛如鸡爪者。
10. 坐骨神经痛，脉沉迟者。
11. 颈椎不适，服葛根汤取汗后，其不适反加重而脉沉迟者。
12. 习惯性便秘，心下痞硬、少腹无力者。

【前贤方论撷录】

《伤寒论章句》：桂枝加芍药生姜新加汤，补养营血，滋生经脉之方也。凡病后经脉有伤，营血不足者用之。用桂枝汤和荣卫以利神机，加人参、芍药以生营血，加生姜以宜中胃。所谓营气卫气，皆生谷气也。谓之新加者，桂枝汤古方也，仲景遵古法而加之，故特名新加焉。

八　麻黄汤

【方剂组成用法】

麻黄三两，去节　桂枝二两，去皮　甘草一两，炙　杏仁七十个，去皮尖

上四味，以水九升，先煮麻黄减二升，去上沫，内诸药，煮取二升半，去滓，温服八合，覆取微似汗，不须啜粥，余如桂枝法将息。

【经典原文汇要】

1. 太阳病，或已发热，或未发热，必恶寒，体痛，呕逆，脉阴阳俱紧者。

2. 太阳病，头痛发热，身疼腰痛，骨节疼痛，恶风，无汗而喘者，麻黄汤主之。

3. 太阳与阳明合病，喘而胸满者，不可下，宜麻黄汤。

4. 太阳病，十日已去，脉浮细而嗜卧者，外已解也；设胸满胁痛者，与小柴胡汤；脉但浮者，与麻黄汤。

5. 太阳病，脉浮紧，无汗发热，身疼痛，八九日不解，表证仍在，此当发其汗。服药已，微除，其人发烦目瞑，剧者必衄，衄乃解。所以然者，阳气重故也。麻黄汤主之。

6. 脉浮者，病在表，可发汗，宜麻黄汤。

7. 脉浮而数者，可发汗，宜麻黄汤。

8. 伤寒脉浮紧，不发汗，因致衄者，麻黄汤主之。

9. 阳明中风，脉弦浮大而短气，腹都满，胁下及心痛，久按

之气不通，鼻干，不得汗，嗜卧，一身及目悉黄，小便难，有潮热，时时哕，耳前后肿，刺之小差，外不解。病过十日，脉续浮者，与小柴胡汤。脉但浮，无余证者，与麻黄汤；若不尿，腹满加哕者，不治。

10. 阳明病，脉浮，无汗而喘者，发汗则愈，宜麻黄汤。

【临床经验附识】

1. 发热，恶寒，头痛，身体疼痛，体疲肢楚，脉浮数有力，或喘，或咳嗽，或鼻塞，或咽喉痛，或衄，或爆发赤眼者……

2. 儿童遗尿，体健壮者。

3. 水肿，脉浮紧者。

4. 麻黄汤证，壮热、烦躁饮冷者（加石膏），咽干口苦者（加黄芩、石膏），苔厚腻者（加苍术、半夏、槟榔），呕逆者（加半夏、生姜），肩背沉重、感觉内冷者（加制附子）。

5. 喘而胸满，脉浮紧、无汗者（若烦躁者，用大青龙汤）。

6. 衄血，属表阳寒实证者。

7. 幼儿鼻炎，鼻塞严重，影响哺乳和睡眠者（虚弱小儿酌减药量）。

8. 成人鼻塞严重，脉浮有力、无汗者（无发热时，脉或不浮）。

9. 急性尿道炎初期，恶寒、腰痛、脉浮紧者。

10. 妊娠破水后胎儿产不出，恶寒、腰痛甚者（加制附子）。

11. 风湿性关节炎，脉浮紧、无汗者。

12. 足踝部红肿疼痛，脉紧、无汗者。

13. 本方证，咽喉肿痛者（合泻心汤）。

14. 急性扁桃体炎，咽喉红肿疼痛而发热恶寒者（合泻心汤）。

15. 煤气中毒不省人事者（加白术、制附子）。

16. 皮肤病，无渗出液、瘙痒、遇风寒则甚者（加术、制附子）。

【前贤方论撷录】

《伤寒论条辨》：麻黄味苦而性温，力能发汗以散寒。然桂枝汤中忌麻黄，而麻黄汤中用桂枝何也？麻黄者，突阵擒敌之大将也。桂枝者，运筹帷幄之参军也。故委之以麻黄，必胜之算也。监之以桂枝，节制之妙也。甘草和中而除热。杏仁下气而定喘。惟麻黄有专攻之能，故不须啜粥之助。

九　禹余粮丸

【方剂组成用法】

原方缺。

按：《伤寒论考注》云："用禹余粮一味之蜜丸，则敛血收津，不令散脱。"

【经典原文汇要】

汗家，重发汗，必恍惚心乱，小便已阴疼，与禹余粮丸。

十 葛根汤

【方剂组成用法】

葛根四两 麻黄二两，去节 桂枝二两，去皮 生姜三两，切 甘草二两，炙 芍药二两 大枣十二枚，擘

上七味，以水一斗，先煮麻黄、葛根，减二升，去白沫，内诸药，煮取三升，去滓，温服一升，覆取微似汗。余如桂枝法将息及禁忌。诸汤皆仿此。

【经典原文汇要】

1. 太阳病，项背强几几，无汗，恶风，葛根汤主之。

2. 太阳与阳明合病者，必自下利，葛根汤主之。

3. 太阳病，无汗而小便反少，气上冲胸，口噤不得语，欲作刚痉，葛根汤主之。

【临床经验附识】

1. 麻黄汤证，有项背强者（呕吐加半夏，咽干口苦者加黄连、黄柏、黄芩、栀子），或风疹，或带状疱疹，或荨麻疹，或口吃者……

2. 发热恶寒无汗，腹泻或痢疾，里急后重，脉浮紧数者。

3. 项强，或项背强，脉紧，或口眼歪斜，或睑下垂，或眩晕，或上肢麻木，或下肢无力，或失聪，或失音者。

4. 鼻塞，脉紧者。

5. 颈椎病，项疼痛、痠、僵不适，不论脉象，只要无汗者

（加术、制附子）。

6. 咽喉肿痛（扁桃腺炎、咽喉炎等）、腮腺炎、眼热肿痛等，项背强，发热恶寒，脉浮数者（加黄连、黄柏、黄芩、栀子）。

7. 突发性耳聋，脉浮紧者。

8. 头疮（加大黄）。

9. 各种顽肿恶肿（加术、附子）。

10. 眼肌痉挛、面肌痉挛，体质不虚，无汗者（加全蝎、蜈蚣、僵蚕）。

11. 肩周炎、颈椎病、脊柱炎，体质强者。

12. 下利有表证，无汗者。

13. 麻黄汤证，有下利者。

14. 太阳病，感冒发热恶寒，咽痛，脉浮数有力者（加桔梗、黄连、黄芩、栀子）。

15. 年轻力壮突发腰痛，脉浮紧有力者。

16. 脐上压痛，腹力不虚，脉有力者。

17. 风湿病，指关节有数处稍发肿，晨起疼痛者。

18. 肩周炎、颈椎病，脉沉者（加茯苓、术、制附子）。

19. 三叉神经痛、上腕神经痛，脉紧者。

20. 面神经麻痹，发病初期，脉有力者。

21. 流行性腮腺炎发病初期，恶寒、头痛、发热者。

22. 儿童遗尿，体质强者。

23. 眼病初期，红肿疼痛者（合葛根芩连汤；便秘加川芎、大黄）。

24. 外耳道炎、急性中耳炎、急性乳突炎的初发期，红肿疼痛，恶寒发热，或头痛，脉浮者（渴或流脓者加桔梗、黄芩、黄连、黄芩、栀子）。

25. 因感冒引起的急性鼻炎、鼻窦炎，在初期有头痛、鼻塞、流鼻涕、发热、恶寒者。变为慢性证及无发热者，使用亦佳（便秘者加川芎、大黄）。

26. 过敏性鼻炎，肩胛酸痛，无汗、体质强、易感冒者。

27. 扁桃体肿大，鼻塞，或头痛，体质不虚弱者（加桔梗、黄连、黄芩、栀子）。

28. 因鼻炎所引起的鼾声，实证。

29. 乳汁缺乏，体质不虚，乳房充实，有窒胀感者。

30. 带状疱疹、荨麻疹初发期，恶寒，发热，脉浮者（高热加黄连、黄芩、栀子，便秘加大黄）。

31. 湿疹初期，无分泌物或即使有也很稀少，有发红、热感者（加黄连、黄芩、栀子）。

32. 常流鼻涕而鼻下糜烂发红，不时伸舌转舐上唇或横指摸弄鼻下者。

33. 牙龈炎初发期（加川芎、黄芩）。

34. 肩酸痛，脉有力者（如脉无力者，合真武汤）。

35. 下利，里急后重，恶寒，发热，头痛者。

36. 项背强紧，无汗者。不论脉浮、脉沉。

37. 顽咳，项背强、无汗者。

38. 急性腰扭伤（如左下腹按痛，合桂枝茯苓丸）。

39. 腰椎间盘突出，体格壮实者（如左下腹压痛，合桂枝茯苓丸）。

40. 嗜睡，体质不虚者。

41. 毒瘾，脉紧者。

42. 重症肌无力者。

43. 破伤风（加大剂量蝉蜕，服后温覆取汗，汗出者愈）。

44. 咬肌痉挛者。

45. 腰不可俯或不可仰，体质不虚者。

46. 面瘫，较桂枝加葛根汤证体质强者。

47. 肩背沉重，体质不虚者。

48. 眼皮红肿痛甚，脉紧者。

49. 两乳红肿疼痛，或发热恶寒，属表阳寒实证者。

50. 背痛，背沉重、腰痛，体质强者。

51. 颞下颌关节紊乱综合征。

52. 发热无汗而恶寒甚，体质实者。

53. 头面部或身体上部皮肤病，脓水不止，而体质实，肤色偏暗、无汗者。

54. 银屑病，体质实，无汗者。

55. 男性性功能低下，体质壮实者。

56. 各种关节疼痛或神经疼痛疾病，项背或痛或酸或沉重或拘急，无汗者（加茯苓、白术、制附子）。

57. 湿疹，项背强、无汗者（加茯苓、白术、制附子）。

58. 项背部痤疮、湿疹、疖肿（加石膏）。

59. 本方证，有高热者（加黄连、黄芩）。

60. 本方证，而口渴者（加天花粉）。

61. 麻木，脉沉，腹力实，项背强者。

62. 葛根汤证，头痛，与葛根汤当愈，若不愈者（加重方中桂枝剂量）。

63. 本方证，服本方后出现咽干者（可加天花粉滋阴生津，不宜加石膏以免牵制葛根汤取微汗之作用）。

64. 桂枝汤或真武汤证，而项背强且无汗者（合真武汤）。

65. 下利便脓血，表阳寒实证。

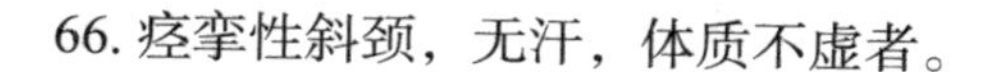
66. 痉挛性斜颈，无汗，体质不虚者。

【前贤方论撷录】

《伤寒附翼》：以桂枝汤为主，而加麻、葛以攻其表实也。葛根味甘气凉，能起阴气而生津液，滋筋脉而舒其牵引。

十一　葛根加半夏汤

【方剂组成用法】

葛根四两　麻黄三两，去节　甘草二两，炙　芍药二两　桂枝二两，去皮　生姜二两，切　半夏半升，洗　大枣十二枚，擘

上八味，以水一斗，先煮葛根、麻黄，减二升，去白沫，内诸药，煮取三升，去滓。温服一升，覆取微似汗。

【经典原文汇要】

太阳与阳明合病，不下利，但呕者，葛根加半夏汤主之。

【临床经验附识】

1. 葛根汤证，呕吐者。
2. 葛根汤证，肠鸣者。
3. 麻黄汤证，呕吐者。
4. 皮肤紫斑，发热恶寒，无汗，脉浮数紧，呕吐者。

【前贤方论撷要】

《伤寒论疏义》：半夏味辛，消痰涎，下逆气，止呕逆，故前方中加之以治其呕也。

十二　大青龙汤

【方剂组成用法】

麻黄六两，去节　桂枝二两，去皮　甘草二两，炙　杏仁四十枚，去皮尖　生姜三两，切　大枣十枚，擘　石膏如鸡子大，碎

上七味，以水九升，先煮麻黄，减二升，去上沫，内诸药，煮取三升，去滓，温服一升，取微似汗。汗出多者，温粉粉之。一服汗者，停后服。若复服，汗多亡阳，遂虚，恶风，烦躁，不得眠也。

【经典原文汇要】

1. 太阳中风，脉浮紧，发热，恶寒，身疼痛，不汗出而烦躁者，大青龙汤主之。若脉微弱，汗出恶风者，不可服之，服之则厥逆，筋惕肉瞤，此为逆也。

2. 伤寒脉浮缓，身不疼但重，乍有轻时，无少阴证者，大青龙汤发之。

3. 病溢饮者，当发其汗，大青龙汤主之，小青龙汤亦主之。

【临床经验附识】

1. 脉浮紧，无汗，烦躁，或发热恶寒，或身疼痛，或咽痛，或喘，或咳嗽，或口渴，或水肿者……

2. 麻黄汤证，有烦躁或渴者。

3. 咳嗽吐黄痰，有表证者（加重方中石膏剂量）。

4. 头痛剧烈，身体酸痛无力，发热无汗者。

5. 眼目疼痛，风泪不止，赤脉怒张，或目翳，或眼睑溃疡，或涕泪黏稠，或瘙痒，其脉浮紧、烦躁者（加车前子）。

6. 皮肤瘙痒性疾病，脉浮紧、烦躁者。

7. 发热，不恶寒，无汗，口渴，烦躁。

8. 麻黄汤证，服麻黄汤不汗出而出现烦躁者。

9. 结膜炎病，炎症剧甚者（合葛根芩连汤）。

10. 桂枝汤证，身重烦躁者。

11. 眼病红肿疼痛，流泪，烦躁，脉浮有力者。

12. 小青龙汤证，而脉浮紧者。

13. 麻黄汤证，而烦躁饮冷者。

14. 越婢汤证而无汗者。

15. 喘咳，渴，上冲，或身疼恶风者。

16. 眼疾，疼痛，流泪不止，充血严重，头痛剧烈者。

17. 麻黄汤证或葛根汤证，服汤已仍不出汗、恶寒亦不止者。

18. 麻黄汤证或葛根汤证，服汤已仍不出汗，而出现烦燥、口渴、脉浮紧数者。

19. 感冒或流行性感冒，发热或未发热，属表阳证而不恶寒者（酌加重方中石膏剂量）。

【前贤方论撷录】

《伤寒附翼》：太阳中风脉浮紧，头痛，发热恶寒，不汗出而烦躁。此麻黄汤之剧者，故加味以治之也。诸证全是麻黄，有喘与烦躁之别，喘者是寒郁其气，升降不得自如，故多用杏仁之苦以降气；烦躁是热伤其气，无津不能作汗，故特加石膏之甘以生津。然其性沉而大寒，恐内热顿除而表寒不解，变为寒中而挟热下利，是引贼破家矣，故必倍麻黄以发表，又倍甘草以和中，更用姜枣以调营卫，一汗而表里两解，风热两除，此大青龙清内攘外之功……麻黄治表实，桂枝治表虚，方治在虚实上分，不在风寒上分也。盖风寒二证，俱有虚实，俱有浅深，俱有营卫，夫有汗为表虚，立桂枝汤治有汗之风寒，而更有加桂去桂，加芍去芍，及加附子、人参、厚朴、杏仁、茯苓、白术、大黄、龙骨、牡蛎等剂，皆是桂枝汤之变局。因表虚中更有内虚内实浅深之不同，故加减法亦种种不一耳。以无汗为表实，而立麻黄汤治无汗之风寒，然表实中亦有挟寒挟暑，内寒内热之不同，故以麻黄为主而加减者，若葛根汤、大小青龙汤、麻黄附子细辛甘草、麻黄杏仁甘草石膏、麻黄连翘赤小豆等剂，皆麻黄汤之变局，因表实中亦各有内外寒热浅深之殊也……盖仲景平脉辨证，只审虚实，故不论中风伤寒脉之缓紧，但于指下有力者为实，脉弱无力者为虚；不汗出而烦躁者为实，汗出多而烦躁者为虚。实者可服大青龙，虚者便不可服，此最易知也。凡先烦不躁而脉浮者，必有汗而自解；烦躁而脉浮紧者，必无汗而不解。大青龙汤为风寒在表而兼热中者设，不是为有表无里而设，故中风无汗烦躁者可用，伤寒而无汗烦躁者亦可用。盖风寒本是一气，故汤剂可以互投，论中有中风伤寒互称者，如大青龙汤是也；有中风伤寒而兼提者，如小柴胡是也。仲景但细辨脉证而施治，何尝拘拘于中风伤寒之别名乎。

十三 小青龙汤

【方剂组成用法】

麻黄三两，去节 芍药三两 干姜三两 五味子半升 甘草三两，炙 桂枝三两，去皮 半夏半升，洗 细辛三两

上八味，以水一斗，先煮麻黄减二升，去上沫，内诸药，煮取三升，去滓。温服一升。若渴，去半夏，加栝楼根三两。若微利，去麻黄，加荛花，如一鸡子，熬令赤色。若噎者，去麻黄，加附子一枚，炮。若小便不利，少腹满者，去麻黄，加茯苓四两。若喘，去麻黄，加杏仁半升，去皮尖。且荛花不治利，麻黄主喘，今此语反之，疑非仲景意也。

【经典原文汇要】

1. 伤寒表不解，心下有水气，干呕，发热而咳，或渴，或利，或噎，或小便不利、少腹满，或喘者，小青龙汤主之。

2. 伤寒，心下有水气，咳而微喘，发热不渴。服汤已，渴

者，此寒去欲解也。小青龙汤主之。

3. 病溢饮者，当发其汗，大青龙汤主之，小青龙汤亦主之。

4. 咳逆倚息不得卧，小青龙汤主之。

5. 妇人吐涎沫，医反下之，心下即痞，当先治其吐涎沫，小青龙汤主之；涎沫止，乃治痞，泻心汤主之。

【临床经验附识】

1. 脉浮、弱、数，心下有水气，或咳嗽，或喘，或鼻塞流涕，或失音，或发热，或呕，或胸胁满者……

2. 咳、喘，吐痰清稀，有表证者。

3. 喘咳、哮喘，痰多清稀，或咳吐水泡痰甚爽者。

4. 麻黄汤证，心下有水气者。

5. 喘家，打喷嚏，流鼻涕如水者，或将发作时尿频者（加茯苓、术）。

6. 咳嗽，面部水肿者。

7. 水肿，表里有寒且体质强者。

8. 喘，发作前打喷嚏、流水样鼻涕，烦躁者（加石膏）。

9. 湿性胸膜炎（加茯苓、术），体质强者。

10. 眼病，常流泪有表证且里有水气者，脉多浮。

11. 过敏性鼻炎，心下有水饮且兼有表邪，频发喷嚏，鼻水甚多，或泪水亦多，或口涎沫亦多者。

12. 感冒等，咳嗽，水肿者（烦躁加石膏）。

13. 发热恶寒，喘咳，痰如唾液状稀薄而量多者。

14. 唾液过多，属寒证，体质不虚者。

15. 背寒冷，属寒实证者。

16. 咳嗽，胸痛或胁痛、胁下痛，属寒实证者。

17. 水肿，恶寒，发热，头痛者。
18. 肺癌，属阴寒实证者（加附子）。
19. 食道癌或胃癌，有噎者（去麻黄，加附子、栀子）。
20. 泪道狭窄，体质实者（烦躁，加石膏）。

【前贤方论撷录】

《伤寒论疏义》：此伤寒表未解，水积心下，发汗蠲引之法。……酌用麻桂二汤，细辛、干姜温散水寒，五味子收敛肺气，半夏涤除痰饮。盖表邪为里饮所持，不能宣越，若不迅除里饮，则表寒何由解，故用两解法。而治里之药，殊多于发表也。

十四　桂枝麻黄各半汤

【方剂组成用法】

桂枝一两十六株，去皮　芍药　生姜，切　甘草，炙　麻黄，去节各一两　大枣四枚　杏仁二十四枚，汤浸，去皮尖及两仁者

上七味，以水五升，先煮麻黄一二沸，去上沫，内诸药，煮取一升八合，去滓。温服六合。本云：桂枝汤三合，麻黄汤三合，并为六合，顿服。将息如上法。

【经典原文汇要】

太阳病，得之八九日，如疟状，发热恶寒，热多寒少，其人不呕，清便欲自可，一日二三度发。脉微缓者，为欲愈也；脉微

而恶寒者，此阴阳俱虚，不可更发汗、更下、更吐也；面色仅有热色者，未欲解也，以其不能得小汗出，身必痒，宜桂枝麻黄各半汤。

【临床经验附识】

1. 发热恶寒，有表证，发作有时者。

2. 发热恶寒，热时但热，寒时但寒，有表证者。

3. 太阳病表阳寒虚与表阳寒实之合证，或发热恶寒，或寒热往来，或脉微而恶寒（此转属少阴病表阴寒虚与表阴寒实之合证，用本方加附子），或面红，或身痒者……

4. 有表证，须发汗，但体质虚弱者。

5. 皮肤瘙痒，有表证须发汗者。

6. 发疹痒甚，面红，脉浮发热者。

7. 发疹痒甚，面红，脉浮而非泻心汤证者。

8. 身痒起疹之皮肤病，而发热恶寒者。

9. 荨麻疹、湿疹等，脉浮，口中和者（如咽干、口干者，加石膏）。

10. 荨麻疹，女性虚弱者（合当归芍药散）。

11. 发热似疟，发热时间长，恶寒时间短，每日发作二三次，因汗不出而身痒者。

12. 皮肤瘙痒、荨麻疹，脉沉小，无里证及半表半里证者（加制附子）。

13. 似麻黄汤证，而体质弱者。

14. 有太阳病之表证当以汗解，而脉微弱者。

【前贤方论撷录】

《金镜内台方议》：桂枝汤治表虚，麻黄汤治表实，二者均曰解表，霄壤之异也。今此二方，合而用之者，乃解其表不虚不实者也。

《伤寒贯珠集》：夫即不得汗出，则非桂枝所能解，而邪气又微，亦非麻黄所可发，故合两方为一方，变大制为小制，桂枝所以为汗液之地，麻黄所以为发散之用，且不使药过病，以伤其正也。

十五　桂枝二麻黄一汤

【方剂组成用法】

桂枝一两十六铢，去皮　芍药一两六铢　麻黄十六铢，去节　生姜一两六铢，切　杏仁十六个，去皮尖　甘草一两六铢，炙　大枣五枚，擘

上七味，以水五升，先煮麻黄一二沸，去上沫，内诸药，煮取二升，去滓。温服一升，日再服。本云：桂枝汤二分，麻黄汤一分，合为二升，分再服。今合为一方，将息如前法。

【经典原文汇要】

服桂枝汤，大汗出，脉洪大者，与桂枝汤如前法。若形似疟，一日再发者，汗出必解，宜桂枝二麻黄一汤。

【临床经验附识】

1. 桂枝汤证，往来寒热，热时但热，寒时但寒者。

2. 太阳病表阳寒虚与表阳寒实之合证，而表阳寒虚证较表阳寒实证重者。

3. 病证如桂枝麻黄各半汤证，而体质较桂枝麻黄各半汤证更虚者。

4. 感冒初期见寒热往来，属表证而无半表半里证者。

【前贤方论撷录】

《金镜内台方议》：圣人之用方，如匠者之用规矩，分毫轻重，不敢违越，且伤寒之方一百一十有三，其中用桂枝、麻黄者大半，非曰繁复，在乎分两之增减也。如桂枝汤加胶饴增芍药，又曰小建中汤；加葛根、麻黄，又曰葛根汤；如麻黄汤加石膏，又曰大青龙汤，若此者，不可尽纪，在乎智者之能精鉴也。今此一证，乃是服桂枝汤大汗出后，其形如疟，日再发者，是原发汗不尽，余邪在经所致也，为其先发汗后，是以少与麻黄汤多与桂枝汤，再和其荣卫，取微汗则解也。

《伤寒论类方》：此与桂枝麻黄各半汤，意略同，但此因大汗出后，故桂枝略重，而麻黄略轻。

十六　桂枝二越婢一汤

【方剂组成用法】

桂枝，去皮　芍药　麻黄　甘草，炙各十八铢　大

枣四枚，擘　生姜一两二铢，切　石膏二十四铢，碎，绵裹

上七味，以水五升，煮麻黄一二沸，去上沫，内诸药，煮取二升，去滓，温服一升。本云：当裁为越婢汤、桂枝汤，合之饮一升，今合为一方，桂枝汤二分，越婢汤一分。

【经典原文汇要】

太阳病，发热恶寒，热多寒少，脉微弱者，此无阳也，不可发汗，宜桂枝二越婢一汤。

【临床经验附识】

1. 中暍，身热疼重，脉微弱者。

2. 表热虚证，脉微弱。

3. 风温为病，自汗出，身重，多眠睡，鼻息必鼾，语言难出，剧则如惊痫，时瘛疭，脉微弱（如脉阴阳俱浮，用越婢汤并加重方中石膏剂量）。

4. 桂枝二麻黄一汤证，而汗出者。

5. 桂枝二麻黄一汤证，而脉微弱者。

6. 太阳病表阳寒虚证与太阳病表阳热虚证之合并证。

7. 桂枝汤证，而兼有热证者。

8. 麻黄汤证，已发汗，转为热多寒少无汗证者。

9. 麻杏甘石汤证或越婢汤证，而脉微弱者。

10. 风湿或神经痛，汗出，小便不利，或恶寒，或恶热，或口渴，或头痛，或关节肿痛者（慢性者加白术、制附子）。

11. 神经痛、关节痛，热多寒少者。

【前贤方论撷录】

《医宗金鉴》：以桂枝二主之则不发汗可知。越婢一者，乃麻黄、石膏二物不过取其辛凉之性，佐桂枝二以和表而清肌热，则是寓微汗于不发之中亦可识也。若非大青龙汤，以石膏佐麻黄，而为发汗驱肌热之重剂也。

《订正仲景全书伤寒论注》：桂枝二越婢一汤治发热恶寒，热多寒少，而用石膏者，以其表邪寒少、肌里热多，故用石膏之凉。佐麻桂以和荣卫，非发荣卫也。

十七　栀子豉汤

【方剂组成用法】

栀子十四个，擘　香豉四合，绵裹

上二味，以水四升，先煮栀子，得二升半，内豉，煮取一升半，去滓，分为二服，温进一服。得吐者，止后服。

【经典原文汇要】

1. 发汗吐下后，虚烦不得眠；若剧者，必反复颠倒，心中懊侬，栀子豉汤主之。

2. 发汗，若下之，而烦热胸中窒者，栀子豉汤主之。

3. 伤寒五六日，大下之后，身热不去，心中结痛者，未欲解也，栀子豉汤主之。

4. 阳明病，脉浮而紧，咽燥，口苦，腹满而喘，发热汗出，不恶寒反恶热，身重。若发汗则躁，心愦愦反谵语。若加温针，必怵惕烦躁不得眠；若下之，则胃中空虚，客气动膈，心中懊侬，舌上胎者，栀子豉汤主之。

5. 阳明病，下之，其外有热，手足温，不结胸，心中懊侬，饥不能食，但头汗出者，栀子豉汤主之。

6. 下利后更烦，按之心下濡者，为虚烦也，宜栀子豉汤。

【临床经验附识】

1. 心中懊侬、坐卧不安者，或发热，或胸中闷塞，或饥而不能食，或咽燥口苦，或鼻衄，或失眠，或谵语，或脏腑疼痛剧烈者……

2. 心中结痛者。

3. 胸中窒（食道炎、食管狭窄、食管息肉等），烦热者。

4. 下后，烦，心下濡者。

5. 胸中满闷，兼有虚烦、烦热者。

6. 失眠，不得安，胸闷，属阳证者（黄连阿胶汤亦治此证，但无胸闷）。

7. 心下濡，心中懊侬者。

8. 咽下困难，或胸中如塞，或心中结痛，里热虚证。

9. 身热，心中懊侬，饥而不能食，但头汗出者。

10. 胸似堵塞而苦闷或疼痛，烦热，心下软，即或心下似紧张、但压之亦无底力者。

11. 心肌炎，虚烦懊侬者。

12. 呃逆，心中懊侬者。

13. 霍乱，热证，懊侬不安者。

14. 阳证，误服热药而虚烦、躁乱、昏沉者。

15. 欲吐不吐、欲腹泻不腹泻，不恶寒，胸满而喘，虚烦者。

16. 发热汗出，不恶寒，胸满而喘，虚烦者。

17. 酒齄鼻（同时外敷轻粉、硫黄、雄黄）。

18. 心中苦烦不得眠，心下按之无力者。

19. 心中懊侬，身热，胸腹痞塞感，但按之软者。

20. 心胸懊侬，心下软者。

21. 血淋。

22. 易饥，饥则烦，得食则暂安者。

23. 痢疾，心中懊侬，虚烦者（加薤白）。

24. 年少气盛，面生痤疮或身生痤疮（加蒺藜子，打粉，以冷水调涂患部）。

25. 小儿夜啼，舌质红，苔薄黄者。

【前贤方论撷录】

《伤寒论疏义》：此凉解胸中郁热之剂，栀子苦寒轻清，故能解上焦蕴热，香豉本草苦寒无毒，主烦躁满闷，且其熟烂臭烈能助栀子之力，以留恋胸中，二味相佐为泻热清膈之圣药也。

十八　栀子甘草豉汤

【方剂组成用法】

栀子十四个，擘　甘草二两，炙　香豉四合，绵裹

上三味，以水四升，先煮栀子、甘草，取二升半，内

豉，煮取一升半，去滓，分二服，温进一服。得吐者，止后服。

【经典原文汇要】

发汗、吐、下后，虚烦不得眠，若剧者，必反复颠倒，心中懊侬……若少气者，栀子甘草豉汤主之。

【临床经验附识】

1. 栀子豉汤证，急迫者。

2. 栀子豉汤证，少气者。

3. 膈噎食不下者。

4. 肺炎，心中懊侬，浅表呼吸者。

5. 心肌炎，虚烦者。

6. 食道炎。

7. 口唇烦热、干燥，不时伸舌转舐口唇，属里热虚证（合竹叶石膏汤）。

8. 少气不足以息，汗出口渴，胸中痛，脉虚者（加麦门冬、五味子）。

9. 吐下后，虚羸欲死，属阳明病里阳热虚证者。

10. 小便淋痛者（加当归、赤芍、茯苓、黄芩、滑石）。

【前贤方论撷录】

《伤寒论章句》：栀子甘草豉汤，交水火兼和中气之方也，凡栀子豉证而见中气不足者用之。

十九　栀子生姜豉汤

【方剂组成用法】

栀子十四个，擘　生姜五两，切　豆豉四合，绵裹

上三味，以水四升，先煮栀子、生姜，取二升半，内豉，煮取一升半，去滓，分二服，温进一服。得吐者，止后服。

【经典原文汇要】

发汗、吐、下后，虚烦不得眠，若剧者，必反复颠倒，心中懊侬……若呕者，栀子生姜豉汤主之。

【临床经验附识】

1. 栀子豉汤证，呕者。
2. 急性肝炎，虚烦、呕者。

【前贤方论撷录】

《伤寒论章句》：夫虚烦而呕，不特水火不交，而且中胃气逆。重用生姜，以宣中胃而止呕。合于栀子豉汤中，上下交通，中胃之气亦平矣。

二十　栀子厚朴汤

【方剂组成用法】

栀子十四个，擘　厚朴四两，炙，去皮　枳实四枚，水浸，炙令黄

上三味，以水三升半，煮取一升半，去滓，分二服，温进一服。得吐者，止后服。

【原文经典汇要】

伤寒下后，心烦，腹满，卧起不安者，栀子厚朴汤主之。

【临床经验附识】

1. 心烦，腹满，卧起不安，属阳证者。
2. 妇人引产后，心烦腹满者。
3. 栀子豉汤证，有腹满者。
4. 用承气汤攻下后，依然心烦腹满者。
5. 食道黏膜损伤、食道炎、胃炎等，腹满，卧起不安者。
6. 抑郁症，阳证者（合柴胡加龙骨牡蛎汤）。
7. 失眠，腹满，懊侬者。
8. 胸腹满而不得眠者。

【前贤方论撷录】

《伤寒论章句》：夫下后，胸有余热而烦，腹有余邪而满，故起卧不安也。栀子清上焦之热，导三焦之火以

下行，厚朴运中土之气，枳实解结，一服而三焦通畅矣。

二十一　栀子干姜汤

【方剂组成用法】

栀子十四个，擘　干姜一两

上二味，以水三升半，煮取一升半，去滓，分二服，温进一服。得吐者，止后服。

【原文经典汇要】

伤寒，医以丸药大下之，身热不去，微烦者，栀子干姜汤主之。

【临床经验附识】

1. 食管狭窄、食道憩室，饮食噎塞不利者。
2. 食道癌，饮食噎塞不利者（加麝香、全蝎、蜈蚣）。
3. 栀子豉汤证，脉沉者。
4. 发热，卧起不安，属寒热错杂证者。
5. 咽下困难，属寒热错杂证。
6. 食道癌，咽下困难、咽痛、喘咳者（合茯苓杏仁甘草汤）。
7. 身热微烦，呕逆或下利者。

【前贤方论撷录】

《伤寒论疏义》：栀子苦寒沏胸中之烦热，干姜辛热逐下后之内寒，寒热并施，温清兼行而不相悖矣。抑仲景配合之妙也。

二十二　麻黄杏仁甘草石膏汤

【方剂组成用法】

麻黄四两，去节　杏仁五十个，去皮尖　甘草二两，炙　石膏半斤，碎，绵裹

上四味，以水七升，先煮麻黄，减二升，去上沫，内诸药，煮取二升，去滓，温服一升。

【经典原文汇要】

发汗后，不可更行桂枝汤。汗出而喘，无大热者，可与麻黄杏仁甘草石膏汤。

【临床经验附识】

1. 麻黄汤证，有口渴等热证者。

2. 咳、喘，吐痰黄，有表证者。

3. 咳喘、哮喘，无痰或少痰，喉间有痰鸣音者（加桑白皮、葶苈子）。

4. 发热恶热，或微恶寒，或出汗或不出汗，或咽痛，或流鼻涕，或鼻塞，或头项强痛，或咳嗽，或喘，或胸痛，或肢疲乏力，脉有力者，或脉无力而口鼻气热、唇干口渴者。

5. 咳嗽、喘，吐黄痰，或吐白痰，但脉证属表热者。

6. 汗出而喘，属热证者。

7. 喘，烦渴者。

8. 哮喘，胸中如火，痰鸣涎潮，鼻流清涕，心下硬塞，巨里

动甚者。

9. 肺脓肿，发热，喘咳，脉浮数，吐臭痰脓血，渴欲饮水者（加桔梗、瓜蒌）。

10. 小儿高热惊厥、抽搐者（加大剂量天花粉）。

11. 咳喘，吐痰黄，无表证者（观其脉证，或单用本方，或与小陷胸汤、苇茎汤、葶苈大枣泻肺汤、大小柴胡汤等方合用）。

12. 儿童喘息，烦躁，口渴，食欲不振，或出汗，或呕吐（加半夏、生姜），或咳者……

13. 感冒或流感之表热证，或表证兼有里热证者。

14. 痔核红肿胀紧，触之疼痛者。

15. 中暑，头痛汗出而喘，口渴者。

16. 麻黄汤证，服麻黄汤热退而仍喘咳者。

17. 儿童支气管炎，属热证者。

18. 感冒、肺炎、气管炎等病，表里有热者。

19. 百日咳（合栀子生姜豉汤）。

20. 痔疮、脱肛，痛甚、体力不虚者。

21. 睾丸炎之表热证者。

22. 小儿感冒，体质不虚者。

23. 本方证，咳痰黄黏者（合小陷胸汤）。

24. 气喘，咳，汗出，口渴，小便不利，面部水肿，上逆烦闷，脉浮数者。

25. 喘，不恶寒而发热，脉浮有力者。

26. 喘，不恶寒而恶热者。

27. 咽喉肿痛，表阳热实证。

28. 咽喉肿痛，喘咳，热郁不宣者。

29. 感冒，发热、汗出、不恶寒者，表证。

30. 感冒，发热、不恶寒者，表证。

31. 昏愦，身体壮热，沉重拘挛，或时呼呻，其脉滑数，表里热者（加黄连、黄芩、黄柏、栀子、香豉）。

32. 本方证，而胸满者（加厚朴）。

33. 脱肛、痔垂、肛周肿痛等，口渴，脉滑数者。

34. 皮肤病，属太阳病表阳热证者。

35. 儿童遗尿，阳证。

36. 麻黄汤证、葛根汤证，服汤已，表证虽去而有喘鸣者。

37. 睡时鼾声。

38. 泪囊炎，阳证者。

【前贤方论撷录】

《汉方简义》：方用麻、杏以利肺，驱客寒而逐肺水；用石膏者，清肺中之余热，且以汗、下后，俱见汗出，并镇麻黄之发越耳；用甘草者，缓汗、下后之中虚。

二十三　葛根黄芩黄连汤

【方剂组成用法】

葛根半斤　甘草二两，炙　黄芩三两　黄连三两

上四味，以水八升，先煮葛根，减二升，内诸药，煮取二升，去滓，分温再服。

【经典原文汇要】

太阳病，桂枝证，医反下之，利遂不止，脉促者，表未解

也；喘而汗出者，葛根黄芩黄连汤主之。

【临床经验附识】

1. 发热，腹泻或痢疾，出汗，喘，脉促。

2. 项背强，心下痞，脉有力，或心悸，或脉结代，或汗多，或腹部动。

3. 目赤，见阳脉者。

4. 咽喉肿痛，见阳脉者。

5. 下利，喘，汗出者，阳证。

6. 项背强，汗出，下利者，阳证。

7. 项背强，心下痞，胸中热，而眼目、牙齿疼痛，或口舌肿痛溃疡者（加大黄）。

8. 口苦口臭，项背紧张，或胸脘郁闷，或耳聋耳鸣，或后头疼痛，或眼目、牙齿疼痛者……

9. 吐泻，抽搐，昏厥，属阳证者。

10. 三黄泻心汤证，有项背强者。

11. 小儿高热而痉挛者，阳证。

12. 酒皶鼻。

13. 糖尿病，属热证者。

14. 项背强，胸中烦悸，而有热者。

15. 酒客病，脉促者。

16. 鼻窦炎，属阳证者（合葶苈大枣泻肺汤）。

17. 研末外敷疗褥疮。

18. 下痢，发热不恶寒，表里证并见者。

19. 发热恶寒，头痛项强，下利甚，微喘，汗出，干呕者。

20. 葛根汤证，而汗出、喘者。

21. 妇人更年期综合征，时烘热汗出，项背强，烦悸者。
22. 痉挛性斜颈，脉促者。
23. 自汗、盗汗，项背强，舌红，苔黄腻，脉滑或濡数者。
24. 皮疹，身热，烦，舌红，苔黄腻，脉浮滑数者。
25. 葛根汤证，而下利热臭者。
26. 高血压，脉促，项背强，面红者。

【前贤方论撷录】

《汉方简义》：方以甘平之葛根，能散阳邪，兼能起阴气者，用至半斤，且先煮之，奉以为君；更以甘平之甘草，能缓中，以解风热之搏结；苦平之黄芩，能疗胃中热，且以清肺止喘；苦寒之黄连，取其形之生成相连属，而名之曰连者，以清其自胃及小肠与大肠三腑，亦生成相连属者之热，浔胃调肠厚，以止其利，更清心以止汗，且三物平配，胥听令于既入胃，又解肌，既散阳，又起阴之葛根。

二十四　黄芩汤

【方剂组成用法】

黄芩三两　芍药二两　甘草二两，炙　大枣十二枚，擘

上四味，以水一斗，煮取三升，去滓，温服一升，日再夜一服。

【经典原文汇要】

太阳与少阳合病，自下利者，与黄芩汤。

【临床经验附识】

1. 发热，脉浮滑，腹痛，腹泻或痢疾。

2. 心下痞满，腹拘急，腹痛，或腹泻，或痢疾。

3. 心下痞，下利，属热证者。

4. 口苦，咽干，目眩，下利者。

5. 便血，属热证者。

6. 吐血，属热证者。

7. 下利，里急后重，心下痞，腹痛，发热，恶寒者。

8. 下利，里急后重，发热，呕吐（加半夏、生姜），腹痛者。

9. 葛根汤证，下利而有腹痛者。

10. 衄血，如泻心汤证而面无充血潮红者。

11. 肛裂，属阳证者。

12. 食物中毒而突然发生腹痛、发热、恶寒、腹泻，肛门热痛者。

13. 鼻衄或妇人漏下，属热证者。

14. 下利便脓血，属半表半里热证者。

【前贤方论撷录】

《金镜内台方议》：太阳与阳明合病，自下利者，为在表，当与葛根汤汗之。阳明与少阳合病者为在里，与承气汤下之。太阳与少阳合病者，自下利，为在半表半里，与黄芩汤以和解之。故以黄芩为君，以解少阳之里热，苦以坚之也。芍药为臣，以解太阳之表热，而行营气，酸以收之也。以甘草为佐，大枣为使，以补肠胃之弱，而缓中也。

二十五　黄芩加半夏生姜汤

【方剂组成用法】

黄芩三两　芍药二两　甘草二两，炙　大枣十二枚，擘　半夏半斤，洗　生姜一两半，一方三两，切

上六味，以水一斗，煮取三升，去滓，温服一升，日再夜一服。

【经典原文汇要】

太阳与少阳合病，自下利者，与黄芩汤；若呕者，黄芩加半夏生姜汤主之。

【临床经验附识】

1. 心下痞满，腹拘急，腹痛，下利，呕吐者。
2. 黄芩汤证，呕吐者。
3. 霍乱，属半表半里热证者。
4. 口苦咽干者。
5. 身热，汗出，头目痛，腹中痛，干呕，下利者。

【前贤方论撷录】

《金镜内台方议》：太阳与少阳合病，自下利者，属

黄芩汤，若下利，又更干呕者，故加半夏之辛，以散逆气；加生姜之辛，以和其中而止呕也。

二十六 桂枝甘草汤

【方剂组成用法】

桂枝四两，去皮 甘草二两，炙

上二味，以水三升，煮取一升，去滓，顿服。

【经典原文汇要】

发汗过多，其人叉手自冒心，心下悸，欲得按者，桂枝甘草汤主之。

【临床经验附识】

1. 功能性心律失常，脉力中等或中等以下者。
2. 汗出，心悸者。
3. 心悸且心中烦者（合栀子豉汤）。
4. 心肌炎（加三七，如见阳证，再合栀子豉汤）。
5. 心悸，或心下悸，欲用手按，而无里实证者。
6. 病态窦房结综合征，见汗出者。
7. 因发汗过度而心悸亢进者。

【前贤方论撷录】

《伤寒论类方》：发汗不误，误在过多，汗为心之液，多则心气虚，二味扶阳补中，此乃阳虚之轻者，甚而振振欲擗地，则用真武汤矣。一症而轻重不同，用方迥异，其义精矣。

二十七　桂枝甘草龙骨牡蛎汤

【方剂组成用法】

桂枝一两，去皮　甘草二两，炙　牡蛎二两，熬　龙骨二两

上四味，以水五升，煮取二升半，去滓，温服八合，日三服。

【经典原文汇要】

火逆下之，因烧针烦躁者，桂枝甘草龙骨牡蛎汤主之。

【临床经验附识】

1. 烦躁，惊悸者。

2. 桂枝甘草汤证，烦躁、惊悸者。

3. 甲状腺肿大、甲状腺功能亢进，脉数者（合炙甘草汤），脉不太数者（用本方）。

4. 甲状腺肿大之阴证（合四逆汤）。

5. 心悸，手颤抖，盗汗者。

6. 失眠之阳虚证（合四逆汤）。

7. 肺气肿、心肌炎等疾病，见短气、心悸、易汗出、口干少津者（加麦冬、五味子、人参）。

8. 头痛，眩晕，血压高，脉大数者（加怀牛膝、生地黄、代

赭石)。

9. 烧伤、烫伤，大热口渴，烦躁闷乱欲死者，及灸后发热烦冤者(随证合用泻心汤或黄连解毒汤)。

10. 桂枝甘草汤证，而有或失精，或脱发，或头屑多，或阳痿早泄，或尿频，或腹部动悸者等。

11. 神经性心悸者(合半夏厚朴汤)。

12. 汗出多，服对证方效不佳者(加大剂量山茱萸)。

13. 颈部淋巴结结核(加海藻)。

14. 甲状腺肿大(加海藻、昆布)。

15. 甲状腺肿瘤(加黄药子)。

16. 鼻咽癌(加荔枝草、石上柏)。

17. 腋下或腹股沟淋巴结肿大(加木鳖子)。

18. 眼肌痉挛，烦躁，脉细数者(合防己地黄汤)。

19. 白带多，无阴痒者。

20. 五色带下，量多，虚证。

【前贤方论撷录】

《伤寒论疏义》：此较救逆汤证候稍轻，故药味稍异而分两亦减，其不用蜀漆者，以已经攻下也；去枣者，以证有烦躁，恐泥于胸中也；去姜者，不欲走表也；方中桂枝与前救逆汤同为散火邪之用。

二十八　桂枝去芍药加蜀漆牡蛎龙骨救逆汤

【方剂组成用法】

桂枝三两，去皮　甘草二两，炙　生姜三两，切　大枣十二枚，擘　牡蛎五两，熬　蜀漆三两，洗去腥　龙骨四两

上七味，以水一斗二升，先煮蜀漆，减二升，内诸药，煮取三升，去滓，温服一升。本云：桂枝汤，今去芍药，加蜀漆、牡蛎、龙骨。

【经典原文汇要】

1. 伤寒脉浮，医以火迫劫之，亡阳，必惊狂，卧起不安者，桂枝去芍药加蜀漆牡蛎龙骨救逆汤主之。

2. 火邪者，桂枝去芍药加蜀漆牡蛎龙骨救逆汤主之。

【临床经验附识】

1. 桂枝去芍药汤证，往来寒热者。

2. 桂枝去芍药汤证，胸腹动者。

3. 抑郁症、躁狂症，以及其他精神障碍性疾病，胸腹动甚之阴证者。

4. 癫痫，胸腹动甚，或胸满之阴证者。

5. 烧烫伤，患部形成水疱者。

6. 运用烧针等火法导致的神经、精神症状。

7. 施灸后发热者（合柴胡加龙牡汤）。

8. 洗浴过度所致上逆、头痛、呕恶等不适者。

9. 胸满而有动气者。

10. 因精神受刺激所导致的惊悸、失眠、焦虑、烦躁、恐惧、悲伤、头痛、纳呆、幻听幻视幻觉等精神神经症状，舌苔白腻，脉弦滑者。

【前贤方论撷录】

《伤寒论阶梯》：表邪而施火攻者，外则亡阳，内则因火热内攻，邪气与火热迫于里，激动其水饮上升，迫于心胸，扰乱其气血，因此而致惊狂、起卧不安等对证的药方。此方主要为散其火邪，降其冲逆，去其水饮，安其身神。

二十九　桂枝加桂汤

【方剂组成用法】

桂枝五两，去皮　芍药三两　生姜三两，切　甘草二两，炙　大枣十二枚，擘

上五味，以水三升，煮取三升，去滓，温服一升。本云：桂枝汤，今加桂满五两。所以加桂者，以能泄奔豚气也。

【经典原文汇要】

1. 烧针令其汗，针处被寒，核起而赤者，必发奔豚，气从少腹上冲心者，灸其核上各一壮，与桂枝加桂汤，更加桂二两也。

2. 发汗后，烧针令其汗，针处被寒，核起而赤者，必发奔豚，气从少腹上至心，灸其核上各一壮，与桂枝加桂汤主之。

【临床经验附识】

1. 气上冲，或头痛，或耳聋耳鸣者……
2. 头痛剧烈，属阴证而非吴茱萸汤证者。
3. 桂枝汤证，而头痛剧者。
4. 气自下腹部向上胸部上冲，疼痛者。
5. 身体虚弱，气上冲而脸微红热、头痛或汗出者。
6. 气自下腹部上冲心胸，剧痛如刺，卧起不安者。
7. 腹痛气上冲，属寒证者。

【前贤方论撷录】

《伤寒论类方》：桂枝原方加桂二两，即另立汤名，治症迥别，古圣立方之严如此。又曰：重加桂枝，不特御寒，且制肾气，又药味重则能达下。

三十　茯苓桂枝甘草大枣汤

【方剂组成用法】

茯苓半斤　桂枝四两，去皮　甘草二两，炙　大枣十五枚，擘

上四味，以甘澜水一斗，先煮茯苓，减二升，内诸药，煮取三升，去滓，温服一升，日三服。

作甘澜水法：取水二升，置大盆内，以杓扬之，水上有珠子五六千颗相逐，取用之。

【经典原文汇要】

1. 发汗后，其人脐下悸者，欲作奔豚，茯苓桂枝甘草大枣汤主之。

2. 发汗后，脐下悸者，欲作奔豚，茯苓桂枝甘草大枣汤主之。

【临床经验附识】

1. 脐下悸，或气上冲，或胸满，或腹疼痛，或呕吐，或腹鸣，或心悸，或眩晕，或头痛，或头出汗者……

2. 气冲心胸，喘急者。

3. 脐部动悸甚，气上冲胸者。

4. 脐部动悸，上冲心下，昏厥或抽搐昏厥者。

5. 脐部动悸，或腹痛，或脐下胀满、气冲心下，或头痛，或眩晕，或肩背强硬，或腰痛。

6. 心悸亢进，脐下悸者，或脐下悸而气上冲者。

7. 脐下至胸强烈动悸者。

8. 腹力弱，脐旁至心下动悸者（加半夏、枳实、良姜）。

【前贤方论撷录】

《伤寒括要》：汗者，心之液，发汗后脐下悸者，心虚而肾气发动也。肾之积，名曰奔豚，发则从少腹上至心，为水来凌心。以茯苓伐水邪，以桂枝泄奔豚，甘草、大枣之甘平，助胃土以平肾。用甘澜水者，取其动而不已，理停滞之水也。

三十一　茯苓桂枝白术甘草汤

【方剂组成用法】

茯苓四两　桂枝三两，去皮　白术　甘草，炙各二两

上四味，以水六升，煮取三升，去滓，分温三服。

【经典原文汇要】

1. 伤寒，若吐，若下后，心下逆满，气上冲胸，起则头眩，脉沉紧，发汗则动经，身为振振摇者，茯苓桂枝白术甘草汤主之。

2. 心下有痰饮，胸胁支满，目眩，苓桂术甘汤主之。

3. 夫短气有微饮，当从小便去之，苓桂术甘汤主之；肾气丸亦主之。

【临床经验附识】

1. 心下停饮，眩晕，心下逆满，气上冲胸，脉沉紧，身振颤者。

2. 无心脏病，动则心悸气短者（加厚朴、杏仁、苏子）。

3. 舌上水滑，脉沉弦，或左颈痠憋跳动，心动悸，胸满者（加厚朴、杏仁、苏子）。

4. 眼痛生赤脉，目不能开，舌苔润者。

5. 耳聋，冲逆甚而头眩者。

6. 内有水饮引起的目生云翳，目昏暗疼痛，头眩，睑肿，眵多泪多者（加车前子）。

7. 背冷，有水饮者。

8. 视疲劳，瞬目，羞明，眼痛，流泪，头痛，头沉重，焦虑者（合桂枝加龙骨牡蛎汤）。

9. 水气上冲引起的眩晕、瘘、眼疾等。

10. 眼病，常流泪，脉沉紧或沉者。

11. 慢性轴性视神经炎，有停饮者。

12. 假性近视，有停饮者。

13. 耳鸣，起立时眩晕，脉沉紧，心下拍之有水音者。

14. 鼻窦炎，有胃内停水，眩晕，或起立眩晕者。

15. 晕船、晕车，胸胁胀闷，或呼吸急促，苔润滑者。

16. 眼睑、鼻翼、唇周麻痹或手震颤，身体各处有动悸感者。

17. 皮肤病分泌物稀薄量多，眩晕，动悸者。

18. 眼睛红肿疼痛，脉沉紧者（加黄连、细辛、车前子）。

19. 视神经乳头水肿，脉沉弦者。

20. 运动神经麻痹，体肉瞤动，气上冲者。

21. 贫血显著、动悸，或耳鸣，或面浮肿者等（加当归、川芎、白芍、熟地黄、砂仁）。

22. 眼睑闭合不能开者。

23. 面部各种色斑或色素沉着，而其人舌质淡、舌苔水滑者。

24. 儿童体质虚弱，站起时头晕目眩者。

25. 贫血，起立时眩晕，心悸，或头重、头痛者。

26. 心下悸满而上冲者。

27. 心悸，眩晕，尿量少者。

28. 易饥，时心悸，起则头眩，脉沉而紧者。

29. 排尿性晕厥。

30. 眼压高。

31. 鼻涕倒流。

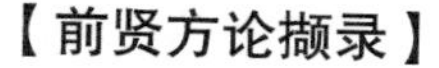

《伤寒贯珠集》：饮停于中则满，逆于上则气冲而头眩……故与茯苓、白术以蠲饮气，桂枝、甘草以生阳气，所谓病痰饮者，当以温药和之也。

三十二　桂枝去桂加茯苓白术汤

【方剂组成用法】

芍药三两　甘草二两，炙　生姜三两，切　白术　茯苓各三两　大枣十二枚，擘

上六味，以水八升，煮取三升，去滓，温服一升，小便利则愈。本云：桂枝汤，今去桂加茯苓、白术。

【经典原文汇要】

服桂枝汤，或下之，仍头项强痛，翕翕发热，无汗，心下满微痛，小便不利者，桂枝去桂加茯苓白术汤主之。

【临床经验附识】

1. 头项强痛，发热无汗，心下满微痛，小便不利，或下肢冷，或腰痛，或少腹弦急，或下腹或背恶寒者……

2. 桂枝汤证，舌苔白腻或舌苔水滑者。

3. 体质虚弱的饮家，有习惯性感冒者。

4. 桂枝汤证，有心下满、小便不利者。

5. 汗下后，表证不解，心下有水气者。

6. 桂枝汤证，心下有水气者。

7. 桂枝汤证，心下悸、舌苔腻者。

8. 桂枝汤证，无汗，心下有振水声或腹中肠鸣者。

9. 桂枝汤证，小便不利者。

10. 口渴，小便不利，发热恶寒，腰痛者。

11. 真武汤证，而有表证者。

12. 猪苓汤证，而苔腻者。

13. 颈项强，体质虚弱者。

14. 颈项强，服葛根汤当效而未效者。

15. 水毒性体质，虚证者。

16. 淋家，感冒，头项强痛，无汗，或发热，或恶寒，或腰痛，或背冷，或少腹冷，或下肢冷，或口渴者……

17. 颈椎病，体质虚弱，心下满按之痛者。

18. 项背酸痛，心下微满，体质虚弱者。

19. 体质虚寒，易感冒，每感冒项强、恶寒者。

20. 感冒，项背强而无汗，但体质虚弱不可与葛根汤者。

21. 癫痫，舌苔白腻、心下满微痛者（加天麻、远志、菖蒲）。

22. 胃脘痛，心下满或上腹部胀满，舌苔白滑，或舌胖大，或舌有齿痕者。

23. 肩酸或肩背酸不适，腹力弱者。

【前贤方论撷录】

《金镜内台方议》：服桂枝汤，或下之，表邪当解，仍头项强痛，翕翕然发热，无汗者，为邪犹在表也。心下满微痛，小便不利者，为有停饮在胸中，故使然也。

去桂枝者，为无汗；加茯苓、白术者，以去停饮而利小便也。

《伤寒括要》：主汗下后，仍头项强痛，发热无汗，心下满，微痛，小便不利。头项强痛，邪仍在表，何故去桂而加苓、术耶？不知此属饮证也。既经汗下而不解，心下满痛，小便不利，此为水饮内蓄，邪不在表，故去桂加苓、术也。若小便利，则水饮行，而热满头痛，无不悉愈矣。

三十三　厚朴生姜半夏甘草人参汤

【方剂组成用法】

厚朴半斤，炙，去皮　生姜半斤，切　半夏半升，洗　甘草二两，炙　人参一两

上五味，以水一斗，煮取三升，去滓，温服一升，日三服。

【经典原文汇要】

发汗后，腹胀满者，厚朴生姜半夏甘草人参汤主之。

【临床经验附识】

1. 发汗后、攻下后、腹泻后，腹胀满者，或腹大如鼓，或腹既胀满且又鼓起，或肠鸣，或呕吐，或心下痞硬者。

2. 腹胀满，腹凹如舟，陷于虚证，似建中汤腹证，但用建中汤不愈，而用厚朴生姜半夏甘草人参汤即愈，此实为厚朴生姜半

夏甘草人参汤证。

3. 慢性腹泻，而有腹胀者。

4. 腹满胀，频频矢气者。

5. 腹胀满，呕逆者。

6. 吐泄后，腹犹满痛，呕逆者。

7. 腹胀满，按之腹壁似充实，但深按则空虚无力者。

8. 腹胀满，食欲不振，属虚证者。

9. 呕吐下利，腹胀满者。

10. 神经性斜颈，腹力弱者。

11. 手足颤抖，腹力弱者。

12. 肝硬化腹水，腹胀满，大便溏泻，舌苔白滑者。

13. 腹泻，腹胀满，舌白润厚腻者。

14. 肢体瘙痒，挠抓容易皮损流水，其人倦怠，舌胖大，苔白腻者（合苓桂术甘汤）。

【前贤方论撷录】

《伤寒论后条辨》：发汗后阳虚于外，并令阴盛于中，津液为阴气搏结，腹中无阳以化气，遂壅为胀满，主之以厚朴生姜半夏甘草人参汤者，益胃和脾培其阳，散滞涤饮遣去阴。

三十四　小建中汤

【方剂组成用法】

桂枝三两，去皮　甘草二两，炙　大枣十二枚，擘

芍药六两 生姜三两，切 胶饴一升

上六味，以水七升，煮取三升，去滓，内饴，更上微火消解，温服一升，日三服。呕家不可用建中汤，以甜故也。

【经典原文汇要】

1. 伤寒，阳脉涩，阴脉弦，法当腹中急痛，先与小建中汤；不差者，小柴胡汤主之。

2. 伤寒二三日，心中悸而烦者，小建中汤主之。

3. 虚劳里急，悸，衄，腹中痛，梦失精，四肢痠疼，手足烦热，咽干口燥，小建中汤主之。

【临床经验附识】

1. 腹痛，腹皮拘急或柔软，脉大，也有的沉微，痛时脉弦或芤者。

2. 全腹软弱无力，触其里痠痛者，或胃痛，或腹痛，或心悸，或心下悸，或四肢乏力痠痛，或鼻衄，或尿血，或痔疮，或脱肛，或子宫脱垂，或胃下垂，或脱发，或手足烦热，或咽干口燥，或发黄，或小便自利者……

3. 腹直肌拘急，腹力中等度以下，或腹按痛，或乏力，或易感冒，或不能食，或烧心泛酸（加吴茱萸），或口吃者……

4. 饥则腿挛急者。

5. 腹直肌拘急，腹直肌按痛或揉痛，或腹胀，或呕吐（加半夏），或不能食，或面赤，或眩晕，或尿血，或小便潜血，或衄血，或银屑病，或皮炎者……

6. 黄疸之虚证。

7. 小建中汤证，如心悸、肉瞤筋惕、头眩者（加茯苓）。

8. 诸疾，腹软弱无力而属阴阳俱虚证者。

9. 再生障碍性贫血、白血病（阳虚证合四逆加人参汤，阴阳俱虚证用本方加人参、当归、阿胶）。

10. 视疲劳，瞬目者。

11. 儿童习惯性感冒，里急者。

12. 儿童感冒发热，腹痛，脉不浮，体质虚弱者。

13. 慢性腹膜炎，无腹水，属虚证者。

14. 大便软而不畅通，每便只少许，频上厕所而不了了，且下腹膨满不适者。

15. 手术后肠粘连而大便不通者（合大建中汤）。

16. 心下至少腹正中线如箸者，半表半里阴阳俱虚证。

17. 小儿紫斑病日久不愈者。

18. 眼病，腹壁菲薄而腹肌紧张者。

19. 扁桃体肥大，体质虚弱，体瘦，易感冒，易尿床，腹壁菲薄而腹直肌紧张者。

20. 产后腹痛，出血多，贫血，腹部菲薄而腹肌紧张，或腹部甚软弱者。

21. 不孕、痛经，虚证，腹直肌拘急者（加当归）。

22. 心下疼痛或腹疼痛，腹壁软者。

23. 动则呼吸急促、心动悸，其人腹壁软弱，或整个腹部软弱者。

24. 疰夏（每到夏季四肢困倦，精神短少，懒于动作，纳呆瘦弱，或气短，或汗出，或心悸等）。

25. 腹直肌拘急而显现于浅表，腹壁扁平菲薄，自脐周向腹底按压可触及腹主动脉搏动者。

26. 腹壁扁平菲薄，腹直肌拘急显现于浅表者，或腹直肌拘急虽不显于浅表，但可触摸到者。

27. 面、唇、舌苍白，食思不振，语音轻微，四肢倦怠，皮肤枯燥，或吐血、衄血、下血、尿血，或失眠、健忘，或心动悸，或气短等（加当归、鸡血藤、党参、阿胶）。

28. 黄胖，属虚证者。

29. 头面畏寒者（加制附子）。

30. 脉沉、足冷者（加制附子）。

31. 男子不育，腹软，腹直肌拘急者（加人参）。

32. 本方证，而胃内有停水者（合人参汤）。

33. 本方证，而心下痞硬或疼痛者（合人参汤）。

34. 腹泄，或大便黏液，每次量少而不爽，或下腹膨满不适者（方中芍药用赤芍）。

35. 习惯性便秘，属阴阳俱虚证者。

36. 习惯性便秘，属虚寒证者（合大建中汤）。

37. 阳痿，属虚寒证者（加人参、制附子）。

38. 羸瘦如柴，腹中拘急，四肢无力（加三棱、莪术、人参、白术）者。

39. 心中悸而烦，腹软弱无力或里急者。

40. 羸瘦，腹力弱者（加重方中炙甘草剂量）。

【前贤方论撷录】

《伤寒论条辨》：小建中汤者，桂枝汤倍芍药而加胶饴也。桂枝汤扶阳而固卫，卫固则荣和；倍芍药者，酸以收阴，阴收则阳归附也；加胶饴者，甘以润土，土润则万物生也。

三十五　桂枝人参汤

【方剂组成用法】

桂枝四两，别切　甘草四两，炙　白术三两　人参三两　干姜三两

上五味，以水九升，先煮四味，取五升，内桂，更煮取三升，去滓。温服一升，日再夜一服。

【经典原文汇要】

太阳病，外证未除而数下之，遂协热而利，利下不止，心下痞硬，表里不解者，桂枝人参汤主之。

【临床经验附识】

1. 脉弱，发热，恶寒，腹泻，或胸满，或心下痞硬者。

2. 人参汤证，有上冲（如头痛等）者。

3. 人参汤证，有表证者。

4. 表有热，动悸者。

5. 桂枝汤证而有下利者。

6. 发热恶寒，汗出，下利，心下痞硬，或腹痛，或胸痛，或胸痞满，或头痛，或身痛，或咳，或吐者……

7. 人参汤证，而有心悸亢进者。

8. 头痛，心下满，头痛甚则呕吐、下利，足略冷或足冷者。

9. 头痛，或腹痛，腹力弱，人瘦弱，脉微者。

10. 真武汤证，而头痛者（加制附子、茯苓）。

【前贤方论撷录】

《伤寒论章句》：桂枝人参汤，补中以化痞，止利兼解表之方也。凡中气虚而下利，心下痞而恶寒者用之。……方中君桂枝以解外，臣甘草以安内攘外，佐人参、白术、干姜，补中土以止利，肌解利止，则虚气上逆之痞自化矣。

《方极》：桂枝人参汤，治人参汤证，而上冲急迫剧者。

三十六　干姜附子汤

【方剂组成用法】

干姜一两　附子一枚，生用，去皮，破八片

上二味，以水三升，煮取一升，去滓，顿服。

【经典原文汇要】

下之后，复发汗，昼日烦躁不得眠，夜而安静，不呕，不渴，无表证，脉沉微，身无大热者，干姜附子汤主之。

【临床经验附识】

1. 昼日烦躁，夜而安静，脉沉微，或抑郁，或焦虑，或失眠者……

2. 热病过程中，神昏，谵语，声微细，脉弱，手足厥冷，入夜则安静者。

3. 白天皮肤瘙痒剧烈，而夜晚不痒，脉沉微者。

4. 鼻炎、鼻息肉（将药捣为末，搐鼻）。

【前贤方论撷录】

《绛雪园古方选注》：下后复汗，一误再误，而亡其阳，至阴躁而见于昼日，是阳亡在顷刻矣。当急用干姜助生附子，纯用辛热走窜，透入阴经，比四逆之势力尤峻，方能驱散阴霾，复涣散真阳。

三十七　茯苓四逆汤

【方剂组成用法】

茯苓四两　人参一两　附子一枚，生用，去皮，破八片　甘草二两，炙　干姜一两半

上五味，以水五升，煮取三升，去滓，温服七合，日二服。

【经典原文汇要】

发汗，若下之，病仍不解，烦躁者，茯苓四逆汤主之。

【临床经验附识】

1. 手足冷，烦躁（失眠、焦虑、抑郁、狂等），脉微或沉小者。

2. 心下悸，恶寒，腹拘急，下利者。

3. 肉瞤筋惕，手足厥冷者。

4. 烦躁不得卧，脉沉微者。

5. 四逆汤证，心动悸者，小便不利者，水肿者，烦躁者。

6. 抑郁症，属阴证者。

7. 失眠，属阳虚证者。

8. 躁郁症，属阴证者。

9. 烦躁，属阴证者。

10. 热病过程中，神昏，谵语，声微细，脉弱，手足厥冷者。

11. 小儿发热，呕吐下利，尿量减少而出现水肿，脉微弱者，甚则痉挛、昏睡者。

12. 下利，或失禁而不觉，脉沉微而昏睡者。

13. 下利，痉挛而昏睡不醒，属阴证者。

14. 产后大出血，心脏衰弱，脉微弱，四肢厥冷，出冷汗者。

15. 四逆加人参汤证，而有烦躁、心动悸、水肿等者。

16. 心血管功能不全，脉微弱，面苍白，四肢厥冷，体液缺乏，烦躁而陷于危笃者。

17. 烦躁欲裸，或欲坐卧泥水中，舌淡红，舌苔白滑者。

18. 妇女再障患者阴道大量出血者（合芎归胶艾汤）。

19. 血小板减少性疾病而大量出血者（合芎归胶艾汤）。

20. 心中动悸，时悲泣，烦躁，汗出，气噫，脉结而微者。

21. 心中虚烦，懊怔不安，怔忡如车马惊，饮食无味，干呕，咽中介介如有物塞，时或多唾，其人脉结而微者（合半夏散及汤）。

22. 少阴病内外寒多，但苦烦愦，默默而极不欲见光，有时腹痛，不渴，脉沉细者。

【前贤方论撷录】

《伤寒论识》：此即四逆汤方中加茯苓、人参者，其意专在烦躁，《千金方》云：人参、茯苓皆治心烦满是也，且其方名不曰四逆加茯苓汤，而曰茯苓四逆汤者，亦以其为君者称之也。犹泻心五方，各从所主之药而异名也。用此方者，不可不识其意。

三十八　甘草干姜汤

【方剂组成用法】

甘草四两，炙　干姜二两

上二味，以水三升，煮取一升五合，去滓，分温再服。

【经典原文汇要】

1. 伤寒脉浮，自汗出，小便数，心烦，微恶寒，脚挛急。反与桂枝汤欲攻其表，此误也。得之便厥，咽中干，烦躁吐逆者，作甘草干姜汤与之，以复其阳；若厥愈足温者，更作芍药甘草汤与之，其脚即伸；若胃气不和，谵语者，少与调胃承气汤；若重发汗，复加烧针者，四逆汤主之。

2. 问曰：证象阳旦，按法治之而增剧，厥逆，咽中干，两胫拘急而谵语。师曰：言夜半手足当温，两脚当伸，后如师言。何以知此？答曰：寸口脉浮而大。浮为风，大为虚，风则生微热，虚则两胫挛。病形象桂枝，因加附子参其间，增桂令汗出，附子温经，亡阳故也。厥逆，咽中干，烦躁，阳明内结，谵语烦乱，更饮甘草干姜汤。夜半阳气还，两足当热，胫尚微拘急，重与芍药甘草汤，尔乃胫伸。以承气汤微溏，则止其谵语，故知病可愈。

3. 肺痿吐涎沫，而不咳者，其人不渴，必遗尿，小便数。所以然者，以上虚不能制下故也。此为肺中冷，必眩，多涎唾，甘草干姜汤温之。若服汤已渴者，属消渴。

【临床经验附识】

1. 脉沉弱，小便频数，或手足、四肢冷，或咽干者。

2. 发汗后，泻下后，或服凉药后，导致手足冷，烦躁，呕吐，咽干者……

3. 足冷，属阴证者。

4. 吐涎沫，遗尿，小便数者。

5. 足冷，咽干，烦躁，呕逆者。

6. 吐下后，四肢冷，烦躁无奈者。

7. 吐涎沫，脉沉弱者。

8. 遗尿，属虚寒证者。

9. 少儿流涎症，属虚寒证者。

10. 脉弱，眩晕甚，吐涎沫者。

11. 投与泻心汤、吴茱萸汤苦味药，反应剧烈而呕吐者。

12. 卵巢功能减低症。

13. 垂体前叶功能减低症。

14. 肾上腺功能减低症。

15. 尿频量多，属虚寒证者。

16. 产后腹痛甚剧，属虚寒证者。

17. 误用攻下剂或误用寒凉药而出现手足厥冷、烦躁、吐逆、口燥者。

18. 唾水不休，属阴证者。

19. 遗精，属阴证者。

20. 口中流涎，属阴证者。

21. 咳唾吐清水者。

22. 阳虚脱发。

23. 汗出多，恶风寒，脉弱，服桂枝汤、桂枝加附子汤、四逆汤等无效，此属太阴病半表半里寒虚证，与甘草干姜汤即愈。

24. 咳嗽，身冷，手足冷，痰如水涌，体弱者。

25. 厥而烦躁，多吐涎者。

26. 甲沟炎疼痛剧烈，无热候，属虚寒证者。

27. 遗精，失溺，气乏无力，不可动转，唾血、咯血，属阴证者。

28. 中风后遗症，流口水者。

【前贤方论撷录】

《伤寒缵论》：此即四逆汤去附子也，辛甘合用，专复胸中之阳气。

《伤寒论辨证广注》：甘草益气，干姜助阳，复其阳者，充其气之谓也。愚以气充，则津液生，而咽中不干，膈塞解，吐逆自止也。

《伤寒论章句》：夫厥者，土气不充于四末也，咽中干者，脾气不能输津于上也。方中君甘草以补土生津，合炮姜之苦，则苦甘化阴，用以横通土气者，亦用以生阴津也。

《伤寒发微》：甘草干姜汤温胃以复脾阳。

三十九　芍药甘草汤

【方剂组成用法】

芍药　甘草各四两，炙

上二味，以水三升，煮取一升五合，去滓，分温再服。

【经典原文汇要】

1. 伤寒脉浮，自汗出，小便数，心烦，微恶寒，脚挛急。反与桂枝汤欲攻其表，此误也。得之便厥，咽中干，烦躁吐逆者，作甘草干姜汤与之，以复其阳；若厥愈足温者，更作芍药甘草汤与之，其脚即伸；若胃气不和，谵语者，少与调胃承气汤；若重发汗，复加烧针者，四逆汤主之。

2. 问曰：证象阳旦，按法治之而增剧，厥逆，咽中干，两胫拘急而谵语。师曰：言夜半手足当温，两脚当伸，后如师言。何以知此？答曰：寸口脉浮而大。浮为风，大为虚，风则生微热，虚则两胫挛。病形象桂枝，因加附子参其间，增桂令汗出，附子温经，亡阳故也。厥逆，咽中干，烦躁，阳明内结，谵语烦乱，更饮甘草干姜汤。夜半阳气还，两足当热，胫尚微拘急，重与芍药甘草汤，尔乃胫伸。以承气汤微溏，则止其谵语，故知病可愈。

【临床经验附识】

1. 四肢疼痛，腰腿疼痛，足或足跟疼痛，脉弦急者。

2. 肌肉拘急，腰腿挛急，足挛急等，脉疾者。

3. 腹痛，腹皮挛急，或腹壁弛缓但腹底挛急者。

4. 振颤麻痹者（加蜈蚣）。

5. 静脉曲张、血栓（加大剂量赤芍），及其并发症如溃疡（合当归四逆汤）、水肿（加木通）……

6. 头痛，脉弦疾者。

7. 痉挛性咳嗽，脉弦疾者。

8. 静脉炎（加赤芍），脉有力者。

9. 坐骨神经痛，见阳脉者。

10. 腓肌痉挛，或咽干，或舌红者。

11. 髋、膝、踝关节扭挫伤所致疼、肿、皮肉开绽等。

12. 干燥综合征（加天花粉）。

13. 肢体疼痛，腹直肌紧张者。

14. 肾、胆结石，疼痛者（合大黄附子汤）。

15. 腰椎间盘突出、坐骨神经痛，患侧发冷，牵引性刺痛，有便秘倾向者（合大黄附子汤）。

16. 振颤麻痹，属阳证者（合小承气汤）。

17. 小儿夜啼症。

18. 注射西药刺伤坐骨神经，致下肢运动障碍者。

19. 咳则矢气者。

20. 肾结石，脉紧者（合大黄附子汤）。

21. 腰痛，足冷，便秘者（合大黄附子汤）。

22. 坐骨神经痛，左脐旁压痛者（合桂枝茯苓汤）。

23. 肾结石，属阳证者（合猪苓汤）。

24. 足趾疼痛，腹肌挛急者。

25. 足跟痛，腹肌挛急者。

26. 牙痛，腹肌挛急者。
27. 心下疼痛，腹肌拘急如板者。
28. 腹疼痛，腹肌拘急如板者。
29. 痛经，腹肌拘急如板者。
30. 足拘挛者。
31. 脉洪，汗热不黏，手足温而舌干者。

【前贤方论撷录】

《伤寒溯源集》：芍药甘草汤，以和阴养血，舒其筋而缓其拘急。

《长沙方歌括》：芍药味苦，甘草味甘，苦甘合用，有人参之气味，所以大补阴血，血得补则筋有所养而舒，安有拘急之患哉？

四十　芍药甘草附子汤

【方剂组成用法】

芍药　甘草各三两，炙　附子一枚，炮，去皮，破八片

上三味，以水五升，煮取一升五合，去滓，分温三服。

【经典原文汇要】

发汗，病不解，反恶寒者，虚故也，芍药甘草附子汤主之。

【临床经验附识】

1. 芍药甘草汤证，有寒者。

2. 静脉曲张、坐骨神经痛、腰椎病（加茯苓、白术、制没药、制乳香），较芍药甘草汤证寒者。

3. 冷在脚者。

4. 静脉炎、静脉曲张（加大剂量赤芍），脉沉细者。

5. 痛经，下腹无按痛，属寒证者。

6. 坐骨神经痛，属阴阳俱虚证者。

7. 发汗后表解，但仍然恶寒者。

8. 腰椎退变增生。

9. 腰椎间盘突出症，属虚证者（加白术、茯苓）。

10. 肩周炎疼痛，肌肉触之拘挛强硬者。

11. 痛经，腹肌拘急，足冷者，或腹中冷者。

12. 心下疼痛，腹肌拘急，恶寒者。

13. 腹疼痛，腹肌拘急，恶寒者。

14. 足裂。

15. 足嵌甲。

16. 足痛，微恶寒者。

17. 阴囊偏大，时上时下（加小茴香）者。

18. 手足挛痛。

19. 手足冷，麻痹拘急者。

20. 疝气腰痛，不能屈者。

【前贤方论撷录】

《长沙方歌括》：方中芍药、甘草，苦甘以补阴，附子、甘草，辛甘以补阳，附子性猛，得甘草而缓，芍药

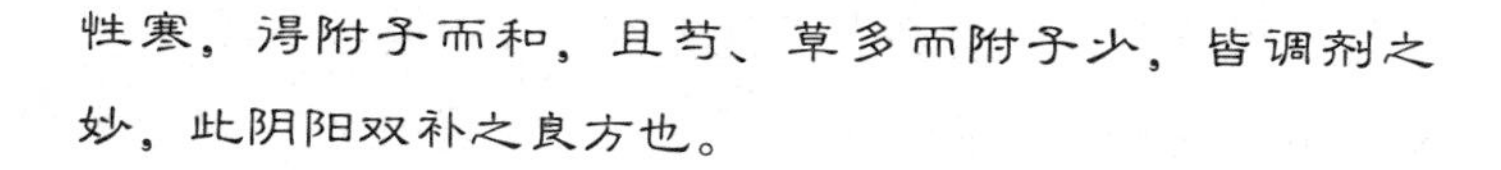
性寒，得附子而和，且芍、草多而附子少，皆调剂之妙，此阴阳双补之良方也。

四十一　炙甘草汤

【方剂组成用法】

甘草四两，炙　生姜三两，切　人参二两　生地黄一斤　桂枝三两，去皮　阿胶二两　麦门冬半升，去心　麻仁半升　大枣三十枚，擘

上九味，以清酒七升，水八升，先煮八味，取三升，去滓，内胶烊消尽，温服一升，日三服。一名复脉汤。

【经典原文汇要】

1. 伤寒脉结代，心动悸，炙甘草汤主之。

2.《千金翼》炙甘草汤（一云复脉汤）：治虚劳不足，汗出而闷，脉结悸，行动如常，不出百日，危急者十一日死。

【临床经验附识】

1. 脉结代，心动悸，或喘，或咳，或手足烦热，或便秘者……

2. 脉数，或结代，心肌炎，心跳不安，气阴不足者。

3. 甲状腺炎，脉数者（加石膏）。

4. 频发性室性期前收缩（早搏），脉时结代（二联律、三联律），胸闷痛，心悸气短者（合抵当汤）。

5. 甲状腺肿大（加牡蛎），脉数者。

6. 赤裸舌。

7. 喘，吐痰如沫，脉数，舌红无苔，或舌淡苔少者。

8. 甲亢，心悸亢进者。

9. 贫血，脉结代、动悸、呼吸急促者。

10. 女性甲状腺功能亢进者。

11. 甲亢引起的耳鸣。

12. 产褥热，脉结代，心动悸或心下动悸，或口渴，或便秘，或喘，或咳，或舌乳头消失而舌红干燥者。

13. 脉结代或浮虚数，心动悸或腹动悸。

14. 急慢性口腔溃疡，其人羸弱，精神萎靡，有动悸感者。

15. 病毒性心肌炎，属阴虚证者。

16. 悬马痈。

17. 舌淡红而干，属阴虚证者。

18. 舌绛光亮者。

19. 舌绛而光亮，绛而不鲜，甚至干晦萎枯者，或淡而无色如猪腰样者。

20. 麦门冬汤证，而脉结代者。

21. 癌症，羸瘦，津液枯乏者。

22. 甲状腺肿大，脉促者（加黄药子）。

23. 防已地黄汤证，而脉结代者。

24. 出血、脱血性疾病，脉结代，心动悸者。

25. 舌乳头消失，舌如红色镜面，舌质干燥者。

26. 支气管扩张，咳嗽，或喘，或咯血，其人瘦，心动悸，脉结代或数者。

27. 羸瘦，舌质红，脉数者。

28. 舌痛不能进食，舌无苔、光绛者。

29. 舌生芒刺、干燥，脉细数或腹力弱者。

30. 舌乳头消失，舌红干燥，或便秘者。

31. 大便粒粒干如兔矢，属里热虚证者。

【前贤方论撷录】

《绛雪园古方选注》：炙甘草汤，仲景治心悸，王焘治肺萎，孙思邈治虚劳，三者皆是津涸燥淫之证。……人参、麻仁之甘以润脾津；生地、阿胶之咸苦以滋肝液；重用地、冬浊味，恐其不能上升，故君以炙甘草之气厚，桂枝之轻扬，载引地、冬上承肺燥；佐以清酒芳香入血，引领地、冬归心复脉，仍使以姜、枣和营卫，则津液悉上供于心肺矣。

四十二　五苓散

【方剂组成用法】

猪苓十八铢，去皮　泽泻一两六铢　白术十八铢　茯苓十八铢　桂枝半两，去皮

上五味，捣为散，以白饮和服方寸匕，日三服。多饮暖水，汗出愈。如法将息。

【经典原文汇要】

1. 太阳病，发汗后，大汗出，胃中干，烦躁不得眠，欲得饮水者，少少与饮之，令胃气和则愈。若脉浮，小便不利，微热，消渴者，五苓散主之。

2. 发汗已，脉浮数，烦渴者，五苓散主之。

3. 伤寒，汗出而渴者，五苓散主之；不渴者，茯苓甘草汤主之。

4. 中风发热，六七日不解而烦，有表里证，渴欲饮水，水入则吐者，名曰水逆，五苓散主之。

5. 本以下之，故心下痞，与泻心汤。痞不解，其人渴而口燥烦，小便不利者，五苓散主之。

6. 霍乱，头痛，发热，身疼痛，热多欲饮水者，五苓散主之；寒多不用水者，理中丸主之。

7. 太阳病，寸缓关浮尺弱，其人发热汗出，复恶寒，不呕，但心下痞者，此以医下之也。如其不下者，病人不恶寒而渴者，此转属阳明也。小便数者，大便必硬，不更衣十日，无所苦也。渴欲饮水，少少与之，但以法救之。渴者，宜五苓散。

8. 病在阳，应以汗解之，反以冷水潠之，若灌之，其热被劫不得去，弥更益烦，肉上粟起，意欲饮水，反不渴者，服文蛤散；若不差者，与五苓散。

9. 假令瘦人脐下有悸，吐涎沫而癫眩，此水也，五苓散主之。

【临床经验附识】

1. 渴而小便少，或腹泻，或眩晕，或头痛，或发热，或心下痞满，或脐下悸，或烦躁，或汗出（自汗、盗汗），或水肿，或脱发，或水痘，或疮疹，或遗尿者……

2. 渴，饮水即吐者。

3. 少儿发热而呕吐腹泻者。

4. 汗出，渴者。

5. 醉酒，舌苔滑腻者。

6. 舌苔白厚腻或黄厚腻（其他方证也可见到此舌苔，当随证治之，治其主证则舌苔自消失，不过，见此舌苔，用五苓散的机会较多）。

7. 腹泻，矢气多者。

8. 多渴多尿，舌苔白滑者。

9. 渴，苔白滑者。

10. 带状疱疹（合小柴胡汤加荆芥、防风）及带状疱疹后神经痛（合小柴胡汤加荆芥、防风）。

11. 湿疹，渗出液多，痂皮厚者（加薏苡仁）。

12. 心下悸，吐涎沫，小便不利，头眩者。

13. 眼病多泪，舌苔水滑者。

14. 少儿阴头水肿，及阴囊红肿，而小便短涩者（加小茴香）。

15. 水土不服，口渴，头痛，腹胀者。

16. 黄疸，用茵陈蒿汤无效者，用五苓散合茵陈蒿汤即效。

17. 痛风，苔黄腻者（加黄柏）。

18. 渗出性胸膜炎，体弱不任攻泻者。

19. 肠鸣，腹胀，有水湿者。

20. 头痛、面痛（三叉神经痛），舌苔白厚而腻者。

21. 面部或四肢的皮肤或黏膜局限性水肿，水肿可移动而出没，按压无凹陷者。

22. 三叉神经痛（加蜈蚣、僵蚕、全蝎）。

23. 偏头疼，口渴、小便不利者。

24. 婴儿苔癣。

25. 眼病，常流泪，渴而小便不利者。

26. 眼病，舌苔白腻者。

27. 眼病，渴而小便不利者。

28. 小儿传染性软疣（加薏苡仁）。

29. 阴囊水肿（加车前子、木通）。

30. 妇人从阴道排出大便者。

31. 夜盲症（加夜明砂）。

32. 晕车晕船，舌苔润滑者。

33. 心下痞满，而水入口即吐者。

34. 胸胁苦满，而水入口即吐者。

35. 中暑，发热、头痛、呕吐、腹泻、小便不利、口渴者。

36. 疝而腰不能伸，诸药无效者（加小茴香）。

37. 脱发或秃头病，口渴、小便不利者。

38. 剧烈的三叉神经痛，烦躁，属阳证者。

39. 水肿或腹水，吐涎沫者，属阳证者。

40. 汗多，口渴，小便不利，心悸亢进者。

41. 剧烈头痛，或呕血，服对证之方不效者。

42. 儿童遗尿，口渴，小便不利者（合麻杏甘石汤）。

43. 带状疱疹。

44. 小儿鞘膜积液。

45. 儿童脑积水（加荷叶、升麻）。

46. 颅内压增高而头痛、呕吐、口渴、小便不利者（加荷叶、升麻）。

47. 久泻，舌苔腻者。

48. 久泻，肠鸣者。

49. 腹胀，舌苔腻者。

50. 便秘，舌苔黄腻者。

51. 腹泻清水，小便不利者。

52. 眩晕，或咳嗽，或吐泻，舌苔黄腻者。

53. 眩晕，渴而小便不利者。

54. 腹胀，小便不利者。

55. 吐泻，渴而小便不利者。

56. 吐泻，舌苔厚腻、小便不利者。

57. 小儿吐泻，发搐者。

58. 腹泻，小便不利，舌苔滑者。

59. 口渴，小便不利，汗多，心下痞者。

60. 头痛，腹软弱，腹部有振水音者。

61. 头痛，心下痞满，但按之软，有振水音者。

62. 头痛，上腹有振水音，口渴者。

63. 头痛，肠鸣者。

64. 痒疹，水疮严重者。

65. 汗出而渴，脉浮数，小便不利者。

66. 口甘，或口酸，舌苔白腻或黄腻者（加黄芩、黄连、栀子、黄柏）。

67. 血糖低，舌苔白腻者（方中白术改用苍术）。

68. 不宁腿综合征，舌苔白腻者（用苍术）。

69. 五更泻，舌苔白腻者（用苍术）。

70. 狂言烦躁不安，渴而小便不利者。

71. 斑秃。

72. 全秃。

73. 少年白发。

【前贤方论撷录】

《订正仲景全书伤寒论注》：夫膀胱者，津液之府，气化则能出矣。邪热入之，与水合化为病。……泽泻得二苓下降，利水之功倍，则小便利，而水不蓄矣。白术借桂上升，通阳之效捷，则气腾津化，渴自止也。若发热不解，以桂易桂枝，服后多服暖水，令汗出愈。是知此方不止治停水小便不利之里，而犹解停水发热之表也。

《伤寒论疏义》：此方术、泽、二苓，以行水，藉桂枝之辛散，和肌表以解微热，外窍通则内窍利，邪水去而新液生，微热、消渴于是霍然矣，此两解表里之剂。

四十三　茯苓甘草汤

【方剂组成用法】

茯苓二两　桂枝二两，去皮　甘草一两，炙　生姜三两，切

上四味，以水四升，煮取二升，去滓，分温三服。

【经典原文汇要】

1. 伤寒，汗出而渴者，五苓散主之；不渴者，茯苓甘草汤主之。

2. 伤寒，厥而心下悸，宜先治水，当服茯苓甘草汤，却治其厥，不尔，水渍于胃，必作利也。

【临床经验附识】

1. 汗出，不渴，舌苔水滑者。

2. 自汗出，不渴，小便不利者。

3. 汗出多，心悸者。

4. 五苓散证，而不渴者。

5. 汗多，无口渴，小便不利，心悸亢进者。

6. 心悸亢进，汗出，或下利、手足冷、小便不利者。

7. 咳则遗溺，汗出、心下悸者。

8. 心动悸，小便不利，汗出不止者。

9. 服发汗剂，汗出不止者。

10. 汗出而渴，脉浮数，小便不利者。

11. 盗汗，不渴而小便不利者。

12. 汗出，手足冷，心动悸者。

13. 心律失常，舌苔白润者。

【前贤方论撷录】

《医方考》：水气乘心而悸者，以水者心火之所畏也。故乘之则动悸……淡可以渗水，故用茯苓；辛可以散饮，故用姜、桂；益土可以制水，故用甘草。

四十四　桃核承气汤

【方剂组成用法】

桃仁五十个，去皮尖　大黄四两　桂枝二两，去皮　甘草二两，炙　芒硝二两

上五味，以水七升，煮取二升半，去滓，内芒硝，更上火，微沸下火，先食温服五合，日三服，当微利。

【经典原文汇要】

太阳病不解，热结膀胱，其人如狂，血自下，下者愈。其外不解者，尚未可攻，当先解其外。外解已，但少腹急结者，乃可攻之，宜桃核承气汤。

【临床经验附识】

1. 左下腹急结（即左下腹部压痛、抵抗、拘急），脉有力者。

2. 下腹部按痛，充实紧张，脉紧，或时浮时沉，或腹痛，或痛经，或带下，或狂，或头痛，或眩晕，或便秘，或皮肤病（如顽癣、荨麻疹等），或眼中生翳膜，或赤脉怒张，或眼胞赤烂，或牙痛，或吐血，或衄血，或痢疾，或视物模糊，或耳鸣，或汗出者……

3. 淋家，茎中疼痛，小便点滴不通，或尿血，或淋巴结肿痛，少腹急结者。

4. 打扑疼痛，不能转侧，二便不利者。

5. 目中赤脉怒张，咽喉红肿疼痛，里热实夹瘀者。

6. 因撞伤腰部而腰痛，较桂枝茯苓丸证为实者。

7. 热病过程中出现善吃，神昏如狂，口唇略带黑色，脉沉或结者。

8. 流感重症或热病过程中，神昏，谵语，便秘，舌干，有黑褐色舌苔，少腹急结者。

9. 跌打损伤引起的神经痛，少腹急结者。

10. 偏头痛，少腹急结者。

11. 精神分裂症、躁狂症，少腹急结者。

12. 经闭，属实证者。

13. 肩周炎，少腹急结者。

14. 因跌打损伤会阴部位而发生尿闭者（合猪苓汤）。

15. 跌打损伤致肿胀、剧痛，或皮下出血，实证者。

16. 冻疮，下腹有瘀血征，便秘者（合当归四逆汤）。

17. 痔疮，下腹有瘀血征，较桂枝茯苓丸证为实者。

18. 眼病，少腹急结者。

19. 外耳炎、急慢性中耳炎、急性乳突炎，较桂枝茯苓丸证为实者。

20. 逆经，少腹急结者。

21. 胞状奇胎，时出血，脉腹有力，下腹压痛时，服之可排出奇胎。

22. 产后下肢血栓症，少腹急结者。

23. 子宫附件炎、经闭、经血少，少腹急结者。

24. 乳腺增生、子宫肌瘤，下腹部瘀血征较桂枝茯苓丸证为实者，或下腹部有瘀血，患者整体状况较桂枝茯苓丸证其势显著者（合桂枝茯苓丸）。

25. 鹅掌风，较桂枝茯苓丸证为实者（加薏苡仁）。

26. 荨麻疹有瘀血而又有便秘倾向者。

27. 面颊黄褐斑、银屑病、红斑狼疮，下腹部瘀血征较桂枝茯苓丸证为实者。

28. 湿疹，分泌物浓厚，少腹急结者（加薏苡仁）。

29. 顽癣，下腹抵抗压痛，便秘者（加薏苡仁）。

30. 粉刺、痤疮，少腹急结者。

31. 牙龈炎、齿槽脓漏，少腹急结者。

32. 肩酸痛，少腹急结者。

33. 下利，里急后重，腹痛，发热，少腹急结者。

34. 热病神昏者。

35. 热病神昏，壮热者（加黄连、黄芩、黄柏、栀子）。

36. 热毒发斑出血，少腹急结者。

37. 败血症（加黄连、黄芩、黄柏、栀子）。

38. 肝性脑病（合柴胡加龙牡汤）。

39. 狂犬病（合抵当汤）。

40. 中毒性痢疾，咽喉疼痛，气呛喘逆者（合大柴胡汤）。

41. 寒热腹满，漱水不欲咽，喜忘昏迷者（合柴胡加龙牡汤）。

42. 吐血或下血，血出紫黑作块，胸腹满痛，实证者。

43. 慢性反复发作性泌尿感染、前列腺感染之实证（合大柴胡汤）。

44. 精神不安，烦躁甚，舌质紫暗，舌有瘀点瘀斑，脉沉涩、沉实者。

45. 燥屎便干，而有青筋贯穿眼白者，或有平素口唇干燥者。

46. 燥屎便干，而舌质紫暗者。

47. 桂枝茯苓丸证，而有面色赤黑或赤或便秘者。

48. 小便不利，淋痛，少腹急结，手掌烦热者。

49. 耻骨深部抵抗者（合八味丸）。

50. 桂枝茯苓丸证，而月经当下不下，逆气上冲面赤者。

51. 焦虑症，面赤、少腹急结者。

52. 宫外孕，少腹急结者。

53. 身热，肢酸软，头痛，咽喉痛，咳嗽，流涕，吐涎沫，少腹满，左下腹压痛，大便难，小便黄涩或短赤者。

54. 卒然大小便闭塞，少腹硬满拒按者。

55. 发热，食欲亢进，精神恍惚或狂躁不安；唇色微黑，其人之脉或大小不一，或涩者。

56. 大便色黑，甚臭或甚黏者。

57. 小儿壮热，惊搐，唇赤而燥者。

58. 脑震荡（合柴胡加龙牡汤）。

【前贤方论撷录】

《伤寒贯珠集》：此即调胃承气汤加桃仁、桂枝，为破瘀逐血之剂。缘此证热与血结，故以大黄之苦寒，荡实除热为君；芒硝之咸寒，入血软坚为臣；桂枝之辛温，桃仁之辛润，擅逐血散邪之长为使；甘草之甘，缓诸药之势，俾去邪而不伤正为佐也。

四十五　抵当汤

【方剂组成用法】

水蛭，熬　虻虫各三十个，去翅足，熬　桃仁二十个，去皮尖　大黄三两，酒洗

上四味，以水五升，煮取三升，去滓，温服一升，不下更服。

【经典原文汇要】

1. 太阳病六七日，表证仍在，脉微而沉，反不结胸，其人发狂者，以热在下焦，少腹当硬满，小便自利者，下血乃愈。所以然者，以太阳随经，瘀热在里故也，抵当汤主之。

2. 太阳病，身黄，脉沉结，少腹硬，小便不利者，为无血也；小便自利，其人如狂者，血证谛也，抵当汤主之。

3. 阳明病，其人喜忘者，必有蓄血。所以然者，本有久瘀血，故令喜忘。屎虽硬，大便反易，其色必黑者，宜抵当汤下之。

4. 妇人经水不利下，抵当汤主之。

【临床经验附识】

1. 下腹胀、硬满，压痛、抵抗，触之有块状物，胸满、腹满者。

2. 面、唇、牙龈、舌、四肢、爪甲等部位青紫、暗黑者。

3. 妇人经行混有凝血块，小便数，大便黑者。

4. 健忘，烦躁，口渴，或无故食亢者。

5. 疯狂、癫痫，用对证方不效者（合柴胡加龙牡汤）。

6. 外伤性脑积水（加苍术、荷叶、升麻）。

7. 狂，少腹硬满，或闭经，或不孕，小便自利者。

8. 瘀血证心脏疾病。

9. 跌打所致脑震荡昏厥欲死者（不醒，加麝香冲服）。

10. 脑血栓、脑出血（阳证合续命汤，阴证合桂枝汤加苓、术、附子）。

11. 闭塞性动脉硬化（随证加减化裁运用）。

12. 高脂血症、脂肪肝（随证加减化裁运用）。

13. 善忘，大便硬而反易通，大便色黑者。

14. 易饥，脉浮数，便秘者。

15. 少腹硬满，小便正常者，其人或狂，或痫，或烦躁，或眼睛红肿疼痛，或月经闭滞。

16. 腹不满，其人言“我满”者，为瘀血在络之证，不论见头面、四肢何病证。

17. 跌打，瘀血凝滞，心腹胀痛，二便不通者。

18. 经闭，腹部有癥块，腹部静脉怒张者。
19. 外伤性癫痫（加䗪虫、蜈蚣、全蝎）。
20. 自觉下腹满，而他觉不能证明者。。
21. 脑外伤后遗症，或麻木，或半身不遂，或言蹇等。
22. 痛经，服对证方无效者。
23. 痛经，少腹胀痛拒按。
24. 诸病，舌质暗红接近黑色者，以对证方合用本方。
25. 坏疽，患部色黑者（并灸之）。
26. 下腹膨满且硬，抵抗压痛，小便自利者。
27. 产后下肢血栓，经服桂枝茯苓丸效不佳者。
28. 经闭、痛经、不孕、子宫肌瘤，经服桂枝茯苓丸无效者。
29. 躁狂症，属阳证者（合柴胡加龙牡汤）。
30. 精神分裂症，属阳证者（合柴胡加龙牡汤）。
31. 脑梗死。
32. 心肌梗死。
33. 高黏血症。
34. 麻木，舌质暗紫或舌有瘀点者。
35. 急性冠脉综合征。
36. 房颤。
37. 血结胸中，手不可近者。
38. 寒热胸满，漱水不欲咽，喜忘昏迷者。
39. 前列腺癌（阳证用此方合猪苓汤，阴证合茯苓四逆汤）。
40. 血毒性疾病，实证者。
41. 下腹膨满，按之抵抗、压痛，或触及块状物，脉沉结者。
42. 面、唇、齿龈、舌、四肢、腹部之瘀斑，实证者。
43. 舌色紫暗或青者。

44. 舌边缘有紫色瘀斑者。

45. 唇色紫暗或青者。

46. 脐下部位抵抗、硬满者。

47. 脐下部位可触及抵抗物者。

48. 心胸部痞塞，舌质紫暗者。

49. 心胸或胸背疼痛，舌质紫暗者。

50. 脱疽，患处色黑，小便不利，脉沉结者。

51. 慢性咽炎，诸方无效者。

52. 糖尿病坏疽（合当归四逆汤）。

53. 睡眠呼吸暂停综合征，小腹硬满，按之抵抗、痛者。

54. 抑郁症，舌质紫红者。

55. 癫痫，舌有紫黑斑点者。

56. 哮喘，舌质紫暗，属阳明病里阳热实证且夹瘀者。

57. 易饥，饥则心动悸不安，舌质紫暗者。

58. 心中卒急痛，胁下支满，气逆攻膺背肩胛间，不可饮食，食之反笃者。

59. 暴得心、脘痛，痛如刀刺，欲吐不吐或呕吐，欲下不下，心中懊侬，胁肋、胸支满，迫急不可耐者（合栀子生姜豉汤）。

60. 胸痹不得卧，心痛彻背，背痛彻心，舌质紫暗者。

61. 指甲有黑色竖纹者。

62. 唇上有青黑瘀斑者。

63. 鱼鳞病（去大黄，加地黄、薏苡仁）。

64. 左胸胁疼痛，唇或舌暗紫者。

65. 头冒如裹，舌有瘀血斑点者。

66. 尿量多，少腹硬满拒按者。

67. 口干，少腹硬满拒按者。

【前贤方论撷录】

《伤寒论章句》：水蛭，气味咸苦平，水中生动之物，阴中阳也，主逐在下之瘀血；虻虫，气味苦微寒，飞动之物，能承在上经热之血；大黄酒炒入血分；桃仁，气味苦甘平，能疏肝血，逐瘀杀虫。又曰：抵当汤，破血行瘀之峻方也。凡男妇蓄血，停瘀不下者用之。

四十六　抵当丸

【方剂组成用法】

水蛭二十，熬　虻虫二十个，去翅足，熬　桃仁二十五个，去皮尖　大黄三两

上四味，捣分四丸。以水一升，煮一丸，取七合服之。晬时当下血，若不下者，更服。

【经典原文汇要】

伤寒有热，少腹满，应小便不利，今反利者，为有血也，当下之，不可余药，宜抵当丸。

【临床经验附识】

1. 较抵当汤证，其病势缓者。

2. 前列腺增生，里热实夹瘀证（合猪苓汤）。

3. 心脏病，里热实夹瘀证。

4. 动脉硬化，或手足麻木，或下肢冷，或腿痉挛，或半身

冷，或半身热，或半身汗出，或半身无汗者（加全蝎、蜈蚣、蕲蛇）。

5. 颈动脉斑块，或眩晕，或肢麻，或头痛者（加全蝎、蜈蚣、蕲蛇）。

6. 高血脂症，属阳实夹瘀血证者。

7. 脂肪肝，属阳实夹瘀血证者。

8. 高黏滞血症与血栓形成。

9. 脑损伤（合柴胡加龙牡汤）。

10. 肺栓塞。

11. 心肌梗死。

12. 术后血栓形成。

13. 血栓性静脉炎。

14. 弥漫性血管内凝血。

15. 肝血管瘤（合小柴胡汤）。

16. 指甲有黑色竖纹或瘀斑者。

17. 子宫肌瘤（如大便正常者，酌减或去大黄）。

18. 舌有瘀斑者。

19. 十指爪甲青黑者。

【前贤方论撷录】

《伤寒贯珠集》：抵当丸中，水蛭、虻虫，减汤方三分之一，而所服之数，又居汤方十分之六，是缓急之分，不特在汤丸之故矣，此其人必有不可不攻，而又有不可峻攻之势。

《伤寒论识》：比之抵当汤，则证稍缓，故方亦减水蛭、虻虫各十个，作丸，煮以服之。

四十七　大陷胸丸

【方剂组成用法】

大黄半斤　葶苈子半斤，熬　芒硝半升　杏仁半升，去皮尖，熬黑

上四味，捣筛二味，内杏仁、芒硝，合研如脂，和散，取如弹丸一枚。别捣甘遂末一钱匕，白蜜二合，水二升，煮取一升。温顿服之，一宿乃下。如不下，更服，取下为效。禁如药法。

【经典原文汇要】

病发于阳，而反下之，热入因作结胸；病发于阴，而反下之，因作痞也。所以成结胸者，以下之太早故也。结胸者，项亦强，如柔痉状，下之则和，宜大陷胸丸。

【临床经验附识】

1. 较大陷胸汤证，其病势缓者。

2. 鼻窦炎，便秘者。

3. 项背强，心下坚硬膨隆者。

4. 溃疡病急性穿孔。

5. 渗出性胸膜炎，属实热证者。

6. 脑膜炎，发热气急，呕吐，昏沉，咬牙面青，角弓反张，手足抽搐，心下坚硬如石者。

7. 胸中疼痛，呼吸困难，项背拘急，不能俯仰，苔白厚，脉

有力者。

【前贤方论撷录】

《医方考》：结胸项强者，胸满硬痛，能仰而不能俯也。有汗项强为柔痉，此虽有汗，其项强乃胸中满实而不能俯，非是中风痉急，故曰如柔痉。不用汤液而用丸剂何也？汤主涤荡，前用大陷胸汤者，以其从心下至少腹皆硬痛，三焦皆实，故用汤以荡之。此惟上焦满实，用汤液恐伤中下二焦之阴，故用丸剂以攻之。大黄、芒硝之苦寒，所以下热。葶苈、杏仁之苦甘，所以泻满。甘遂取其直达，白蜜取其润利。

四十八　大陷胸汤

【方剂组成用法】

大黄六两，去皮　芒硝一升　甘遂一钱匕

上三味，以水六升，先煮大黄，取二升，去滓，内芒硝，煮一二沸，内甘遂末，温服一升。得快利，止后服。

【经典原文汇要】

1. 太阳病，脉浮而动数，浮则为风，数则为热，动则为痛，数则为虚。头痛，发热，微盗汗出，而反恶寒者，表未解也。医反下之，动数变迟，膈内拒痛，胃中空虚，客气动膈，短气躁烦。心中懊侬，阳气内陷，心下因硬，则为结胸，大陷胸汤主之。若不结胸，但头汗出，余处无汗，剂颈而还，小便不利，身必发黄。

2. 伤寒六七日，结胸热实，脉沉而紧，心下痛，按之石硬者，大陷胸汤主之。

3. 伤寒十余日，热结在里，复往来寒热者，与大柴胡汤。但结胸，无大热者，此为水结在胸胁也，但头微汗出者，大陷胸汤主之。

4. 太阳病，重发汗而复下之，不大便五六日，舌上燥而渴，日晡所小有潮热，从心下至少腹硬满而痛，不可近者，大陷胸汤主之。

5. 伤寒五六日，呕而发热者，柴胡汤证具，而以他药下之，柴胡证仍在者，复与柴胡汤。此虽已下之，不为逆，必蒸蒸而振，却发热汗出而解。若心下满而硬痛者，此为结胸也，大陷胸汤主之。但满而不痛者，此为痞，柴胡不中与之，宜半夏泻心汤。

【临床经验附识】

1. 水热结胸，心下痛，按之石硬者。

2. 短气，烦躁，心下硬者。

3. 舌燥口渴，高热，不大便，自心下至少腹硬满而痛，手不可近者。

4. 谵语，烦躁，心下痛，手不可近者。

5. 心下石硬，胸中烦，肩背强急，短气者。

6. 手足抽搐，直视痉挛，胸满，心下石硬，咽喉痰潮，胸动如奔马者。

7. 心下坚，腹满，或青筋暴露者。

8. 急性肺水肿，属实热证者。

9. 心绞痛、胸膜炎、腹膜炎，属水热并结之实证者。

10. 心下坚、短气、心中懊侬者。

11. 急性心包炎，属实热证者。

12. 胸腹硬如石，咽喉锯响，目直视反白，或睛盲瞳散耳聋者。

13. 心下至少腹石硬而痛，手不可近，手轻按即呼吸困难者。

14. 胸中懊侬，心下硬，呼吸急促者。

15. 心包积水，实热证者。

【前贤方论撷录】

《伤寒附翼》：因水结于胸，上焦不通，则津液不下，无以润肠胃，故五六日不大便，因而舌干口渴，日晡潮热，是阳明亦受病矣。心下至小腹硬满而痛不可近，脉沉紧者，此水邪结于心胸，而热邪实于肠胃，用甘遂以浚太阳之水，硝黄以攻阳明之实。

《经方阐奥》：沉紧为阴脉，而反用大陷胸汤，则此沉紧为水热内结使然，非阴脉之沉紧也，与动数变迟用大陷胸同例。由此推之，仲景谓尺脉微者，不可下。又尝谓尺脉微者，下之愈，若欲下之，宜调胃承气汤，皆热邪闭结，以阳脉而成阴脉之象，甚矣。脉之变化不测如是。

四十九　小陷胸汤

【方剂组成用法】

黄连一两　半夏半升，洗　栝楼实大者一枚

上三味，以水六升，先煮栝楼，取三升，去滓，内诸药，煮取二升，去滓，分温三服。

【经典原文汇要】

小结胸病，正在心下，按之则痛，脉浮滑者，小陷胸汤主之。

【临床经验附识】

1. 脉浮滑，心下压痛，或心下满，或胸满，或咳，或喘，或发热者……

2. 咳嗽，吐黄痰，胸闷，无表证者。

3. 胸满，痰热证，或呕吐，或呃逆者。

4. 胸膈膨胀，发痫，饮热互结证。

5. 咳喘，吐稠痰，脉浮滑，无表证者。

6. 胃脘部位疼痛，有形状如馒头如拳头之包块鼓起，脉弦滑者。

7. 心下胀满而凸起，脉有力者。

8. 咳嗽，咯血或吐血，属热证者。

9. 带状疱疹，属热证者。

10. 支气管扩张，属热证者。

11. 胸膜炎之热证（合小柴胡汤）。

12. 心下痞塞感，按之坚硬而疼痛，或胸满，或喘，或咳，或胸痛者。

13. 咳嗽，痰黏稠不易咯出，咯痰时胸、心下部疼痛，属热证者。

14. 心烦、失眠、咳嗽、痰黄黏不易咳出等症，心下按之疼痛，脉浮滑者。

15. 舌苔黄腻，神昏或谵语者。

16. 胸满痹塞而痛，或嘈杂，或腹鸣下利而食欲不振者。

17. 心胸痞塞，心下压痛、有力者。

18. 神识迷妄如痴，吐血、衄血、胸中烦满、气结，属阳证者。

19. 急慢性乳腺炎，红肿疼痛，脉有力者（合小柴胡汤）。

20. 胸、心下部带状疱疹，阳证者（合小柴胡汤）。

21. 胸痛，脉浮滑者。

【前贤方论撷录】

《伤寒附翼》：热入有浅深，结胸分大小，心腹硬痛，或连小腹不可按者，为大结胸，此土燥水坚，故脉亦应其象而沉紧。止在心下，不及胸腹，按之知痛不甚硬者，为小陷胸，是水与热结，凝滞成痰，留于膈上，故脉亦应其象而浮滑也。

《订正仲景全书伤寒论注》：黄连涤热，半夏导饮，瓜蒌润燥下行，合之以涤胸膈痰热，开胸膈气结；攻虽不峻，亦能突围而入，故名小陷胸汤。

五十　三物白散

【方剂组成用法】

桔梗三分　巴豆一分，去皮心，熬黑，研如脂　贝母三分

上三味，为散，内巴豆，更于臼中杵之。以白饮和服，强人半钱匕，羸者减之。病在膈上必吐，在膈下必利，不利，进热粥一杯；利过不止，进冷粥一杯。

【经典原文汇要】

寒实结胸，无热证者，与三物小白散。

【临床经验附识】

1. 内有结实，而浊唾吐脓者。

2. 若浊唾吐脓，内无结实，或体质弱者（去巴豆）。

3. 内有结实，证情极暴，须以本方或吐或下之者。

4. 痰涎在胸咽，呼吸不利、脉促者。

5. 肺痈、胃痈、肝痈、喉闭，胸中有痰涎脓血壅滞者。

6. 胸膈有顽痰，而胸背拘痛，属寒实证者。

7. 嗽家胶痰缠绕，咽喉不利，气息秽臭，属寒实证者。

8. 白喉、肺痈，体质强者。

9. 小儿痰潮息迫，牙关紧闭，药汁不入者，取散适量吹入鼻中，则吐痰涎，咽喉立通。

10. 胸痛，咽痛，咳唾脓痰，属寒实证者。

11. 胸满，属寒实证者。

12. 白喉或急性喉炎，喘鸣急促、肢冷汗出、窒息欲死者。

【前贤方论撷录】

《伤寒论疏义》：是方治寒实结胸证，极峻之药也。桔梗以开胸闭，贝母以散胸中郁结，巴豆极辛极烈，斩关夺门，故能散寒实而破水饮，盖非热不足以开其水寒，非峻不足以破其实结耳。

五十一　大黄黄连泻心汤

【方剂组成用法】

大黄二两　黄连一两

上二味，以麻沸汤二升渍之，须臾绞去滓，分温再服。

宋代林亿等校正云：臣亿等看详大黄黄连泻心汤，诸本皆二味；又后附子泻心汤，用大黄、黄连、黄芩、附子，恐是前方中亦有黄芩，后但加附子也。故后云附子泻心汤，本云加附子也。

【经典原文汇要】

1. 心下痞，按之濡，其脉关上浮者，大黄黄连泻心汤主之。

2. 伤寒大下后，复发汗，心下痞，恶寒者，表未解也。不可攻痞，当先解表，表解乃可攻痞。解表宜桂枝汤，攻痞宜大黄黄连泻心汤。

【临床经验附识】

1. 心下痞，按之濡者。

2. 心烦，心下痞者。

3. 小儿不食，或吐食，或好食生米、炭土等异物，心下痞者，或痞癖作痛者。

4. 郁闷，心动悸，心下痞，急迫者（加甘草）。

5. 心下满，脉有力者。

6. 咳嗽，面红赤，心下痞，心下肌肉软、但按压则抵抗而有底力者。

7. 心悸，关上脉浮者。

8. 牙根炎、牙龈炎，属阳证者。

9. 研末外敷治水火烫伤、痈、疖、丹毒、脓疮疡、诸肿毒。

10. 心烦，心下痞，按之濡者。

11. 头痛或头重、面赤、脉有力者。

【前贤方论撷录】

《伤寒论类方汇参》：泻心汤治痞，是攻补兼施，寒热并驱之剂。此则尽去温补，独任苦寒下泻者，盖以黄连苦燥，能解离宫之火；大黄荡涤，能除胃中之实耳。

《伤寒论疏义》：此治气聚之痞而非饮结之痞，故不用一味涤饮药而专以苦寒叠用，且沸汤渍之绞去滓服者，仅得其无形之气，不重其有形之味，虽云攻痞而其用攻之妙，不可思议。

五十二　附子泻心汤

【方剂组成用法】

大黄二两　黄连一两　黄芩一两　附子一枚，炮，去皮，破，别煮取汁

上四味，切三味，以麻沸汤二升渍之，须臾绞去滓，内附子汁，分温再服。

【经典原文汇要】

心下痞，而复恶寒汗出者，附子泻心汤主之。

【临床经验附识】

1. 心下痞，恶寒，出汗者。
2. 大黄黄连泻心汤证或泻心汤证，恶寒，手足冷者。
3. 慢性复发性口腔溃疡或口腔炎（合炙甘草汤）。
4. 心悸，脉浮，而手足厥冷者。
5. 心悸，脉浮，反恶寒者。
6. 面赤，肢冷，寒热错杂者。
7. 泻心汤证，而背中冷、足冷者。
8. 饥则胃痛，得食则痛止者（去大黄）。
9. 嗜睡，寒热错杂者。

【前贤方论撷录】

《医方考》：心下痞，故用三黄以泻痞，恶寒汗出，

故用附子以回阳，无三黄则不能以去痞热，无附子恐三黄益损其阳，热有附子，寒有三黄，寒热并用，斯为有制之兵矣。

五十三　半夏泻心汤

【方剂组成用法】

半夏半升，洗　黄芩　干姜　人参　甘草，炙各三两　黄连一两　大枣十二枚，擘

上七味，以水一斗，煮取六升，去滓，再煎取三升，温服一升，日三服。

【经典原文汇要】

1. 伤寒五六日，呕而发热者，柴胡汤证具，而以他药下之，柴胡证仍在者，复与柴胡汤。此虽已下之，不为逆，必蒸蒸而振，却发热汗出而解。若心下满而硬痛者，此为结胸也，大陷胸汤主之。但满而不痛者，此为痞，柴胡不中与之，宜半夏泻心汤。

2. 呕而肠鸣，心下痞者，半夏泻心汤主之。

【临床经验附识】

1. 心下痞满，或呕吐，或胃脘痛，或口苦，或腹泻，或不能食，或肠鸣，或眩晕，或头沉者……

2. 饮食、汤药下腹，辘辘有声转腹泻者。

3. 口臭，心下痞满者。

4. 肥胖，心下痞满者。

5. 癫痫，而心下痞硬者。

6. 经闭，而心下痞硬者。

7. 心下痞硬，似人参汤之虚寒证，但服人参汤无效者，改用本方。

8. 心下满，按之疼痛，服大柴胡汤不效者。

9. 荨麻疹，而心下痞满，或腹中雷鸣，或下利者。

10. 上呕下泄而肠鸣者。

11. 易饥，心下痞硬者。

12. 习惯性便秘，心下痞满者。

【前贤方论撷录】

《伤寒论疏义》：泻心者泻心下之邪也，泻心虽同而证中具呕则功专涤饮，故以半夏名汤耳。此方姜、夏涤饮以散痞气，芩、连清肃以泻痞热，下后胃气必虚，参、甘、枣所以补其虚而为之斡旋矣，此其人胃气本弱，水液不行，更经误治，胃冷热搏而为心下痞塞。盖证冷热不调，虚实相半，故药亦寒热互用、补泻相因以调停之。

五十四　生姜泻心汤

【方剂组成用法】

生姜四两，切　甘草三两，炙　人参三两　干姜一两　黄芩三两　半夏半升，洗　黄连一两　大枣十二枚，擘

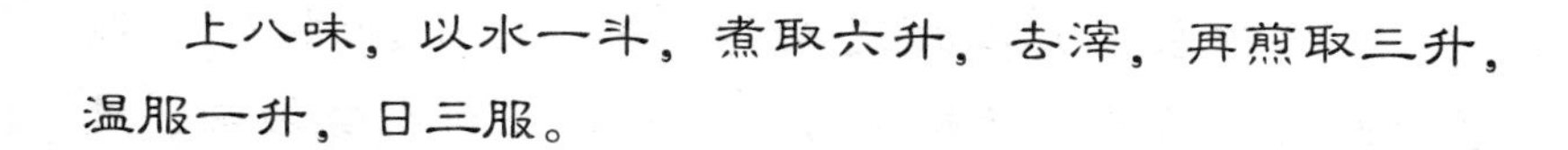
上八味，以水一斗，煮取六升，去滓，再煎取三升，温服一升，日三服。

【经典原文汇要】

伤寒汗出解之后，胃中不和，心下痞硬，干噫食臭，胁下有水气，腹中雷鸣下利者，生姜泻心汤主之。

【临床经验附识】

1. 半夏泻心汤证，干噫食臭者。

2. 半夏泻心汤证，呕吐者。

3. 半夏泻心汤证，口气重者。

【前贤方论撷录】

《订正仲景全书伤寒论注》：名生姜泻心汤者，其义重在散水气之痞也。生姜、半夏散胁下之水气；人参、大枣补中州之土虚；干姜、甘草以温里寒；黄芩、黄连以泻痞热，备乎虚、水、寒、热之治。

五十五　甘草泻心汤

【方剂组成用法】

甘草四两，炙　黄芩三两　干姜三两　半夏半升，洗　大枣十二枚，擘　黄连一两

上六味，以水一斗，煮取六升，去滓，再煎取三升，温服一升，日三服。

注:《伤寒论》本方无人参，据《伤寒论讲义》(高等中医药院校五版教材)考证，本方应有人参为是，且《金匮要略》本方有人参三两。

【经典原文汇要】

1. 伤寒中风，医反下之，其人下利日数十行，谷不化，腹中雷鸣，心下痞硬而满，干呕，心烦不得安。医见心下痞，谓病不尽，复下之，其痞益甚，此非结热，但以胃中虚，客气上逆，故使硬也，甘草泻心汤主之。

2. 狐惑之为病，状如伤寒，默默欲眠，目不得闭，卧起不安，蚀于喉为惑，蚀于阴为狐，不欲饮食，恶闻食臭，其面目乍赤、乍黑、乍白，蚀于上部则声喝(一作嗄)，甘草泻心汤主之。

【临床经验附识】

1. 反复发作性口腔溃疡(合炙甘草汤)。

2. 白塞病(加秦艽)。

3. 下利不止，干呕，心烦者。

4. 寒热错杂证之心下痞满，精神恍惚，苦笑烦乱者。

5. 癫痫，心下痞硬，口苦咽干者(加天麻)。

6. 皮肤病，有渗出液者(合茵陈五苓散)。

7. 外阴溃疡。

8. 慢性口舌炎。

9. 阴囊潮湿，心下痞者。

10. 口苦、尿黄、腹泻或便溏者。

11. 失眠、焦虑、恍惚，心下痞硬者。

12. 甲状腺功能亢进，下利者（合白虎汤）。
13. 声哑，心下痞硬，精神不安者。
14. 顽固的慢性湿疹，有分泌物者。
15. 口臭，肠鸣，下利，精神不安者。
16. 口腔炎、口腔溃疡，心下痞硬，精神不安者。
17. 半夏泻心汤证，而腹中雷鸣、下利者。
18. 半夏泻心汤证，而心烦不安者或失眠者。
19. 梦游，心下痞者。
20. 口腔癌（合四逆汤）。
21. 半夏泻心汤证，而口舌生疮者。
22. 龂齿，心下痞硬者。
23. 舌皲裂，心下痞硬者。

【前贤方论撷录】

《订正仲景全书伤寒论注》：用甘草、大枣之甘，补中之虚，缓中之急；半夏之辛，降逆止呕；芩连之寒，泻阳陷之痞热；干姜之热，散阴凝滞痞寒。缓中降逆，泻痞除烦，寒热并用也。

五十六　赤石脂禹余粮汤

【方剂组成用法】

赤石脂一斤，碎　太一禹余粮一斤，碎

上二味，以水六升，煮取二升，去滓，分温三服。

【经典原文汇要】

伤寒服汤药，下利不止，心下痞硬，服泻心汤已，复以他药下之，利不止，医以理中与之，利益甚。理中者，理中焦，此利在下焦，赤石脂禹余粮汤主之。复不止者，当利其小便。

【临床经验附识】

1. 下利，非阳证，而腹无压痛、抵抗者。

2. 直肠弛缓而下利者。

3. 小儿滑泻。

【前贤方论撷录】

《金镜内台方议》：理中汤乃治中焦之泄也。今此下利，由气下而中虚，下焦滑也。故用之不应，必与赤石脂之涩为君，以固其滑，涩可去脱也。以禹余粮之重镇，固下焦，为臣佐使，重可去怯也。以此二味配合为方者，乃取其固涩以治滑泄也。凡下利以固涩之不止，乃下焦清浊之气不分，固当利小便以分其气也。

五十七　旋覆代赭汤

【方剂组成用法】

旋覆花三两　人参二两　生姜五两　代赭一两　甘草三两，炙　半夏半升，洗　大枣十二枚，擘

上七味，以水一斗，煮取六升，去滓，再煎取三升，温服一升，日三服。

【经典原文汇要】

伤寒发汗，若吐、若下，解后，心下痞硬，噫气不除者，旋覆代赭汤主之。

【临床经验附识】

1. 噫气不除，心下痞硬者。

2. 气上冲，心下痞硬者（如寒证明显者，用吴茱萸汤）。

3. 呕吐，心下痞硬者。

4. 食道癌、胃癌，呕吐，心下满，不能食者（加麝香）。

5. 胃癌、胃穿孔，手术后体弱、心下痞硬、食欲不振、噫气者。

6. 慢性胃炎，其人陷于虚弱状态，噫气不止者。

7. 心下痞硬，噫气，便秘者。

8. 胃癌患者，体力衰弱，便秘者。

9. 心下痞硬、嗳气、反酸、烧心等，经用生姜泻心汤而效不佳者。

10. 生姜泻心汤证，而虚者。

11. 半夏泻心汤证，而有上冲者。

12. 服生姜泻心汤，而胸闷、嗳气不解者。

13. 生姜泻心汤证，而体质较虚弱者。

14. 心下痞满，无咽干口苦，而噫气者。

15. 咳嗽或咳则呕吐面赤，咽不干口不苦，无热证而噫气者。

16. 幽门梗阻（合下瘀血汤）。

17. 小儿吐乳。

18. 生姜泻心汤证，而便秘者。

19. 心下痞，腹皮起如有头足，肠鸣，腹痛，噫气，嘈杂，呕吐，便秘者。

20. 妊娠恶阻，诸药不应者。

21. 气上冲，心下痞硬者（加重方中代赭石剂量）。

22. 气上冲，便秘者（加重方中代赭石剂量）。

23. 呃逆，心下痞硬，干呕，便秘，腹力偏弱者。

24. 心下痞硬，吞酸，嘈杂，嗳气，呕吐，腹虚满而软者。

【前贤方论撷录】

《伤寒贯珠集》：胃气弱而未和，痰气动而上逆也。旋覆花咸温，行水下气；代赭石味苦质重，能坠痰降气；半夏、生姜辛温，人参、大枣、甘草甘温，合而用之，所以和胃气而止虚逆也。

五十八　黄连汤

【方剂组成用法】

黄连三两　甘草三两，炙　干姜三两　桂枝三两，去皮　人参二两　半夏半升，洗　大枣十二枚，擘

上七味，以水一斗，煮取六升，去滓，温服，昼三夜二。

【经典原文汇要】

伤寒，胸中有热，胃中有邪气，腹中痛，欲呕吐者，黄连汤主之。

【临床经验附识】

1. 心下痞硬，胃脘或上腹部疼痛，或呕吐，或腹泻，或痢疾。

2. 呕吐下利，胃脘或上腹疼痛，属寒热错杂证者。

3. 腹痛，呕吐，或下利，舌苔白厚者。

4. 糖尿病，属半表半里寒热错杂证者。

5. 半夏泻心汤证，而有腹痛者。

6. 口角糜烂。

7. 半夏泻心汤证，而有心下至脐上疼痛者。

8. 突然胃部疼痛，呕吐，心下痞硬，气上冲面，或足部发冷者。

9. 半夏泻心汤证，而胃或上腹部疼痛者。

10. 半夏泻心汤证，而头痛者。

11. 腹痛，气上冲，属寒热错杂证者。

12. 心烦，心下痞硬，腹痛者。

【前贤方论撷录】

《伤寒论本旨》：黄连汤，治胃中邪阻呕吐，病在中焦，阴阳格拒，而营气起于中焦，故佐桂枝通营，君黄连之苦寒，干姜之辛热，通阴阳分清浊，然后人参、大枣、甘草、半夏，得以助正气而调和之，因其胸热腹痛，皆由中焦阴阳格拒使然。

五十九　桂枝附子汤

【方剂组成用法】

桂枝四两，去皮　附子三枚，炮，去皮，破　生姜三两，切　大枣十二枚，擘　甘草二两，炙

上五味，以水六升，煮取二升，去滓，分温三服。

【经典原文汇要】

伤寒八九日，风湿相搏，身体疼烦，不能自转侧，不呕，不渴，脉浮虚而涩者，桂枝附子汤主之。

【临床经验附识】

1. 关节疼痛，属表阴寒虚证者。

2. 肢体游走性疼痛，属表阴寒虚证者。

3. 急性风湿病，发热恶寒，属表阴与里阴证夹杂者。

4. 神经痛、风湿病之阴证，属表里证夹杂者。

5. 甘草附子汤证，而表证较显者。

6. 桂枝加附子汤证，而身痛剧者。

7. 本方证，服后身酸者，如无汗加麻黄。

8. 本方证，服后身酸者，如无汗，服汤后啜热稀粥一碗并温覆取微汗。

【前贤方论撷录】

《伤寒发微》：非重用透达肌理之桂枝，不足以疏外

风；非重用善走之附子，不足以行里湿。外加生姜、甘草、大枣以扶脾而畅中，使之由里达表，而风湿解矣。

六十　桂枝附子去桂加白术汤

【方剂组成用法】

附子三枚，炮，去皮，破　白术四两　生姜三两，切　甘草二两，炙　大枣十二枚，擘

上五味，以水六升，煮取二升，去滓，分温三服。初一服，其人身如痹，半日许复服之，三服都尽，其人如冒状，勿怪。此以附子、术并走皮内，逐水气未得除，故使之耳。法当加桂四两，此本一方二法，以大便硬，小便自利，去桂也；以大便不硬，小便不利，当加桂；附子三枚恐多也，虚弱家及产妇，宜减服之。

【经典原文汇要】

伤寒八九日，风湿相搏，身体疼烦，不能自转侧，不呕，不渴，脉浮虚而涩者，桂枝附子汤主之。若其人大便硬，小便自利者，去桂加白术汤主之。

【临床经验附识】

1. 本方合桂枝附子汤和甘草附子汤，治关节疼痛（如风湿性关节炎、类风湿关节炎、肩周炎等）之阴证者。

2. 习惯性便秘，属阴证者（加麻油）。

3. 桂枝附子汤证，便秘、小便自利者。

4. 桂枝附子汤证，而无表证或上冲轻者。

5. 桂枝附子汤证，心下满微痛、小便不利者。

6. 便秘，舌苔白腻、腹力弱或脉微者。

【前贤方论撷录】

《汉方简义》：大便硬、小便自利者，于本汤去旁疏之桂枝，主以直行之白术，且得脾阳醒，而脾阴亦舒，其大便之硬者，有不软而润者乎。

《伤寒论疏义》：此即术附汤，因承上文桂枝附子汤加减，故云去桂加术汤也。此用术者，特驱表湿，以导之于里耳，亦不敢助里之燥热也，盖附、术并力则逐水之功愈矣。故云：附子、术，并走皮内，逐水气是也。

六十一　甘草附子汤

【方剂组成用法】

甘草二两，炙　附子二枚，炮，去皮，破　白术二两　桂枝四两，去皮

上四味，以水六升，煮取三升，去滓，温服一升，日三服。初服得微汗则解。能食，汗止复烦者，将服五合。恐一升多者，宜服六七合为始。

【经典原文汇要】

风湿相搏，骨节疼烦，掣痛不得屈伸，近之则痛剧，汗出短气，小便不利，恶风不欲去衣，或身微肿者，甘草附子汤主之。

【临床经验附识】

1. 关节疼痛，里阴寒虚证，或恶风恶寒，或手足冷，或骨节肿，或拘挛者……

2. 肢体游走性疼痛，属里阴寒虚证者（加木香）。

3. 神经痛、风湿病之阴证，无表证者。

4. 桂枝附子去桂加白术汤证，而小便不利者。

5. 急性风湿病，发热恶寒，属里阴证者。

6. 急性风湿病，关节剧痛者。

7. 风湿病，关节肿胀发红有热感，痛甚，几乎不能屈伸，或恶寒、汗出、发热者。

8. 易感冒而频发喷嚏，项背发冷，鼻水如流，属阴证者。

9. 痿证，属阴证者。

10. 风湿病，关节痛，体质弱，恶寒者。

11. 过敏性鼻炎，背中冷、脉微弱者（加茯苓）。

【前贤方论撷录】

《伤寒论条辨》：甘草益气和中；附子温经散湿；术能胜水燥脾；桂枝祛风固卫，此四物者，所以为风湿相搏之的药也。

六十二　十枣汤

【方剂组成用法】

芫花，熬　甘遂　大戟

上三味等分，分别捣为散，以水一升半，先煮大枣肥者十枚，取八合，去滓，内药末。强人服一钱匕，羸人服半钱，温服之，平旦服。若下少，病不除者，明日更服，加半钱。得快下利后，糜粥自养。

【经典原文汇】

1. 太阳中风，下利、呕逆、表解者，乃可攻之。其人漐漐汗出，发作有时，头痛，心下痞硬满，引胁下痛，干呕短气，汗出不恶寒者，此表解里未和也，十枣汤主之。

2. 脉沉而弦者，悬饮内痛。

3. 病悬饮者，十枣汤主之。

【临床经验附识】

1. 心下硬满，按之疼痛，脉沉弦，或胸膈疼痛，或烧心，或吐酸水，或咳，或腹水者……

2. 胸腔积液、渗出性胸膜炎，或胸闷，或胸痛，或咳喘者……

3. 咳喘，烦躁，胸中痛者。

4. 胸背掣痛，不得息者（多见于胸膜炎、肺炎、胸腔积液等病）。

5. 胸腔积液、腹水、心包积液、水肿等患者，体质较好，属实证者。

6. 颅内压增高而头痛、呕吐、体质强者。

7. 肝硬化腹水，体未大虚者。

8. 水蓄积胁内。

9. 肿瘤，已有胸水或腹水者。

10. 胸水、腹水之实证。

11. 胸腹掣痛，或肩背挛痛，咳嗽引胁下痛者。

12. 心下痞满，其痛引胁下，呼吸困难者。

13. 慢性肾衰竭，水肿严重者。

14. 尿毒症，小便不利者。

15. 腹鼓胀，或水肿，实证者。

16. 本方证，见胸胁苦满或肝硬化者（合小柴胡汤，加丹参）。

17. 水肿，大小便不利，实证者。

18. 肺癌，喘、咳，体质尚可者（加白英）。

19. 久病癖饮，停痰不消，在胸胁上，时头眩痛，苦挛，眼睛、身体、手足指甲尽黄者。

【前贤方论撷录】

《伤寒论疏义》：此水邪充斥为患最猛……非寻常渗泄之品所能治，故选此快峻之剂，以直折之。甘遂、芫花、大戟，皆辛苦气寒利水之至锐者，并举而任之，使沟渠泾隧，无处不达，一举而水患可平矣。大枣十枚乃与大陷胸丸之白蜜同意，且补土气以杀毒势破结，仍是和中不令其有伤于胃，此仲景立方之尽善也。

六十三　瓜蒂散

【方剂组成用法】

瓜蒂一分，熬黄　赤小豆一分

上二味，分别捣筛，为散已，合治之，取一钱匕，以香豉一合，用热汤七合，煮作稀糜，去滓，取汁和散，温顿服之。不吐者，少少加，得快吐乃止。诸亡血虚家，不可与瓜蒂散。

【经典原文汇要】

1. 病如桂枝证，头不痛，项不强，寸脉微浮，胸中痞硬，气上冲喉咽不得息者，此为胸有寒也。当吐之，宜瓜蒂散。

2. 病人手足厥冷，脉乍紧者，邪结在胸中，心下满而烦，饥不能食者，病在胸中，当须吐之，宜瓜蒂散。

3. 宿食在上脘，当吐之，宜瓜蒂散。

【临床经验附识】

1. 胸中痞塞，上冲咽喉，不得息者。

2. 手足冷，心中烦满，饥不能食者。

3. 心中欲吐，又不能吐，手足冷者。

4. 卒中风、狂痫、暴厥、头痛、风眼、痰癖、肩背臂疼痛、胃反等疾病，邪在胸膈者，用之皆效，但腹力弱者不可与之。

5. 暴饮暴食导致的急性胃炎，误服毒物的早期，痰涎涌盛之恶心欲吐，以及精神错乱等有形实邪停滞于胸脘者。

6. 贫血患者不可用此方。

7. 体虚弱者慎用此方。

8. 各种疾病，胸膈有病毒物结窒，时上迫，而腹部坚实，脉沉数者。

9. 黄疸，以此散末吹入鼻中取出黄水自愈。

10. 面部水肿，以此散末吹入鼻中取出水自愈。

11. 卒中痰迷，涎潮壅盛者。

12. 癫痫，痰壅者。

13. 狂证，痰壅者。

14. 咽喉不得息，及食填胃脘，欲吐不出者。

15. 吹鼻，治鼻中息肉。

16. 吹鼻，治鼻不闻香臭（加麝香、细辛）。

17. 哮喘，胸中痰壅欲吐不出者。

18. 胸中痞硬而痛，或疼喘气急，或发狂，或癫痫，温温欲吐者。

19. 胸中痞胀，烦闷，温温欲吐者。

20. 伤寒汗出不已，胸中满滞欲令吐者。

21. 急性热病或杂病，胸膈满闷，心烦喜呕，欲吐不吐，虽吐而不得大吐，腹不满，欲饮不能饮，欲食不能食者。

【前贤方论撷录】

《伤寒附翼》：涌泄之峻剂，治邪结于胸中者也。胸中为清虚之腑，三阳所受气，营卫所由行。寒邪凝结于此，胃气不得上升，内热不得外达，以致痞硬。其气上冲咽喉不得息者，此寒格于上也。寸脉微浮，寒束于外也，此寒不在营卫，非汗法所能治。因得酸苦涌泄之品，因而越之，上焦得通，中气得达，胸中之阳气复，肺气治节行，痞硬可得而消也。

《汉方简义》：此胸有寒者，胸之位为最高，高者因而越之，故曰当吐之。方用苦寒之瓜蒂，能令胃系急，而不下者，以致其吐。以赤小豆之甘酸，能令入阴之火，拔而出之，附寒之水，宣而发之，以助其吐。更以豆豉之苦寒，煮汁和散者，因豆本质重，蒸而为豉，则变重为轻，能上行而善发上焦之郁结也。

六十四　白虎汤

【方剂组成用法】

知母六两　石膏一斤，碎　甘草二两，炙　粳米六合

上四味，以水一斗，煮米熟汤成，去滓。温服一升，日三服。

【经典原文汇要】

1. 伤寒脉浮滑，此以表有热，里有寒，白虎汤主之。

2. 三阳合病，腹满，身重，难以转侧，口不仁，面垢，谵语，遗尿。发汗则谵语；下之则额上生汗，手足逆冷。若自汗出者，白虎汤主之。

3. 伤寒脉滑而厥者，里有热，白虎汤主之。

4. 伤寒脉浮，发热，无汗，其表不解，不可与白虎汤。

【临床经验附识】

1. 脉滑盛，发热，皮肤灼热，烦躁，渴，或腹满，或自汗，或湿疹，或咳，或喘，或多食，或皮疹，或皮炎者……

2. 阳证眩晕者（加黄连）。

3. 高热，脉滑数，见阳明病里热实证而当下者（用本方加大黄和大剂量麦冬、生地黄）。

4. 高热，无表证而属里热盛者，用大剂量本方加大剂量麦冬和生地黄，日进数剂，频频服之。

5. 手足厥冷，或恶寒，而汗出、谵语、脉滑者。

6. 手足冷，而胸腹热甚者。

7. 高热，舌绛而干者（加大剂量生地黄）。

8. 胸腹热剧，或渴或狂（加黄连）。

9. 烦渴引饮，或狂，或失眠，或眼目热痛、赤脉怒张，或头痛（俱加黄连）。

10. 身体冷，脉滑者。

11. 牙龈炎、齿槽脓漏，口渴，属里热证者。

12. 身热，恶热，烦热，脉浮滑数或洪大，口中干燥，口渴，触其皮肤有灼热感者。

13. 眼热痛，阳证者（合葛根芩连汤）。

14. 承气汤证，而脉滑数者（加大黄、麦门冬、生地黄）。

15. 霍乱，里热证。

16. 心下一寸间疮疾红肿痛甚，属里热证者。

17. 牙龈红肿，痛甚饮冷者（加细辛）。

18. 两乳红肿痛甚，属里热证者（加蒲公英）。

19. 便秘，舌苔黄黑或绛，口舌干燥，腹无按痛者。

20. 儿童遗尿，脉滑，属里热证者。

21. 易饥，烦渴者（加麦门冬、生地黄）。

【前贤方论撷录】

《伤寒悬解》：白虎汤，石膏清金而退热，知母润燥而泄火，甘草、粳米补中而化气，生津而解渴也。胃阳素盛之人，阴虚火旺，一被感伤，经热内蒸，津液消烁，则成阳明下证，而胃火未盛，肺津先伤，是以一见渴证，先以白虎凉金泻热，滋水涤烦，膈热肃清，则不至入胃，而致烦热亡阴之害矣。

六十五　白虎加人参汤

【方剂组成用法】

知母六两　石膏一斤，碎　甘草，炙二两　粳米六合　人参三两

上五味，以水一斗，煮米熟汤成，去滓，温服一升，日三服。

【经典原文汇要】

1. 服桂枝汤，大汗出后，大烦渴不解，脉洪大者，白虎加人参汤主之。

2. 伤寒若吐若下后，七八日不解，热结在里，表里俱热，时时恶风，大渴，舌上干燥而烦，欲饮水数升者，白虎加人参汤主之。

3. 伤寒无大热，口燥渴，心烦，背微恶寒者，白虎加人参汤主之。

4. 伤寒脉浮，发热，无汗，其表不解，不可与白虎汤。渴欲饮水，无表证者，白虎加人参汤主之。

5. 若渴欲饮水，口干舌燥者，白虎加人参汤主之。

6. 太阳中热者，暍是也。汗出恶寒，身热而渴，白虎加人参汤主之。

【临床经验附识】

1. 白虎汤证，而口渴不已，喝水不已，口舌干燥严重者，或

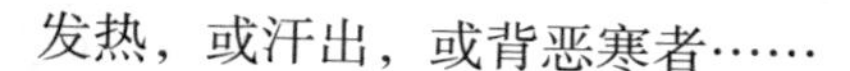

发热，或汗出，或背恶寒者……

2. 心下痞硬，烦渴，口干者。

3. 大烦渴，舌苔干燥，或发热，或汗出，或恶风，或背微恶寒，或上吐下泻，或咳，或喘，或多饮多尿者……

4. 高热，脉虚数无度，口渴者。

5. 再生障碍性贫血伴高热、鼻衄、牙龈出血之阳证（加蝉蜕、僵蚕、大黄）。

6. 消渴，脉洪数，或心下痞硬，或夜间肢体烦热尤甚，或肌肉日渐消烁者……

7. 糖尿病、甲状腺功能亢进、肥胖等疾病，见烦渴甚、易饥或汗出等症者（加黄连）。

8. 尿崩症，口干舌燥者。

9. 糖尿病、尿崩症，口渴、多尿者。

10. 中暑、中热、烧烫伤等脉洪大、口渴严重者。

11. 湿疹，有热感，咽干口渴者。

12. 白虎汤证，而心下痞硬者。

13. 白虎汤证，而脉数者。

14. 承气汤证，而脉虚数者（加大黄、麦门冬、生地黄）。

15. 承气汤证，而脉实数者（加大黄、麦门冬、生地黄）。

16. 承气汤证，脉滑数，而大烦渴者（加大黄、麦门冬、生地黄）。

17. 遗尿，烦渴多饮者。

18. 舌干且燥者。

19. 皮肤病，脉有力，咽干，口渴，汗出者。

20. 皮肤病，患部发赤充血、干燥，伴烦渴者。

21. 易饥烦渴，口干舌燥者。

22. 羸瘦，烦渴者。

23. 自汗、盗汗，烦渴，脉洪大者。

24. 产褥发热，口渴，烦躁，舌质红绛而燥，脉洪数者（加黄连、黄柏、黄芩、栀子）。

25. 精神分裂症、躁狂症，恶热，烦渴，脉洪大者。

26. 里热实证服承气汤攻下后，脉浮而微数，身发热或微热者。

【前贤方论撷录】

《伤寒论章句》：白虎加人参汤，解热清燥，补虚救液之方也。

六十六　猪苓汤

【方剂组成用法】

猪苓，去皮　茯苓　泽泻　阿胶　滑石，碎各一两

上五味，以水四升，先煮四味，取二升，去滓，内阿胶烊消，温服七合，日三服。

【经典原文汇要】

1. 若脉浮，发热，渴欲饮水，小便不利者，猪苓汤主之。

2. 阳明病，汗出多而渴者，不可与猪苓汤，以汗多胃中燥，猪苓汤复利其小便故也。

3. 少阴病，下利六七日，咳而呕，渴，心烦不得眠者，猪苓汤主之。

【临床经验附识】

1. 面目水肿（合越婢加术汤），或腰以下水肿，气息如常，属阳证者。

2. 脉浮，小便不利，或淋痛，渴，或发热，或心神不安，或下腹胀满，或尿脓，或尿血者……

3. 泌尿系结石之阳证者（加海金沙、金钱草）。

4. 泌尿系感染（如膀胱炎、前列腺炎、尿路感染等）之阳证者（加黄芩、黄连、黄柏）。

5. 本方证，尿路刺激症状严重者，咽喉肿痛者（俱加黄连、黄柏、黄芩、栀子）。

6. 下腹膨满，小便不利，属阳证者。

7. 口渴，小便艰涩者。

8. 小便不利，排尿痛，口渴者。

9. 黄连阿胶汤证，而小便不利者。

10. 渴而小便不利，便脓血者。

11. 渴而小便不利，尿脓血者。

12. 尿意频数，排尿刺痛，或排尿后疼痛者。

13. 八味丸证之小便不利，服八味丸出现食欲不振，或腹泻者。

14. 五苓散证，而心烦不得眠者。

15. 尿路结石下移引起疼痛者（合芍药甘草汤）。

16. 便秘，渴而小便不利尿痛者。

17. 发热，或恶寒，渴而小便淋痛者。

18. 心烦，或失眠，渴而小便不利者。

19. 腰痛，渴而小便淋痛者。

20. 腹股沟淋巴结炎，渴而小便淋痛者。

21. 舌苔黄腻水滑，渴而小便不利者。

22. 小便赤少，少腹满，时足胫肿者（随证合栀子柏皮汤或桃核承气汤或大黄牡丹汤）。

23. 小便赤少，溺血，少腹迫满而痛，腰如折，耳鸣者（随证合栀子柏皮汤，或桃核承气汤，或大黄牡丹汤）。

24. 甲亢，舌苔腻者。

25. 小便不利，或尿路刺激症状严重，或发热，或咽痛，或头痛，或头重，或肢酸乏力，而下腹压痛、抵抗者（合桃核承气汤）。

26. 尿急尿频，或小便如白膏，属里热虚证者。

27. 尿闭（合桃核承气汤）。

【前贤方论撷录】

《伤寒论章句》：猪苓汤，滋阴养液，通利小便之方也。

《经方方论荟要》：猪苓、茯苓，淡渗利水；泽泻甘寒，渗湿利水泄热；更以滑石利窍清热，以通水道；阿胶甘平，滋阴润燥，育阴生津。五味合用，共奏利水育阴清热之功。

六十七　调胃承气汤

【方剂组成用法】

甘草二两，炙　芒硝半升　大黄四两，去皮，清酒洗

上三味，以水三升，煮取一升，去滓，内芒硝，更上火微煮令沸，少少温服之。

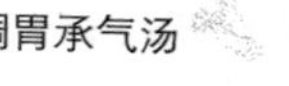

【经典原文汇要】

1. 伤寒脉浮，自汗出，小便数，心烦，微恶寒，脚挛急，反与桂枝，欲攻其表，此误也。……若胃气不和，谵语者，少与调胃承气汤。

2. 发汗后，恶寒者，虚故也。不恶寒，但热者，实也，当和胃气，与调胃承气汤。

3. 太阳病未解，脉阴阳俱停，必先振栗，汗出而解。但阳脉微者，先汗出而解；但阴脉微者，下之而解。若欲下之，宜调胃承气汤。

4. 伤寒十三日，过经，谵语者，以有热也，当以汤下之。若小便利者，大便当硬，而反下利、脉调和者，知医以丸药下之，非其治也。若自下利者，脉当微厥，今反和者，此为内实也，调胃承气汤主之。

5. 太阳病，过经十余日，心下温温欲吐，而胸中痛，大便反溏，腹微满，郁郁微烦，先此时自极吐下者，与调胃承气汤。若不尔者，不可与。但欲呕，胸中痛，微溏者，此非柴胡汤证，以呕故知极吐下也。

6. 阳明病，不吐，不下，心烦者，可与调胃承气汤。

7. 太阳病三日，发汗不解，蒸蒸发热者，属胃也。调胃承气汤主之。

8. 伤寒吐后，腹胀满者，与调胃承气汤。

【临床经验附识】

1. 牙痛、牙龈肿痛、口臭等，便秘者。

2. 少儿流口水，口渴喜冷饮者。

3. 食物中毒、肠套叠等，出现欲吐不吐、欲泄不泄，心烦难耐者。

4. 发热，汗出，不恶寒，口干思冷饮，便难，或头痛者（若腹满拒按，用大承气汤）。

5. 本方证之发热，用本方合大柴胡汤或小柴胡汤加石膏的机会较多。

6. 阳明病大便秘结之实证，当与大承气汤，如其人体虚津燥者，则宜本方（或小承气汤）加麦门冬、生地黄。

7. 吐后，腹胀满，实证者（虚证用厚朴生姜半夏甘草人参汤）。

8. 皮肤病内攻，大热谵语，烦躁闷乱，舌上燥裂，不大便，或下利者。

9. 发汗后表解，恶热不恶寒者。

10. 眼病红肿疼痛，腹满，便秘，属里热实证者。

11. 因食物中毒引起的荨麻疹。

12. 习惯性便秘，属实热证者。

13. 肛裂，属阳证者（加麦门冬、生地黄、黄芩）。

14. 痔疮，属阳证者（加麦门冬、生地黄、升麻）。

15. 腹坚而不满者。

16. 湿疹，便秘，腹证似大承气汤证而腹力弱于大承气汤证者。

17. 高热，不恶寒，便秘，呕吐者。

18. 发热，恶热，全身汗出者。

19. 但发热而不恶寒者。

20. 大便二三旬不行，时时作呕，饮食不进，属里热实证者。

【前贤方论撷录】

《伤寒附翼》：今气之不承，由胃家之热实，必用硝黄以濡胃家之糟粕，而气得以下，同甘草以生胃家之津液，而气得以上。推陈之中，便寓致新之义，一攻一补，调胃之法备矣。胃调则诸气皆顺，故亦得以承气名之。

六十八　小承气汤

【方剂组成用法】

大黄四两，酒洗　厚朴二两，炙，去皮　枳实三枚，大者，炙

上三味，以水四升，煮取一升二合，去滓，分温二服。初服汤当更衣，不尔者尽饮之。若更衣者，勿服之。

【经典原文汇要】

1. 阳明病，脉迟，虽汗出不恶寒者，其身必重，短气，腹满而喘，有潮热者，此外欲解，可攻里也……若腹大满不通者，可与小承气汤，微和胃气，勿令致大泻下。

2. 阳明病……若不大便六七日，恐有燥屎，欲知之法，少于小承气汤，汤入腹中，转矢气者，此有燥屎也，乃可攻之。若不转矢气者，此但初头硬，后必溏，不可攻之，攻之必胀满不能食也。欲饮水者，与水则哕。其后发热者，必大便复硬而少也，以小承气汤和之……

3. 阳明病，其人多汗，以津液外出，胃中燥，大便必硬，硬则谵语，小承气汤主之。若一服，谵语止者，更莫复服。

4. 阳明病，谵语，发潮热，脉滑而疾者，小承气汤主之。因与承气汤一升，腹中转气者，更服一升；若不转气者，勿更与之。明日又不大便，脉反微涩者，里虚也，为难治，不可更与承气汤也。

5. 下利谵语者，有燥屎也，宜小承气汤。

6. 太阳病，若吐、若下、若发汗后，微烦，小便数，大便因硬者，与小承气汤，和之愈。

7. 得病二三日，脉弱，无太阳柴胡证，烦躁，心下硬。至四五日，虽能食，以小承气汤，少少与，微和之，令小安。至六日，与承气汤一升……

8. 下利谵语者，有燥屎也，小承气汤主之。

【临床经验附识】

1. 腹满、便秘之阳证，而非大承气汤证之腹满拒按者。

2. 高热，大便初硬后溏，不可用大承气汤攻下，但是又属里热实证者。

3. 里热实证，下利谵语者。

4. 有大承气汤之腹状而不坚者。

5. 汗出、大便坚而谵语者。

6. 大承气汤证，服汤攻下后，复发热、便结者。

7. 扁桃体炎或咽喉炎，红肿或疼痛，属阳明病里热实证者。

8. 荨麻疹，属阳明病里热实证者。

9. 痉挛性斜颈，属阳明病里热实证者。

10. 手足振颤，属阳明病里热实证者。

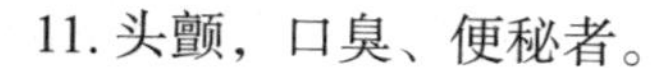
11. 头颤，口臭、便秘者。

【前贤方论撷录】

《伤寒溯源集》：小承气者，即大承气而小其制也。大邪大热之实于胃者，以大承气汤下之，邪热轻者，及无大热，但胃中津液干燥而大便难者，以小承气微利之，以和其胃气，胃和则止，非大攻大下之快剂也。以无大坚实，故于大承气中去芒硝。又以邪气未大结满，故减厚朴、枳实也。

六十九　大承气汤

【方剂组成用法】

大黄四两，酒洗　厚朴半斤，炙，去皮　枳实五枚，炙　芒硝二合

上四味，以水一斗，先煮二物，取五升，去滓，内大黄，更煮取二升，去滓，内芒硝，更上微火一二沸，分温再服。得下，余勿服。

【经典原文汇要】

1. 阳明病，脉迟，虽汗出不恶寒者，其身必重，短气，腹满而喘，有潮热者，此外欲解，可攻里也。手足濈然汗出者，此大便已硬也，大承气汤主之……

2. 阳明病，潮热，大便微硬者，可与大承气汤；不硬者，不可与之。

3. 伤寒若吐、若下后，不解，不大便五六日，上至十余日，日晡所发潮热，不恶寒，独语如见鬼状。若剧者，发则不识人，循衣摸床，惕而不安，微喘直视，脉弦者生，涩者死。微者，但发热谵语者，大承气汤主之。若一服利，则止后服。

4. 阳明病，谵语，有潮热，反不能食者，胃中必有燥屎五六枚也。若能食者，但硬耳，宜大承气汤下之。

5. 汗出谵语者，以有燥屎在胃中，此为风也。须下者，过经乃可下之。下之若早，语言必乱，以表虚里实故也。下之愈，宜大承气汤。

6. 二阳并病，太阳证罢，但发潮热，手足漐漐汗出，大便难而谵语者，下之则愈，宜大承气汤。

7. 阳明病，下之，心中懊侬而烦，胃中有燥屎者，可攻。腹微满，初头硬，后必溏，不可攻之。若有燥屎者，宜大承气汤。

8. 病人烦热，汗出则解，又如疟状，日晡所发热者，属阳明也。脉实者，宜下之；脉浮虚者，宜发汗。下之与大承气汤，发汗宜桂枝汤。

9. 大下后，六七日不大便，烦不解，腹满痛者，此有燥屎也。所以然者，本有宿食故也，宜大承气汤。

10. 病人小便不利，大便乍难乍易，时有微热，喘冒不能卧者，有燥屎也。宜大承气汤。

11. 得病二三日，脉弱，无太阳柴胡证，烦躁，心下硬……若不大便六七日，小便少者，虽不受食，但初头硬，后必溏，未定成硬，攻之必溏，须小便利，屎定硬，乃可攻之，宜大承气汤。

12. 伤寒六七日，目中不了了，睛不和，无表里证，大便难，身微热者，此为实也。急下之，宜大承气汤。

13. 阳明病，发热，汗多者，急下之，宜大承气汤。

14. 发汗不解，腹满痛者，急下之，宜大承气汤。

15. 腹满不减，减不足言，当下之，宜大承气汤。

16. 脉滑而数者，有宿食也，当下之，宜大承气汤。

17. 少阴病，得之二三日，口燥，咽干者，急下之，宜大承气汤。

18. 少阴病，自利清水，色纯青，心下必痛，口干燥者，可下之，宜大承气汤。

19. 少阴病，六七日，腹胀，不大便者，急下之，宜大承气汤。

20. 痉为病，胸满，口噤，卧不着席，脚挛急，必龂齿，可与大承气汤。

21. 腹满不减，减不足言，当须下之，宜大承气汤。

22. 问曰：人病有宿食，何以别之？师曰：寸口脉浮而大，按之反涩，尺中亦微而涩，故知有宿食，大承气汤主之。

23. 脉数而滑者，实也，此有宿食，下之愈，宜大承气汤。

24. 下利不欲食者，有宿食也，当下之，宜大承气汤。

25. 下利三部脉皆平，按之心下坚者，急下之，宜大承气汤。

26. 下利脉迟而滑者，实也，利去欲止，急下之，宜大承气汤。

27. 下利脉反滑者，当有所去，下乃愈，宜大承气汤。

28. 下利已差，至其年月日时复发者，以病不尽故也，当下之，宜大承气汤。

29. 病解能食，七八日更发热者，此为胃实，大承气汤主之。

30. 产后七八日，无太阳证，少腹坚痛，此恶露不尽。不大便，烦躁发热，切脉微实，再倍发热，日晡时烦躁者，不食，食则谵语，至夜即愈，宜大承气汤主之。热在里，结在膀胱也。

【临床经验附识】

1. 腹满，按之疼痛，腹充实，脉有力，或便秘，或不能食，或发热不恶寒，或心中懊侬而烦，或喘，或头痛，或眩晕，或呃逆，或痉，或痢疾，或狂，或谵语，或烦躁，或下肢痛等，其舌苔或黄或黑或正常者。

2. 有的患者腹壁虽薄软，但按之里则坚痛，便秘者。

3. 阳明病，发潮热，脉迟，汗出，不恶寒，手足濈然而汗出者。

4. 不大便，发潮热而谵语者。

5. 发潮热，手足汗出，便秘而谵语者。

6. 阙上痛，脉有力者。

7. 腹满而喘，大小便不通，一身面目水肿者。

8. 目中不了了，睛不和，大便硬者。

9. 自利清水，心下痛，口干燥者。

10. 胸满口噤，卧不着席，脚挛急，咬牙者。

11. 腹大满，二便不通，或谵语，口干咽燥者。

12. 痢疾，谵语，或腹满痛而不能食者。

13. 狂，昼夜不眠，胸腹满，大便不通者。

14. 暴发火眼（急性角膜炎等），属里热实证者。

15. 目中不了了，睛不和（视物模糊，视力不佳），虽无大承气汤证的腹证，但只要属于里热实证者皆可用本方（如脉见沉实等）。

16. 腹中有燥屎，按之累累如卵石，口干舌燥者。

17. 各种疾病，有以脐为中心的充实性膨满而按之抵抗者。

18. 精神分裂症、躁狂症，腹满按之疼痛、充实抵抗者。

19. 经闭，腹满有力，便秘者。

20. 食物中毒引起的荨麻疹，腹满者。

21. 湿疹，腹满按之坚痛者。

22. 腹部充实隆起，按之抵抗或压痛者。

23. 热毒发斑出血（加黄连、黄柏、黄芩、栀子）。

24. 皮质醇增高症（据大便情况增减芒硝和大黄用量）。

25. 发痉撮空，神昏笑妄，舌苔干黄起刺或转黑色，大便不通者。

26. 咳嗽声如洪钟，腹满按痛者。

27. 头晕昏乱，腹满按痛者。

28. 治热结旁流者，即温邪在里，粪便结恋不下，只能于粪便旁流出臭水，全无粪，攻下结粪则利止。

29. 本方证，而舌干燥者（合白虎加人参汤）。

30. 燥屎便干者。

31. 舌苔黑，舌质干燥者。

32. 心胸懊侬，腹满，便秘者。

33. 身体瘦弱，腹壁菲薄，但按其腹内部坚硬疼痛抵抗者。

34. 邪热不除，大腑闭结，腹中大满实，汗出而喘，时神昏不识人者。

35. 遗尿，属阳明病里热实证者。

36. 眼结膜发暗无光，黑白矇眬，属里热实证者。

37. 舌干燥，或短缩，或弯卷不能伸出，或坚硬，属里热实证者。

38. 舌干燥，或短缩，或弯卷，或坚硬，手足逆冷，脉微细者（加人参、制附子）。

39. 舌生芒刺、干燥，属里热实证者。

40. 舌皲裂、干燥，属里热实证者。

41. 唇干燥，属里热实证者。

42. 舌苔焦黑，触之觉坚硬者。

43. 壮热，目眩，舌色焦黑，手足骚动，不言不语，听觉障碍，按腹而面呈痛苦表情者。

44. 唇干燥，舌苔厚黑干燥，牙龈暗黑干燥，按腹而面呈痛苦表情者。

45. 大便失禁，意识障碍，甚则呈昏迷状，属里热实证者。

46. 烦渴引饮，腹满按之痛者（合白虎加人参汤）。

【前贤方论撷录】

《伤寒贯珠集》：承气，顺也，顺而承者，地之道也。故天居地上，而常卑而下行，地处天下，而常顺承乎天。人之脾胃，犹地之上也。乃邪热入之，与糟粕结，于是燥而不润，刚而不柔，滞而不行，而失其地之道矣，岂复能承天之气哉？大黄、芒硝、枳、朴之属，涤荡脾胃，使糟粕一行，则热邪毕出，地道即平，天气乃降，清宁复旧矣。曰大、曰小、曰调胃，则各因其制而异名耳。盖以硝、黄之润下，而益以枳、朴之推逐，则其力颇猛，故曰大。其无芒硝，而但有枳、朴者，则下趋之势缓，故曰下。其去枳、朴之苦辛，而加甘草之甘缓，则其力尤缓，但取和调胃气，使归于平而已，故曰调胃。

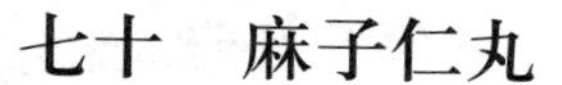

七十　麻子仁丸

【方剂组成用法】

麻子仁二升　芍药半斤　枳实半斤，炙　大黄一斤，去皮　厚朴一尺，炙，去皮　杏仁一升，去皮尖，熬，别作脂

上六味，蜜和丸，如梧桐子大。饮服十丸，日三服。渐加，以知为度。

【经典原文汇要】

1. 趺阳脉浮而涩，浮则胃气强，涩则小便数，浮涩相搏，大便则硬，其脾为约，麻子仁丸主之。

2. 趺阳脉浮而涩，浮则胃气强，涩则小便数，浮涩相搏，大便则坚，其脾为约，麻子仁丸主之。

【临床经验附识】

1. 习惯性便秘，属阳证者。

2. 便秘之阳证，不宜用承气汤攻下者。

3. 习惯性便秘，体液枯乏者。

4. 承气汤证，而小便数者。

【前贤方论撷录】

《经方方论荟要》：本方即小承气汤加麻仁、杏仁、芍药而成。为治疗胃中有热，脾阴不足，津液不得运

化，肠燥而大便难之方剂。麻仁甘润，润肠滋燥，以疏导大肠；杏仁甘平，降肺气，润肠通便；芍药味酸微寒，敛津液养血和阴；更以枳、朴理气散结，大黄泻热荡实，推陈致新，共奏润下通便之功。丸者，缓也，以缓泻而不伤正，使胃燥去，脾阴行，大便得通。

七十一　蜜煎导方

【方剂组成用法】

食蜜七合

上一味，于铜器内，微火煎，当须凝如饴状，搅之勿令焦着。欲可丸，并手捻作挺，令头锐，大如指，长二寸许。当热时急作，冷则硬。以内谷道中，以手急抱，欲大便时乃去之。

【经典原文汇要】

阳明病，自汗出，若发汗，小便自利者，此为津液内竭，虽硬不可攻之，当须自欲大便，宜蜜煎导而通之……

【临床经验附识】

1. 大便不下，属里虚证者。

2. 急性热病，热气炽盛，汗出多，小便正常，津液耗竭，便硬不通者。

3. 诸病，大便不通，呕吐，药汁不入者。

4. 老人血燥，便秘，小腹满痛者。

5. 大便硬，汗出，小便多者。

6. 习惯性便秘，体质虚弱者。

【前贤方论撷录】

《金镜内台方议》：大便不通者，必用下之，有下之而不得通者，有津液内竭，肠胃干燥，大便因硬，不可通者，此非结热也，故立是法用之。

《伤寒略集》：凡多汗伤津，或屡汗不解，或尺中脉迟弱，元气素虚人，便欲下而不能出者，并宜导法。

七十二　土瓜根方

【方剂组成用法】

原书缺。

按：《外台》引《古今录验》云：疗大小便不通方，取生土瓜根，取汁，以水解之，于筒中吹内下部，立通。

【经典原文汇要】

阳明病，自汗出，若发汗，小便自利者，此为津液内竭，虽硬不可攻之，当须自欲大便，以蜜煎导而通之，若土瓜根及大猪胆汁，皆可为导。

【临床经验附识】

1. 大便不下，属里热虚证而不可攻下者。

2. 急性热病，热气炽盛，汗出多，小便正常，津液耗竭，便硬不通者。

3. 诸病，大便不通，呕吐，药汁不入者。

4. 外涂疗痤疮、面黑面疮。

【前贤方论撷录】

《绛雪园古方选注》：蜜煎外导者，胃无实邪，津液枯涸，气道结涩，燥矢不下，乃用蜜煎导之。虽曰外润魄门，实导引大肠之气下行也，故曰土瓜根亦可为导。

七十三　猪胆汁方

【方剂组成用法】

大猪胆一枚，泻汁，和少许法醋。以灌谷道内，如一食顷，当大便出宿食恶物，甚效。

【经典原文汇要】

阳明病，自汗出，若发汗，小便自利者，此为津液内竭，虽硬不可攻之，当须自欲大便，以蜜煎导而通之，若土瓜根及大猪胆汁，皆可为导。

【临床经验附识】

1. 大便不下，津液内竭而不可攻下者。

2. 急性热病，热气炽盛，汗出多，小便正常，津液耗竭，便硬不通者。

3. 诸病，大便不通，呕吐，药汁不入者。

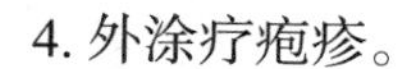
4. 外涂疗疱疹。

【前贤方论撷录】

《绛雪园古方选注》：猪胆导者，热结于下，肠满胃虚，承气等汤恐重伤胃气，乃用猪胆之寒，苦酒之酸，收引上入肠中，非但导去有形之垢，并能涤尽无形之热。

七十四　茵陈蒿汤

【方剂组成用法】

茵陈蒿六两　栀子十四枚，擘　大黄二两，去皮

上三味，以水一斗二升，先煮茵陈，减六升，内二味，煮取三升，去滓，分三服。小便当利，尿如皂荚汁状，色正赤，一宿腹减，黄从小便去也。

【经典原文汇要】

1. 阳明病，发热汗出者，此为热越，不能发黄也。但头汗出，身无汗，剂颈而还，小便不利，渴引水浆者，此为瘀热在里，身必发黄，茵陈汤主之。

2. 伤寒七八日，身黄如橘子色，小便不利，腹微满者，茵陈蒿汤主之。

3. 谷疸之为病，寒热不食，食即头眩，心胸不安，久久发黄，为谷疸，茵陈蒿汤主之。

【临床经验附识】

1. 心胸烦闷不安，上腹部微满，腹满，口渴，便秘，脉多数情况下紧，或小便不利，或头部出汗，或发黄，或皮肤瘙痒，或皮疹，或口苦，或头眩者……

2. 舌苔黑，湿热证。

3. 传染性肝炎所伴发的荨麻疹或皮肤瘙痒症，属阳证者。

4. 黄疸，小便不利，渴，便秘者。

5. 黄疸，小便不利，腹微满，属实热证者（非实热证则用茵陈五苓散）。

6. 复发性口腔溃疡，心中懊憹，里湿热盛者。

7. 下腹膨满，小便不利，黄疸，属阳证者。

8. 急慢性肝炎，心中懊憹，恶心，便秘者。

9. 茵陈五苓散证，便秘者。

10. 颈以上多汗，属里热证者。

11. 荨麻疹，心胸苦闷不安，失眠者。

12. 头痛之里热证者。

13. 头痛、眩晕，内有郁热者。

14. 便秘，口渴，颈部以上易出汗者。

15. 一身发黄，大便难，属湿热证者。

16. 一身发黄，小便不利，胸膈烦者。

17. 但头汗出，属实热证者。

18. 痤疮，皮肤瘙痒，舌质红，苔黄腻，脉滑数者。

19. 目赤，属阳证者（合葛根芩连汤）。

【前贤方论撷录】

《伤寒摘粹》：发黄乃湿热内郁，故用茵陈利水而除

湿；栀子、大黄泄热而荡瘀也。

《伤寒方经解》：瘀热在里，茵陈蒿汤主之，夫里者，胃中也。瘀者，郁热挟湿也。茵陈蒿主风湿寒热邪气热结，苦平袪湿，苦微寒袪热也；栀子苦寒，主胃中热气降热也；大黄苦寒，主荡涤肠胃荡瘀也，小便当利，能存胃液也。

七十五　栀子柏皮汤

【方剂组成用法】

肥栀子十五个，擘　甘草一两，炙　黄柏二两

上三味，以水四升，煮取一升半，去滓，分温再服。

【经典原文汇要】

伤寒，身黄，发热，栀子柏皮汤主之。

【临床经验附识】

1. 黄疸，发热者。
2. 黄疸，心烦者。
3. 身黄，发热，属里热证而非里热实当下之证者。
4. 肛周发痒，属热证者。
5. 面上红斑，热痒感，属热证者（加大黄）。
6. 目赤热痛者，外洗。
7. 眼睑糜烂痒痛者，外洗（加少量枯矾）。
8. 黄疸，发热，心中烦者。

9. 尿道炎、膀胱炎，属阳证者（合猪苓汤）。

10. 栀子汤证，而有黄疸者。

11. 色素沉着、面上黑褐斑点有热感和痒，属热证者。

12. 烦闷干呕，口燥呻吟，谵语不得卧者（加黄连、黄芩）。

13. 热盛，烦呕，呻吟，谵语，不得眠者（加黄连、黄芩）。

14. 谵语，属大承气汤证，攻下后，依然谵语者（加黄连、黄芩）。

15. 热盛谵语，腹无压痛抵抗者（加黄连、黄芩）。

16. 妊娠及产后痢疾，属热证者（加黄连）。

【前贤方论撷录】

《伤寒论类方汇参》：此内热蒸腾，湿热发外。为制清热和中之清方也。

《汉方简义》：仅曰伤寒身黄、发热，所以别瘀热在里，与小便不利、腹微胀之身黄也，故方用苦寒之栀子，以清胃中之热气者为君，佐以主治五脏肠胃中结热及黄疸之柏皮，更以甘平之甘草，使其引入胃中，只以三味成方者，取其清肃而畅达之可耳。于此，见此汤之于身黄，是畅之，而非泻之；于发热，是化之，而非折之也。

七十六　麻黄连轺赤小豆汤

【方剂组成用法】

麻黄二两，去皮　连轺二两，连翘根是　杏仁四十

个，去皮尖　赤小豆一升　大枣十二枚，擘　生梓白皮一升，切　生姜二两，切　甘草二两，炙

上八味，以潦水一斗，先煮麻黄再沸，去上沫，内诸药，煮取三升，去滓，分温三服，半日服尽。

【经典原文汇要】

伤寒，瘀热在里，身必黄，麻黄连轺赤小豆汤主之。

【临床经验附识】

1. 黄疸，有表证，发热恶寒，头项强痛，无汗者。
2. 皮肤病内攻，身痒，发热，喘咳，水肿者。
3. 肝萎缩之黄疸，热证者。
4. 发热，无汗，身黄，小便不利，或水肿，或咳喘者。
5. 荨麻疹，水肿，尿少，引起皮肤性肾炎者。

【前贤方论撷录】

《伤寒附翼》：夫麻黄一方，与桂枝合半，则小发汗，加石膏、姜、枣，即于发表中清火而除烦躁；去桂枝之辛热，加石膏之辛寒，则于发表中清火而定喘；君以文蛤，即于发表中祛内外之湿热；加连翘等之苦寒，即于发表中清火而治黄。仲景于太阳中随证加减，曲尽麻黄之长技，不拘于冬月之严寒而用矣，若加附子、细辛之大辛热，并非为严冬之时拘也。

《伤寒贯珠集》：瘀热在里者，汗不得出而热瘀于里也，故与麻黄、杏仁、生姜之辛温，以发越其表；赤小豆、连轺、梓白皮之苦寒甘，以清热于里；大枣、甘草，

甘温悦脾，以为散温驱邪之用……合而言之，茵陈蒿汤，是下热之剂；栀子柏皮汤，是清热之剂；麻黄连轺赤小豆汤，是散热之剂也。

七十七　吴茱萸汤

【方剂组成用法】

吴茱萸一升，洗　人参三两　生姜六两，切　大枣十二枚，擘

上四味，以水七升，煮取二升，去滓，温服七合，日三服。

【经典原文汇要】

1. 食谷欲呕，属阳明也，吴茱萸汤主之。得汤反剧者，属上焦也。

2. 少阴病，吐利，手足逆冷，烦躁欲死者，吴茱萸汤主之。

3. 干呕，吐涎沫，头痛者，吴茱萸汤主之。

4. 呕而胸满者，茱萸汤主之。

【临床经验附识】

1. 干呕，吐涎沫，头痛者。

2. 脉沉微细，呕吐，腹泻，手足冷，烦躁甚者。

3. 心下满，脉沉微细，或食欲不振，或心烦，或呕吐，或吐酸吞酸，或头痛者。

4. 呕而胸满，虚寒证者。

5. 高血压，巅顶痛而属寒证，属寒证者。

6. 气上冲，手足冷，干呕，吐涎沫者。

7. 头痛甚，有时吐胆汁，心下痞满，属寒证者。

8. 偏头痛，属阴证者。

9. 偏头痛，发作时目眩，手足冷，出冷汗，脉沉者。

10. 习惯性呕吐，属阴证者。

11. 小儿频吐涎沫者。

12. 呕吐、霍乱而恶物悉吐尽之后，呕吐不止者。

13. 蛔虫症，吞酸、头痛或吐者。

14. 尿毒症，呕或吐、烦躁，属虚寒证者。

15. 妊娠子痫，呕吐或下利，脉、腹无力，手足发冷，头痛烦躁体倦者。

16. 慢性头痛，月发数次或年发数次，发则头痛、呕吐、眩晕甚而头不能举，绝食数日而缓解，但常年反复发作之阴证者。

17. 心下嘈杂，吞吐酸水，属阴证者。

18. 噎膈，口吐白沫，便如羊矢，属阴寒虚证者（合大半夏汤）。

19. 巅顶痛，属寒证者。

20. 心下痞硬，常头痛，手足冷，呕吐，面色不佳，烧心，脉微弱者。

21. 头痛，呕吐，脉沉迟，足冷，或上腹胀满者。

22. 头痛，呕吐，或颈强，或腹泻，手足厥冷，脉沉小者。

23. 头颈部寒冷感，脉沉微者。

24. 胸满，呕，舌苔白滑者。

25. 呕吐，心下满，舌苔白滑，脉沉迟者。

【前贤方论撷录】

《伤寒直解》：此言中土内虚，不能灌溉四旁、交媾水火也……中土虚不能灌溉四旁，故手足逆冷；不能交媾水火，故烦躁，水自水而火自火，阴阳欲合而不得，故烦躁欲死也。此由中土内虚，故以吴茱萸汤，温其中土则吐利止而中气复，少阴水火之气得由中土而交合，烦躁自止矣。

《伤寒论章句》：吴茱萸汤温中散寒，降浊阴通经脉之方也。凡中土虚寒，阴霾四布，经脉不通者用之……夫气血经脉无所资生，故吐利、厥逆、烦躁，诸证蜂起；浊阴上干清窍，则头痛吐涎，诸证皆作。非吴茱萸大辛大热之品，不足以治之；佐以生姜，辛以宣之；人参、大枣，甘以和之，使胃中有权，浊阴降而经脉生关。

七十八　小柴胡汤

【方剂组成用法】

柴胡半斤　黄芩三两　人参三两　半夏半升，洗　甘草，炙　生姜各三两，切　大枣十二枚，擘

上七味，以水一斗二升，煮取六升，去滓，再煎取三升。温服一升，日三服。若胸中烦而不呕者，去半夏、人参，加栝楼实一枚；若渴，去半夏，加人参合前成四两半，栝楼根四两；若腹中痛者，去黄芩，加芍药三两；

若胁下痞硬，去大枣，加牡蛎四两；若心下悸，小便不利者，去黄芩，加茯苓四两；若不渴，外有微热者，去人参，加桂枝三两，温覆微汗愈；若咳者，去人参、大枣、生姜，加五味子半升，干姜二两。

【经典原文汇要】

1. 少阳之为病，口苦，咽干，目眩也。

2. 伤寒五六日，中风，往来寒热，胸胁苦满，默默不欲饮食，心烦喜呕，或胸中烦而不呕，或渴，或腹中痛，或心下痞硬，或心下悸、小便不利，或不渴、身有微热，或咳者，小柴胡汤主之。

3. 血弱气尽，腠理开，邪气因入，与正气相搏，结于胁下。正邪纷争，往来寒热，休作有时，默默不欲饮食。脏腑相连，其痛必下，邪高痛下，故使呕也，小柴胡汤主之。服柴胡汤已，渴者属阳明，依法治之。

4. 呕而发热者，小柴胡汤主之。

5. 伤寒四五日，身热，恶风，颈项强，胁下满，手足温而渴者，小柴胡汤主之。

6. 伤寒，阳脉涩，阴脉弦，法当腹中急痛，先与小建中汤；不差者，小柴胡汤主之。

7. 伤寒中风，有柴胡证，但见一证便是，不必悉具。凡柴胡汤病证而下之，若柴胡证不罢者，复与柴胡汤。必蒸蒸而振，却复发热汗出而解。

8. 本太阳病不解，转入少阳者，胁下硬满，干呕不能食，往来寒热，尚未吐下，脉沉紧者，与小柴胡汤。

9. 若已吐、下、发汗、温针，谵语，柴胡汤证罢，此为坏病。知犯何逆，以法治之。

10. 阳明病，发潮热，大便溏，小便自可，胸胁满不去者，与小柴胡汤。

11. 阳明病，胁下硬满，不大便而呕，舌上白胎者，可与小柴胡汤。上焦得通，津液得下，胃气因和，身濈然汗出而解。

12. 阳明中风，脉弦浮大而短气，腹都满，胁下及心痛，久按之气不通，鼻干，不得汗，嗜卧，一身及目悉黄，小便难，有潮热，时时哕，耳前后肿，刺之小差。外不解，病过十日，脉续浮者，与小柴胡汤。

13. 妇人中风，七八日续得寒热，发作有时，经水适断者，此为热入血室，其血必结，故使如疟状，发作有时，小柴胡汤主之。

14. 太阳病十日已去，脉浮细而嗜卧者，外已解也。设胸满胁痛者，与小柴胡汤；脉但浮者，与麻黄汤。

15. 伤寒五六日，呕而发热者，柴胡汤证具，而以他药下之，柴胡证仍在者，复与柴胡汤。此虽已下之，不为逆，必蒸蒸而振，却发热汗出而解。

16. 太阳病，过经十余日，反二三下之，后四五日，柴胡证仍在者，先与小柴胡。呕不止，心下急，郁郁微烦者，为未解也，与大柴胡汤，下之则愈。

17. 伤寒差以后，更发热，小柴胡汤主之。

18. 伤寒五六日，头汗出，微恶寒，手足冷，心下满，口不欲食，大便硬，脉细者，此为阳微结。必有表，复有里也。脉沉，亦在里也。汗出为阳微，假令纯阴结，不得复有外证，悉入在里，此为半在里、半在外也。脉虽沉紧，不得为少阴病，所以然者，阴不得有汗，今头汗出，故知非少阴也，可与小柴胡汤。

设不了了者，得屎而解。

19. 得病六七日，脉迟浮弱，恶风寒，手足温。医二三下之，不能食，而胁下满痛，面目及身黄，颈项强，小便难者，与柴胡汤，后必下重；本渴饮水而呕者，柴胡不中与也，食谷者哕。

【临床经验附识】

1. 胸胁苦满（胸胁内胀满，心下发硬，甚则肋弓下压痛），腹力中等，或发热，或呕吐，或口苦咽干，或头痛，或不能食，或眩晕，或颈项强，或鼻流涕，或咳嗽，或黄疸，或口干舌燥（加石膏），或咽痛（加桔梗），或浊痰（加桔梗），或便溏（加茯苓、白术），或汗出，或肢酸乏力，或手烦热，或噫气（加代赭石），或脱发，或荨麻疹，或湿疹，或皮炎，或疣，或淋巴结肿大者……

2. 发热，恰值月经适来或适断之时，寒热往来，出现精神症状，如烦躁、抽搐、哭笑、谵语、神志不清等，或昼日明了而到夜晚神志不清等。

3. 不饥不食证，属柴胡证者。

4. 凡病具有往来寒热、胸胁苦满、默默不欲食、心烦喜呕四种证候之一，属半表半里热证者，即可用本方治之，不必悉具。

5. 阳明病发潮热，大便溏或腹泻，小便自可，胸胁苦满者。

6. 呕而发热，属半表半里热证者。

7. 阳明病，胁下硬满，不大便而呕，舌苔白者。

8. 诸黄，腹痛而呕者（加赤芍），或胸胁苦满而渴者（加天花粉）。

9. 四肢苦烦而头痛者。

10. 病休作有时，属半表半里热证者。

11. 肝脾肿大、肝囊肿（加牡蛎、丹参）。

12. 颈淋巴结炎或结核、颌下腺炎（加蜈蚣、夏枯草）。

13. 腮腺炎（加蛇蜕）。

14. 腹股沟淋巴结肿大（加木鳖子）。

15. 阳证盗汗（加石膏）。

16. 发热、干呕等之属阳证，审之不是表证，又不是可下之证者（加石膏、黄连等），此时虽无胸胁苦满等柴胡证，也可随证选用小柴胡汤加味或大柴胡汤加味治之。

17. 胁下硬满，不大便而呕者。

18. 咽干、喉塞、亡血家、淋家、衄家、疮家、动气等应汗之证而不可汗者。

19. 摇头风［（头阵发性颤动）加防风］。

20. 斜视、复视（加菊花）。

21. 少儿手足口病（用本方加石膏合甘草泻心汤）。

22. 甲状腺肿大之阳证者（加牡蛎、玄参、大贝母）。

23. 肺脓肿、干性胸膜炎（本方去半夏、人参合苇茎汤，加瓜蒌）。

24. 乳儿便秘，无里实证者。

25. 耳下腺炎、中耳炎、淋巴结炎之热证者（合枳实栀子汤）。

26. 咽干口苦，食欲减退者。

27. 流感热退后，食欲不振，咳嗽者。

28. 咳嗽胸痛，黏痰不易咯出者（合小陷胸汤）。

29. 急性甲状腺炎，见甲状腺红肿疼痛、发热者（加牡蛎、石膏）。

30. 流行性腮腺炎腮腺肿胀而发热，舌苔白，食欲减退者

（加桔梗、石膏）。

31. 急性化脓性淋巴腺炎（加石膏、蜂房）。

32. 结核性淋巴腺炎（加夏枯草、牡蛎、玄参、贝母）。

33. 耳聋、耳鸣，胸胁苦满者（口渴加石膏）。

34. 外耳道炎、急慢性中耳炎、急性乳突炎，发病后经过数日，咽干口苦，舌苔白者（渴或流脓者加桔梗、石膏）。

35. 鼻炎、鼻窦炎、扁桃体炎，而有胸胁苦满者（口渴加石膏）。

36. 扁桃体肥大症，或因之引起的鼾声，胸胁苦满者（加桔梗、石膏）。

37. 产褥热（加黄连、黄柏、桃仁、生地黄）。

38. 荨麻疹，胸胁苦满者。

39. 红斑狼疮（加黄连、生地黄）、带状疱疹、脱发、秃发，胸胁苦满，体质稍弱者。

40. 肝脾肿大（加鳖甲）。

41. 外感表解而发热不退，口干舌燥者（加石膏、黄连等）。

42. 发热，不欲食而口苦，头疼者（加石膏、黄连等）。

43. 小儿肺炎，汗出而喘，不欲食者（加石膏）。

44. 乳腺炎，疼痛发热者（加石膏、黄连等）。

45. 小儿咳喘，服麻杏甘石汤后食欲不振者。

46. 无太阳证、无阳明证、无太阴证，但食欲不振者。

47. 阴部湿疹、阴部瘙痒，胸胁苦满者。

48. 本方证热者（加石膏）。

49. 阴部瘙痒，非阴证者。

50. 经期相关性精神疾病（随证合桂枝茯苓汤或桃核承气汤或抵当汤）。

51. 经前期紧张综合征（随证合桂枝茯苓汤或桃核承气汤或抵当汤）。

52. 头两侧胀而鸣响，脉弦者。

53. 两耳红肿痛甚，口苦咽干者。

54. 本方证而发热者（重用柴胡剂量）。

55. 哮喘、气管炎，咽干口苦、咽喉有痰卡他不利者（合半夏厚朴汤）。

56. 大柴胡汤证，而腹力稍弱，胸胁部位抵抗稍轻者。

57. 肝癌、胆管癌、肝硬化，伴黄疸者（加当归、茯苓、白术、茵陈、枳实）。

58. 黄疸，或肝脾肿大，虚证，饮食减少者（加当归、茯苓、白术、茵陈、枳实）。

59. 水肿，胸胁苦满者（合五苓散）。

60. 流感发热解后，不思食者。

61. 胸胁部或胸背部痤疮（随证合大青龙汤或葛根汤加石膏等）。

62. 半身麻木、半身冷、半身热、半身有汗、半身无汗等（随证合抵当汤或当归芍药散）。

63. 发热，非太阳病、非阳明病，亦非三阴病者。

64. 过敏性鼻炎，胸胁苦满者（去人参、生姜、大枣，加五味子、干姜、细辛、茯苓）。

65. 恶寒或发热，鼻涕如水，吐涎沫，似小青龙汤证，然胸胁苦满者（去人参、生姜、大枣，加五味子、干姜、细辛、茯苓）。

66. 头面部带状疱疹（合五苓散）。

67. 妊娠呕逆（加香附、砂仁）。

68. 疑似妊娠（加香附、乌药、苏子），服后体适者为妊娠、经来者则非妊娠。

69. 中耳炎流脓水（合苓桂术甘汤、排脓散及排脓汤）。

70. 手颤，阳证者（加厚朴）。

【前贤方论撷录】

《伤寒后条辨》：方以小柴胡名者，取配手少阳之义也。至于制方之旨及加减法，则所云上焦得通，津液得下，胃气因和尽之矣。方中以柴胡疏木，使半表之邪得从外宣；黄芩清火，使半里之邪得从内彻；半夏豁痰饮，降里气之逆；人参补内虚，助生发之气；甘草佐柴、芩，调和内外；姜、枣佐参、夏，通达营卫。相须相济，使邪不至内向而外解也。至若烦而不呕者，火气燥实逼胸也，故去人参、半夏，加瓜蒌实也。渴者，燥已耗液逼肺也，故去半夏加瓜蒌根也。腹中痛者，木气散入土中，胃阳受困，故去黄芩以安土，加芍药以戢木也。胁下痞硬者，邪既留则木气实，故去大枣之甘而缓，加牡蛎之咸而软也。心下悸、小便不利者，水邪侵乎心，故去黄芩之苦寒，加茯苓之淡渗也。不渴，身有微热者，半表之寒，尚滞于肌，故去人参加桂枝以解之也。咳者，半表之寒，凑入于肺，故去参、枣，加五味子，易生姜为干姜以温之，虽肺寒不减黄芩。郁而不升，故以小柴胡治之，所谓升、降、浮、沉则顺之也。

七十九　柴胡桂枝汤

【方剂组成用法】

桂枝一两半，去皮　黄芩一两半　人参一两半　甘草一两，炙　半夏二合半，洗　芍药一两半　大枣六枚，擘　生姜一两半，切　柴胡四两

上九味，以水七升，煮取三升，去滓，温服三升。

【经典原文汇要】

1. 伤寒六七日，发热，微恶寒，支节烦疼，微呕，心下支结，外证未去者，柴胡桂枝汤主之。

2.《外台》柴胡桂枝汤方，治心腹卒中痛者。

【临床经验附识】

1. 脉浮，发热，微恶寒，乏力，身疼痛，头痛，项强，腰痛，胸胁苦满，心下支结，腹痛，下腹压痛，口苦咽干，或自汗，或盗汗，或目赤，或耳鸣者。

2. 胸胁苦满，下腹部压痛者（重用方中芍药）。

3. 心下支结，腹满，腹疼痛者。

4. 寒热往来，腹肌拘急者。

5. 癫痫，胸胁苦满，腹直肌拘急者（加芍药）。

6. 肢节疼痛，属太阳与少阳合病证者。

7. 腹直肌拘急，下腹按痛者。

8. 过敏性紫斑、血小板减少性紫斑、流行性出血热，属太阳

与少阳合并病者。

9. 急慢性阑尾炎，属阳证者（重用芍药）。

10. 肢痛性红斑即结节性红斑（加蝉蜕、僵蚕、姜黄、大黄）。

11. 胸胁苦满，心下支撑，呕，头痛身痛，往来寒热，饮食不进者。

12. 右少腹痛、按痛，兼有心下支撑，或胸胁苦满，或腹拘急者。

13. 痛经，或胸胁苦满，或心下支结，或腹拘急，而下腹按痛者。

14. 胸胁苦满，心下支结，腹拘急，或皮疹，或腹满痛，或淋巴结肿大，或咽喉肿痛者（大柴胡汤证较本方证偏实）……

15. 经前期紧张症（随证合用桂枝茯苓丸、桃核承气汤）。

16. 溃疡性大肠炎，心下支结者。

17. 流行性腮腺炎，并发睾丸炎或卵巢炎者。

18. 儿童神经质而有原因不明的头痛、腹痛、四肢痛，或常发微热，易患气喘或风湿热等。

19. 儿童遗尿，心下支结者。

20. 斜颈（加厚朴）。

21. 疝，心下、腹部紧张者（加芍药）。

22. 流感，肢酸软，舌苔白，心下不舒，胸胁满，或咽干口苦。

23. 子宫附件炎、痛经，心下拘挛紧张，胸胁苦满，腹直肌紧张者。

24. 经闭，胸胁苦满或心下拘挛紧张，腹直肌紧张者（加大黄）。

25. 小柴胡汤证，而有恶风寒、身痛、肢酸软者。

26. 心下痞满，腹直肌拘急，下腹压痛者。

27. 乳腺炎，疼痛者（加香附、丹皮、天花粉）。

28. 桂枝汤证，而食欲不振者。

29. 小柴胡汤证，而四肢疼痛者。

30. 经闭，心下支结者（加大黄）。

31. 心下疼痛，抵抗、压痛，或苦闷，胸胁苦满，心下支结，腹直肌紧张者（加牡蛎、小茴香）。

32. 四逆散证，而下腹部压痛者（加重芍药用量）。

33. 小柴胡汤证，而面部有发热感者。

34. 小柴胡汤证，有易汗出倾向者。

35. 桂枝汤证，而咽干口苦，胃饱闷者。

36. 小柴胡汤证，时腹痛，易出汗者。

37. 脉浮，发热，恶寒，身痛或身酸，同时伴有恶心呕吐或食欲不振者。

38. 小柴胡汤证，而有上腹痛或胃痛者。

39. 心下突然疼痛，属阳证者。

40. 癫痫，属阳证者。

41. 上腹痛，胸胁苦满，剑突部位有抵抗压痛者。

42. 上腹痛，胸胁苦满，心下痞硬，腹力偏弱者（合人参汤）。

43. 身体游走性疼痛（加白术、附子、木香）。

44. 感冒，高热，面红，汗出，恶风，或咳嗽，或咽痛者（加黄连、石膏）。

45. 结肠炎、直肠炎，胸胁苦满，里急后重者。

46. 桂枝汤证，而胸胁苦满者。

47. 小柴胡汤证，而汗出、身酸痛者。

48. 急慢性胃炎或急慢性胆囊炎，呕吐或发热恶寒，胸胁苦满，下腹压痛者。

49. 萎缩性胃炎，烧心，吐酸水，胸胁苦满，下腹压痛者。

50. 急慢性阑尾炎或阑尾周围脓肿，心下支结，右下腹压痛者。

51. 头痛，自汗出，不欲食而非阴证者。

52. 耳鸣，心下支结或胸胁苦满，腹直肌拘急者。

53. 上腹部之腹直肌拘急者。

54. 胸胁苦满，上腹部之腹直肌拘急者。

55. 上腹部之腹直肌拘急，口苦、咽干、眩晕者。

56. 肢酸乏力，舌苔白腻或黄腻，咽干口苦者（加独活、槟榔、草蔻、厚朴、知母）。

57. 癫痫（加天麻、远志、石菖蒲）。

58. 头颤（加厚朴）。

59. 面瘫（加蜈蚣、全蝎）。

【前贤方论撷录】

《伤寒论识》：太阳外证虽未解，而病机已见于少阳里也，故以柴胡冠桂枝之上，意在解少阳为主，而散太阳为兼也。

八十　大柴胡汤

【方剂组成用法】

柴胡半斤　黄芩三两　芍药三两　半夏半升，洗　生

姜五两，切　枳实四枚，炙　大枣十二枚，擘

上七味，以水一斗二升，煮取六升，去滓，再煎，温服一升，日三服。一方，加大黄二两，若不加，恐不为大柴胡汤。

【经典原文汇要】

1. 太阳病，过经十余日，反二三下之，后四五日，柴胡证仍在者，先与小柴胡。呕不止，心下急，郁郁微烦者，为未解也，与大柴胡汤，下之则愈。

2. 伤寒发热，汗出不解，心中痞硬，呕吐而下利者，大柴胡汤主之。

3. 伤寒十余日，热结在里，复往来寒热者，与大柴胡汤……

4. 按之心下满痛者，此为实也，当下之，宜大柴胡汤。

【临床经验附识】

1. 胸胁苦满，腹力强或拘急，或腹痛，或胁痛，或呕吐，或口苦，或呃逆，或喘，或哮喘，或眩晕，或头痛，或阳痿，或肢酸软，或手足烦热，或脱发，或荨麻疹，或皮炎，或疣，或疖肿，或淋巴结肿大，或咽喉肿痛，或视物模糊，或耳鸣者……

2. 心下挛急、痞硬，发热，呕吐下利者。

3. 表解而发热不退，有柴胡汤证，宜小柴胡汤加石膏，如便秘用大柴胡汤加大黄、石膏。

4. 发热之阳证，审之非表证亦非里证者，随证选用大、小柴胡汤（均加大剂量石膏）。

5. 心下痞硬而痛，呕吐而下利者。

6. 呕吐不止，心下急，郁郁微烦者。

7. 胸胁苦满，腹拘急，便秘者。

8. 按之心下满痛，口苦咽干者。

9. 胸胁苦满，心下痞硬，腹拘急，或狂，或皮疹，或腹满痛，或头痛耳鸣，或目生云翳、赤脉疼痛者……

10. 各种疾病，有充实性胸胁苦满者。

11. 便秘，舌苔黄者。

12. 小柴胡汤证，大便难者。

13. 哮喘，唇紫者（合桂枝茯苓丸，加厚朴、杏仁）。

14. 哮喘，左下腹有瘀血征者（合桂枝茯苓丸，加厚朴、杏仁）。

15. 哮喘，昼轻夜重者（合桂枝茯苓丸加厚朴、杏仁）。

16. 肩周炎，肥胖，胸胁苦满，便秘者。

17. 糖尿病，胸胁苦满、心下痞满者（加生地黄）。

18. 高血压、脑出血、蛛网膜下腔出血，见胸胁苦满、便秘者。

19. 疖肿，胸胁苦满，心下部紧张，体强者。

20. 眼病，胸胁苦满，属实证者。

21. 耳聋、耳鸣，心下痞硬，胸胁苦满者。

22. 外耳道炎、急慢性中耳炎、急性乳突炎，较小柴胡汤证为实者或舌苔黄者（渴或流脓加桔梗、石膏）。

23. 鼻窦炎、急性扁桃体炎，心下坚硬紧张，胸胁苦满者（加桔梗、石膏）。

24. 经闭，较柴胡桂枝汤证为实者。

25. 脱发、秃发、带状疱疹、荨麻疹，胸胁苦满，心下坚硬者。

26. 湿疹、粉刺、痤疮，心下痞硬且紧张者。

27. 小柴胡汤证，舌苔黄者（如便秘，加大黄）。

28. 小柴胡汤证，腹部厚实者。

29. 小柴胡汤证，腹满者。

30. 下利，里急后重，发热，呕吐，腹痛，心下满痛者。

31. 男性无他症，但外生殖器酸甚，脉有力者（女性亦可用）。

32. 睾丸炎疼痛，脉有力者（随证合大黄附子汤或大黄牡丹汤等）。

33. 小柴胡汤证，而腹拘急当下者。

34. 上腹部按之满痛，属阳证者。

35. 进食后腹胀嗳气反流，心下按之满痛者。

36. 上腹部充实饱满，胀痛，进食后更甚，按之抵抗，甚则上腹部有明显压痛者。

37. 口臭，胸胁苦满或心下满痛者。

38. 外生殖器感染性疾病，阳证者（随证合栀子柏皮汤或大黄牡丹汤等）。

39. 带状疱疹，脉滑盛者（合五苓散）。

40. 睾丸肿痛（随证合土瓜根散或大黄附子汤等）。

41. 呕吐下利，而痞、痛者。

42. 口腔颌部急性炎症，属阳证者。

43. 急性扁桃体炎，属阳证者。

44. 胁痛，寒热往来者。

45. 两乳红肿痛甚，心下满，按之痛者或胸胁苦满者。

46. 腹力强，胸胁苦满，上腹部腹直肌拘急者。

47. 高血压，胸胁苦满者（加钩藤）。

48. 神经痛或关节痛，见胸胁苦满者（加防己、白术、附子）。

49. 膝肿痛有积液，胸胁苦满者（加防己、麻黄）。

50. 尿意频数，排尿刺痛，或排尿后疼痛，胸胁苦满且下腹压痛者（合大黄牡丹汤）。

51. 小柴胡汤证，而心下急者。
52. 胸胁苦满，心下痞硬而以手轻按之则呼吸觉困难者。
53. 睡眠呼吸暂停综合征，胸胁苦满，腹力强者。
54. 头痛目赤，多恚怒，胁下支满而痛，痛连少腹迫急无奈者。
55. 心腹坚满，身体疼痛，内外有热，烦呕不安者。
56. 大承气汤证，而烦呕不安者。
57. 舌苔黄而色焦者。
58. 下利，按之心下硬痛者（加大黄）。
59. 胸胁部及腰部带状疱疹，属阳证者（合五苓散）。

【前贤方论撷录】

《伤寒论章句》：大柴胡汤，机从下达，枢向外转之方也，凡病机枢内窒，势宜两解者用之。……凡用此方，证皆属实，故与小柴胡方中，去人参、甘草之补与缓者；加芍药之苦泄，而通阴络者；枳实之苦寒而行气者，机从下达，则枢向外转，为大柴胡命名之义欤。

《伤寒论疏义》：大柴胡者对小柴胡而设名也，此少阳阳明两解之剂，故于小柴胡汤中除去人参、甘草助阳恋胃之味；而加芍药、枳实、大黄之沉降以涤除热滞也；多倍生姜者，因呕不止也；少加大黄者，以里实轻也；又用芍药者，取其佐大黄而泄实。成氏曰：芍药以通壅；建安许氏曰：枳实、芍药二者合用，而能除坚破积，助大黄之功而下内热是也。

八十一　柴胡加芒硝汤

【方剂组成用法】

柴胡二两十六铢　黄芩一两　人参一两　甘草一两，炙　生姜一两，切　半夏二十铢，本云五枚，洗　大枣四枚，擘　芒硝二两

上八味，以水四升，煮取二升，去滓，内芒硝，更煮微沸，分温再服，不解更作。

【经典原文汇要】

伤寒十三日不解，胸胁满而呕，日晡所发潮热，已而微利。此本柴胡证，下之以不得利，今反利者，知医以丸药下之，此非其治也。潮热者实也，先宜服小柴胡汤以解外，后以柴胡加芒硝汤主之。

【临床经验附识】

1. 小柴胡汤证，大便不通者。

2. 小柴胡汤证而腹中有坚块者。

3. 半表半里热虚与半表半里热实之合证。

4. 半表半里热虚与里热实之合病。

5. 小柴胡汤证，而腹力实者。

【前贤方论撷录】

《伤寒论类方》：大柴胡汤加大黄、枳实，乃合用小

承气也；此加芒硝，乃合用调胃承气汤也，皆少阳、阳明同治之方。……本草芒硝治六腑集聚，因其利而复下之，所谓通因通用之法也。潮热而利，则邪不停结，故较之大柴胡证，用药稍轻。

八十二　柴胡桂枝干姜汤

【方剂组成用法】

柴胡半斤　桂枝三两，去皮　干姜二两　栝楼根四两　黄芩三两　牡蛎二两，熬　甘草二两，炙

上七味，以水一斗二升，煮取六升，去滓，再煎取三升。温服一升，日三服。初服微烦，复服，汗出便愈。

【经典原文汇要】

1. 伤寒五六日，已发汗而复下之，胸胁满微结，小便不利，渴而不呕，但头汗出，往来寒热，心烦者，此为未解也，柴胡桂枝干姜汤主之。

2. 柴胡桂姜汤，治疟寒多微有热，或但寒不热（服一剂如神）。

【临床经验附识】

1. 胸胁苦满，脐上动气（自觉或他觉），或渴，或失眠，或多梦，或恐惧，或口苦，或易饥而不能食，或心下疼痛，或口腔溃疡者……

2. 恶寒，胸胁满，胸腹动而渴，腹力中等或中等以下者。

3. 胸满干呕，寒热往来，动悸烦闷，盗汗自汗，痰嗽干咳，咽干口燥，大便溏泻，小便不利，衰疲困乏者……

4. 肝硬化（加鳖甲）。

5. 肝硬化腹水（合茵陈五苓散）。

6. 肝癌（合四逆汤）。

7. 脉腹诊无力，胸腹动悸，或寒热交作，或恶寒，或手足冷者。

8. 小柴胡汤证，而便溏者。

9. 发热，舌苔白，口渴，倦怠，盗汗，胸胁苦满者。

10. 颈以上多汗，寒热错杂证。

11. 柴胡加龙骨牡蛎汤证，而体质虚者。

12. 小柴胡汤证，而有口渴或口唇干燥、腹动悸者。

13. 较小柴胡汤证虚且伴有里寒、虚热上冲者。

14. 结核病，低热不退、唇红、面颊潮红、食欲不振、轻度盗汗、体质衰退者（加秦艽、知母、鳖甲、当归）。

15. 腹力弱，上腹直肌轻微拘急，有时这种拘急到很难发现的程度，腹部动悸者。

16. 红斑狼疮，见心烦、口渴、恶风、倦怠、小便不利、大便溏泻等症者。

17. 柴胡汤证，而有盗汗、口渴者。

18. 腹软弱，脐（上或上下）动悸，口渴或咽干者，或有或似有胸胁苦满。

19. 过敏性鼻炎，胸胁苦满、脐上悸动者。

20. 小柴胡汤证，腹无力有动悸者。

21. 柴胡加龙骨牡蛎汤证，而体力、腹力弱者。

22. 但头汗出，属虚热证者。

23. 苓桂甘枣汤证，而口苦咽干者。
24. 柴胡加龙骨牡蛎汤证，然服之效不佳者，改与此方。
25. 柴胡加龙骨牡蛎汤证，而心腹痛者。
26. 身热恶风，颈项强，胁下满，手足冷而渴者。
27. 小柴胡汤证，而寒疝腹痛者。

【前贤方论撷录】

《伤寒论本旨》：柴胡用八两，实为少阳主治之方，佐以调和肝胃，而桂枝仅用二两，取以通中焦之营气也，其胸中满，往来寒热，心烦，皆少阳病三焦气窒，故小便不利，以干姜、甘草、花粉、牡蛎，调肝胃之阴阳，肝胃调和，少阳枢转，则外邪自解，三焦气化，小便亦通。

《伤寒论疏义》：即柴胡桂枝汤之变制也，兼以水饮相结，更加干姜、瓜蒌根、牡蛎……此方用干姜者，与小青龙同意，盖证冷热并有，故芍药亦寒温互错也。

八十三　柴胡加龙骨牡蛎汤

【方剂组成用法】

柴胡四两　龙骨　黄芩　生姜，切　铅丹　人参　桂枝，去皮　茯苓各一两半　半夏二合半，洗　大黄二两　牡蛎一两半，熬　大枣六枚，擘

上十二味，以水八升，煮取四升，内大黄，切如棋

子，更煮一二沸，去滓，温服一升。本云：柴胡汤，今加龙骨等。

【经典原文汇要】

伤寒八九日，下之，胸满，烦惊，小便不利，谵语，一身尽重，不可转侧者，柴胡加龙骨牡蛎汤主之。

【临床经验附识】

1. 胸胁苦满，腹动悸，脉沉弱或洪盛，或呕吐，或口苦，或抑郁，或失眠，或乏力，或烦惊，或咽干，或脱发，或秃发，或阳痿，或不能食，或多梦，或寒热休作，或口腔溃疡，或手足汗出，或阴囊潮湿者……

2. 狂、痫，胸胁苦满、胸腹动悸者。

3. 躁狂症，属阳证者。

4. 眩晕，胸胁苦满，脐部动悸者。

5. 大柴胡汤证，而有动悸者。

6. 抑郁症，属阳证者。

7. 精神分裂症、躁狂症，焦躁不安，不眠，胸胁苦满而腹部动悸者（加黄连、合欢皮）。

8. 烧烫伤，胸中苦闷，焦躁不安，动悸，甚则痉挛，发热者。

9. 耳聋、耳鸣，胸胁苦满，脐上或脐旁动悸者。

10. 内耳眩晕症，胸满烦惊，腹部动悸者。

11. 水肿，胸胁苦满，腹动者。

12. 病者诉苦纷纷，但治以对证之方无佳效，此为抑郁症，阳证用本方，阴证用四逆辈。

13. 多噩梦，属阳证者（阴证用茯苓四逆汤）。

14. 胸中苦闷，易惊，或上冲，或动悸，或易怒，或不安，或失眠，或躁狂，或抑郁，或耳鸣，或耳聋，或寒热往来，或咽干口苦，或半身不遂，或肩胛酸痛，或头重，或眩晕，或小便不利，或水肿，或身重，或倦怠，或脚弱、脚麻痹，或足冷，或手足烦热，或胁下苦满，其脉紧或动者。

15. 神经性心悸亢进症，脉动或紧者。

16. 早搏，胸满烦惊者。

17. 左腹部动悸亢进，腹软弱或紧张，胸中苦闷，烦惊者。

18. 胸胁苦满，心下紧张，动悸，眩晕者。

19. 大柴胡汤证，而有脐（上或上下）动悸者。

20. 大柴胡汤证，而有不安、易惊、先眠、多梦、焦虑、抑郁等者。

21. 胸胁苦满，但腹肌紧张比大柴胡汤证略低，而有精神神经症状者。

22. 血压高，胸胁苦满，易疲劳明显者。

23. 疰夏，口苦咽干，脐部动悸者。

【前贤方论撷录】

《伤寒论疏义》：此小柴胡汤以除胸满而烦，加龙骨、牡蛎、铅丹以镇肝胆之怯，加茯苓以行津液利小便，加大黄以逐胃热止谵语，加桂枝以行阳气而解身重……而错杂之邪庶几尽解耳。

八十四　桂枝加芍药汤

【方剂组成用法】

桂枝三两，去皮　芍药六两　甘草二两，炙　大枣十二枚，擘　生姜三两，切

上五味，以水七升，煮取三升，去滓，温分三服。本云：桂枝汤，今加芍药。

【经典原文汇要】

本太阳病，医反下之，因尔腹满时痛者，属太阴也，桂枝加芍药汤主之。

【临床经验附识】

1. 腹满，时痛者。

2. 下腹部疼痛，无按痛，或拘急者。

3. 下腹部疼痛，按痛，但无抵抗者。

4. 下腹部胀，无按痛者。

5. 脐旁拘急按痛，初看似桂枝茯苓丸证或抵当汤证，但与桂枝茯苓丸或抵当汤不解，与本方。

6. 腹满，腹痛，轻度便秘者。

7. 腹满，腹痛，腹拘急者，或便溏而不畅通，或里急后重者。

8. 疝，腹部时常胀满而发生腹痛，身体羸瘦者。

9. 腹满，腹拘急者。

10. 直肠炎、大肠炎、慢性腹膜炎，腹满，或腹满痛，腹直

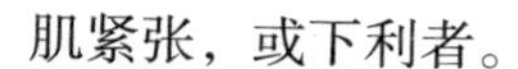

肌紧张，或下利者。

11. 右下腹部胀满，按之压痛者。

12. 表证误下之后，腹满时痛者。

13. 体质偏弱，心下胀痛者。

14. 腹力偏弱，腹胀，或腹痛者。

15. 突然胃部疼痛，触之拘急者。

16. 腹痛，腹满而按之较软，腹直肌紧张，里急后重性腹泻或轻度便秘者。

17. 慢性结肠炎，里急后重者。

18. 直肠炎，里急后重者。

19. 痔，里急后重者。

20. 腹中胀满，干呕不能食，欲利不得，或下利不止者。

21. 腹中坚澼，大便秘塞者［合调胃承气汤，加麻油（冲服）］。

22. 下利便脓血，属里寒实证者。

23. 腹泄，左下腹部压痛者。

24. 便血或便脓血，左下腹部压痛者。

【前贤方论撷录】

《伤寒附翼》：妄下后，外不解，而腹满时痛，是太阳太阴并病。

《伤寒论疏义》：此用桂枝汤乃取于辛热温中之义，倍芍药者专主通壅也。……本条既云本太阳病则邪已离表可知，且此段桂枝特以温里即非发表……前注或以为太阳未尽，因谓此方为表里双解之剂，岂其然耶。

八十五　桂枝加大黄汤

【方剂组成用法】

桂枝三两，去皮　大黄二两　芍药六两　生姜三两，切　甘草二两，炙　大枣十二枚，擘

上六味，以水七升，煮取三升，去滓，温服一升，日三服。

【经典原文汇要】

本太阳病，医反下之，因尔腹满时痛者，属太阴也，桂枝加芍药汤主之。大实痛者，桂枝加大黄主之。

【临床经验附识】

1. 桂枝加芍药汤证，便秘者。

2. 桂枝加芍药汤证，腹充实、抵抗者。

3. 每到夜晚腹部膨满而不能眠者。

4. 下利，里急后重，腹痛，偏实之证。

5. 桂枝加芍药汤证，深部有抵抗压痛者。

6. 腹满，腹痛，或下利、黏液便、里急后重，整体状态虚而腹部局部或表现为实者。

7. 痛风。

8. 桂枝加芍药汤证，而腹力不偏弱或便秘者。

9. 便秘，体质偏弱，腹胀痛者。

10. 腹部手术后便秘者。

11. 便秘，食欲亢盛者（加生地黄、麦门冬）。

【前贤方论撷录】

《医方考》：大凡表证未罢，仍当解表，若误下以虚其里，则余邪乘虚而入，内作大实痛。曰大实痛，则非有时而痛者可例矣。故前方但倍芍药，而此则加大黄。加大黄者，取其苦寒能荡实也。论又曰：太阴为病，脉弱，其人续自便利，设当行大黄、芍药者，宜减之，以其人胃气弱，易动故也。则夫俗医不辨虚实，而持方治病者，皆仲景之罪人矣。

八十六　四逆汤

【方剂组成用法】

甘草二两，炙　干姜一两半　附子一枚，生用，去皮，破八片

上三味，以水三升，煮取一升二合，去滓，分温再服。强人可大附子一枚，干姜三两。

【经典原文汇要】

1. 伤寒脉浮，自汗出，小便数，心烦，微恶寒，脚挛急，反与桂枝，欲攻其表，此误也……若重发汗，复加烧针者，四逆汤主之。

2. 伤寒，医下之，续得下利清谷不止，身疼痛者，急当救里；后身疼痛，清便自调者，急当救表。救里宜四逆汤……

3. 病发热，头痛，脉反沉，若不差，身体疼痛，当救其里，

宜四逆汤。

4. 脉浮而迟，表热里寒，下利清谷者，四逆汤主之。

5. 少阴病，脉沉者，急温之，以四逆汤。

6. 少阴病……若膈上有寒饮，干呕者，不可吐也，当温之，宜四逆汤。

7. 大汗出，热不去，内拘急，四肢疼，又下利，厥逆而恶寒者，四逆汤主之。

8. 大汗，若大下利而厥冷者，四逆汤主之。

9. 下利，腹胀满，身体疼痛者，先温其里，乃攻其表。温里宜四逆汤……

10. 呕而脉弱，小便复利，身有微热，见厥者难治，四逆汤主之。

11. 吐利，汗出，发热，恶寒，四肢拘急，手足厥冷者，四逆汤主之。

【临床经验附识】

1. 四肢冷，脉沉弱或微或迟，或发热恶寒，或呕吐，或腹泻，或四肢拘急、疼痛，或恶寒，或腹胀满，或出汗多者……

2. 四肢冷，脉浮大而无力者（合桂枝甘草龙骨牡蛎汤）。

3. 四逆汤证，有黄疸者（加茵陈）。

4. 肾上腺功能减低、脑垂体功能减低（加重方中炙甘草剂量）。

5. 脉沉，手足冷，恶寒，或头痛，或牙龈出血，或肠鸣腹泻（加肉桂），或大小便下血（加人参），或午后、夜晚子时前手、足、面烦热，或两足火烧（加肉桂），或气喘痰鸣，或头摇，或舌黑唇焦（但舌苔润滑），或喉痛，或足冷，或背冷目瞑，或舌肿硬而青，或唇红肿（但不渴），或尿多，或身起包块，或发热、谵语而无神、不渴，或两目白睛青色，或两目赤雾缕缕、微胀者……

6. 下利完谷者。

7. 下腹膨满，小便自利，属阴证者。

8. 上半身热、下半身冷，口渴，胸中烦，四肢厥冷，或下利者。

9. 手足厥冷，虚寒证者。

10. 下利后恶寒，面色苍白，肌肤如冰，脉沉小迟者。

11. 四肢厥冷，恶寒，面色苍白，脉微或迟，或下利，或呕吐，或腹痛者……

12. 面潮红，体表有热感，脉浮迟而弱者。

13. 发热，恶寒，脉迟，腹力弱者。

14. 大小便俱利者。

15. 全舌无苔，中心淡黑而滑者。

16. 耳肿，皮色如常者。

17. 唇焦舌黑，不渴少神者。

18. 咽喉痛，属里阴寒虚证者（加桔梗）。

19. 吐血、牙龈出血、大便下血，属里阴寒虚证者。

20. 足心热，不渴尿多者。

21. 舌肿硬青滑者。

22. 唇红肿，不渴，属阴证者。

23. 鼻涕如注，牙白少神者（加茯苓、白术）。

24. 周身起包块，皮色如常者。

25. 身现红片如云，不热不渴，脉舌见一派阴证者。

26. 发热谵语，无神不渴，脉舌见阴证者。

27. 两目赤雾如缕，微胀不痛，脉舌见阴证者（合苓桂术甘汤）。

28. 两目白睛纯青无白色，属阴证者。

29. 脉微，汗冷如膏，手足厥逆而舌润者。

30. 低血压，属阴证者（加枳实）。

31. 腹软，而脉沉，手足厥冷者。

32. 关节痛、肿痛或神经痛，恶寒甚，面色青白，食欲不振，全身衰弱者。

33. 高热，汗出，身心倦怠，不欲言语，脉微弱者。

34. 腹无力甚者。

35. 在热病中，便秘，腹软弱，脉微弱者。

36. 体温高，但尿色清白，尿量多者。

37. 下利清谷，里寒外热，腹冷，脉微者。

38. 急心痛，手足逆冷，顷刻可杀人，其人唇舌青紫及指甲青冷者（合抵当汤）。

39. 腹满、腹痛、腹泻，手足厥冷者。

【前贤方论撷录】

《伤寒论章句》：四逆汤，温经救阳之方也，凡经脉虚寒生阳将绝者，皆用之……夫附子熟则补真阳，生则启生阳。此方用生者，重在启下焦之生阳也，配炙甘草、干姜以温土气，佐附子达于上下四旁，方名四逆，所以救上下四旁之逆也。

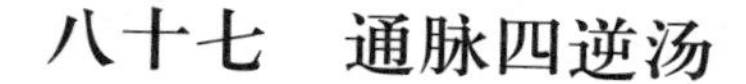

八十七　通脉四逆汤

【方剂组成用法】

甘草二两，炙　附子大者一枚，生用，去皮，破八片　干姜三两，强人可四两

上三味，以水三升，煮取一升二合，去滓，分温再服，其脉即出者愈。面色赤者，加葱九茎；腹中痛者，去葱，加芍药二两；呕者，加生姜二两；咽痛者，去芍药，加桔梗一两；利止，脉不出者，去桔梗，加人参二两。病皆与方相应者，乃服之。

【经典原文汇要】

1. 少阴病，下利清谷，里寒外热，手足厥逆，脉微欲绝，身反不恶寒，其人面色赤，或腹痛，或干呕，或咽痛，或利止，脉不出者，通脉四逆汤主之。

2. 下利清谷，里寒外热，汗出而厥者，通脉四逆汤主之。

【临床经验附识】

1. 四逆汤证，手足冷甚，脉欲绝，呕吐、腹泻或痢疾者。

2. 休克，脉微，肢冷，汗出者……

3. 下利止后，无脉者（加人参）。

4. 下利完谷，身体内冷，手足厥冷，脉微欲绝，反不恶寒，面色赤者（加葱），或腹痛者（加芍药），或干呕者（加生姜），或咽痛者（加桔梗），或利止而脉微者（加人参）。

5. 里寒外热，下利完谷，汗出而厥，脉浮大者。

6. 四逆汤证之剧者。

7. 四逆汤证，而有上冲者（加肉桂）。

8. 面赤，肢冷，阴证者（加葱白）。

9. 面赤，气短，烦躁不安，脉大无力，或寸盛尺虚者（加葱、人参）。

10. 本方证，脉沉细而数或浮大而数者（加童便、胆汁）。

11. 面赤，舌苔白且水滑者（加葱）。

12. 面赤，脉沉细或浮数而按之则散，或浮大满指而按之则无力者（加葱）。

13. 见脉微、苔润、神疲等四逆汤之各症，观反不恶寒而畏热汗出、面热如烘、面赤如醉、口疮龈肿、时发潮热、口干多饮，甚至饮冷则舒等假热之症状者（加童便、葱白）。

14. 见苔润、神疲等四逆汤之主证，现脉虚数或洪大无力甚或弦劲搏指等脉象者（加童便、胆汁）。

15. 舌苔干黑，指触之觉柔软者。

16. 舌无苔而发暗者。

17. 舌苔黑厚、干燥皲裂，甚则出血，腹力弱者。

18. 舌苔干燥皲裂，腹力弱者。

19. 唇干裂，腹力弱者。

20. 腹满，便秘，腹力弱者。

21. 急性热病便秘，服泻下剂不效者。

【前贤方论撷录】

《长沙方歌括》：阳气不能运行，宜四逆汤；元阳虚甚，宜附子汤；阴盛于下，格阳于上，宜白通汤；阴盛于内，格阳于外，宜通脉四逆汤。盖以生气既离，亡在顷刻，若以柔缓之甘草为君，岂能疾呼散阳而使返耶！故倍用干姜，而仍不减甘草者，恐散涣之余，不能当姜、附之猛，还借甘草以收全功也。若面赤者，虚阳上泛也，加葱白引阳气以下行；腹中痛者，脾络不和也，去葱加芍药以通脾络；呕者，胃气逆也，加生姜以宣逆气；咽痛者，少阴循经上逆也，去芍药之苦泄，加桔梗之开提；利止，脉不出者，谷气内虚，脉无所禀而生，去桔梗加人参以生脉。

八十八　白通汤

【方剂组成用法】

葱白四茎　干姜一两　附子一枚，生，去皮，破八片

上三味，以水三升，煮取一升，去滓，分温再服。

【经典原文汇要】

1. 少阴病，下利，白通汤主之。

2. 少阴病，下利，脉微者，与白通汤……

【临床经验附识】

1. 手足冷，恶寒，脉沉微，或面赤，或下利者。

2. 四逆汤证、干姜附子汤证，面赤者。

3. 面赤，脉沉微者。

4. 午后面赤，或发热，属真寒假热证者。

5. 下利，厥逆，脉微者。

6. 下利，腹痛，手足厥冷，或头痛者。

【前贤方论撷录】

《伤寒论类方》：干姜附子汤原方，加葱白四茎，煎服法照前。此专治少阴之利，用葱白所以通少阴之阳气。

八十九　白通加猪胆汁汤

【方剂组成用法】

葱白四茎　干姜一两　附子一枚，生，去皮，破八片　人尿五合　猪胆汁一合

上五味，以水三升，煮取一升，去滓，内胆汁、人尿，和令相得，分温再服。若无胆，亦可用。

【经典原文汇要】

少阴病，下利，脉微者，与白通汤。利不止，厥逆无脉，干呕、烦者，白通加猪胆汤主之。服汤，脉暴出者死，微续者生。

【临床经验附识】

1. 发热，恶寒，手足冷，面红者。

2. 发热，脉洪数，手足冷，面红者。

3. 下利，厥逆，脉微，干呕，烦躁者。

4. 下利，腹痛，手足厥冷，无脉，呕而烦者。

5. 夏季的急性吐泻病，心下痞满，烦躁，脉微或无脉者。

6. 吐泻后，面色不佳，手足厥冷者。

7. 剧烈吐泻之后，面不觉冷，但却手足寒冷，心下满，烦躁，脉微或无脉者。

8. 白通汤证，厥逆无脉者。

【前贤方论撷录】

《伤寒论条辨》：热药治寒，寒甚者，格拒而不入，汤不为用，反争而逆乱也。人尿性寒，胆汁溦寒，以为向导者，经曰逆者从之，此之谓也。

《伤寒论疏义》：人尿、猪胆咸苦寒之物，并以通阳滋阴，盖白通汤乃辛热纯阳之剂。若无阴以和之，恐垂绝之阴不免为之劫夺。方龙潭曰：童便能使阴与阳合，血气和平（《本草汇言》引）亦是意也。

九十　真武汤

【方剂组成用法】

茯苓三两　芍药三两　生姜，切三两　白术二两　附子一枚，炮，去皮，破八片

上五味，以水八升，煮取三升，去滓。温服七合，日三服。若咳者，加五味子半升，细辛一两，干姜一两；若小便利者，去茯苓；若下利者，去芍药，加干姜二两；若呕者，去附子，加生姜，足前成半斤。

【经典原文汇要】

1. 太阳病，发汗，汗出不解，其人仍发热，心下悸，头眩，身瞤动，振振欲擗地者，真武汤主之。

2. 少阴病，二三日不已，至四五日，腹痛，小便不利，四肢沉重疼痛，自下利者，此为有水气，其人或咳，或小便利，或下利，或呕者，真武汤主之。

【临床经验附识】

1. 低血压，属阴证者。

2. 高血压，但欲寐者，或振振欲擗地，阴证者。

3. 脉沉微，或浮弱，倦怠，手足易冷，腹软满而凉，心下悸，或身瞤动，或肢振颤，或头昏沉，或食欲不振，或渴，或失眠，或抑郁，或淋，或水肿，或腹泻（去芍药加干姜），或小便不利，或荨麻疹，或湿疹，或带状疱疹，或瘙痒，或手足汗出，或目赤，或盗汗者……

4. 发热，属阴证者。

5. 皮肤瘙痒症，属阴证者。

6. 眩晕，属阳虚证者。

7. 咽干口渴，属阴证者。

8. 儿童遗尿，属虚寒证者。

9. 眩晕，心下悸，身颤，行则欲倒地者。

10. 舌干燥，舌苔黑，口中有津液，发热，头眩，手足振振，或下利，审之属阴证者。

11. 失眠，属阳虚证者。

12. 眩晕，脉弱者、弦者、沉伏者。

13. 嗜睡，脉无力者。

14. 口渴甚，高热，脉洪大，审之舌苔滑而非白虎加人参汤证者。

15. 下腹膨满，小便不利，属阴证者。

16. 体温高，尿色淡，尿量多者。

17. 心下至少腹正中线如箸，里寒虚夹水气证者。

18. 手足厥冷，倦怠，下肢水肿，脉沉弱或浮弱者。

19. 内耳眩晕症，阴证者。

20. 手足冷而恶寒，每遇寒冷则腹痛、下利者。

21. 头昏沉，只想睡，睡不着，目朦胧，脉弱者。

22. 头晕，身体疲弱，走路身晃动欲倒地者。

23. 冬季皮肤瘙痒症，属阴证者。

24. 带状疱疹，疼痛日久不止，属阴证者。

25. 湿疹，渗出液稀薄，属阴证者。

26. 腹软弱，时腹满，脉沉弱或迟小或浮弱而迟者。

27. 下利，水样便，无里急后重，在排便前往往发生腹痛者。

28. 下利，虚寒证，而尿少者。

29. 眩晕，属虚寒证者。

30. 肌肉跳动、搐搦，属虚寒证者。

31. 皮肤病，分泌物稀薄量多，眩晕，动悸，属阴证者。

32. 眩晕，似阳证，然与阳证方不效者，改用此方。

33. 心血管功能不全，心悸亢进，小便不利，咳嗽，水肿，面苍白，手足冷，脉沉紧无力，血压低者（加麦门冬、人参、五味子）。

34. 发热不已，口唇焦，脉数，舌苔黄腻而润滑者。

35. 牙赤发热，汗出抽掣，属阴证者（加白芷、细辛）。

36. 头摇，面白少神者。

37. 唇红肿，渴，属阴证者。

38. 耳聋目盲，属阴证者（合苓桂术甘汤）。

39. 临风流泪，属阴证者（合苓桂术甘汤）。

40. 白内障，属阴证者（合苓桂术甘汤）。

41. 阴肿，属阴证者（加小茴香）。

42. 牙痛，属阴证者（加细辛、白芷）。

43. 癃闭，属阴证者。

44. 头沉重，脉伏者（合苓桂味甘汤）。

45. 头沉重，似痛非痛，似晕非晕，脉伏者（合苓桂味甘汤）。

46. 腹软，而时晃晃然欲仆地者。

47. 麻黄细辛附子汤证或麻黄附子甘草汤证，而有下利、腹痛者。

48. 头晕心悸，下肢水肿，脉沉或弦者。

49. 发热，恶寒，头晕，脉微弱者。

50. 体弱，面色不好，行走时有欲摔倒摇晃感者。

51. 体弱，走路觉头晕目眩、身晃动不稳，下利者。

52. 小便困难，虚弱体质，腹力软弱者。

53. 慢性腹泻，面色不佳，怕冷，腹力弱者（去芍药加干姜）。

54. 腹无力，心下悸，身瞤动者。

55. 舌苔黑，舌湿润者。

56. 眩晕，但欲寐，寒证，体质弱者。

57. 足热，阳虚夹水气者。

58. 头晕目眩，脉促，属阴证者。

59. 手足汗出，见阳脉，然服治疗阳证方剂不效者。

60. 易饥，属阴证者。

61. 内生虚寒，小便不利，腹中痛，四肢冷者。

62. 口干，不渴，属阴证者。

63. 舌大且软，舌转自如，瞠若无言，纳食于口中而不知，腹力中等以下者。

64. 舌黑无苔，舌面有黏液湿润者。

65. 发热，便秘，腹力弱者。

66. 痢疾或结肠炎，里急后重而微出脓血便则后重遂止，腹力中等以下者。

67. 壮热，谵语，便秘，口舌干燥，与承气汤而病状反加剧者。

68. 手颤，阴证者（加厚朴）。

69. 头颤，阴证者（加厚朴）。

【前贤方论撷录】

《医宗金鉴》：小青龙汤，治表不解，有水气，中外皆寒实之病也；真武汤，治表已解，有水气，中外皆寒虚之病也。真武者，北方司水之神也，以之名汤者，赖以镇水之义也。夫人一身制水者，脾也；主水者，肾也；肾为胃关，聚水而从其类者。倘肾中无阳，则脾之枢机虽运，而肾之关门不开，水虽欲行，孰为之主，故水无主制，泛溢妄行而有是证也。用附子之辛热，壮肾之元阳，而水有所主矣；白术之苦燥，建立中土，而水有所制矣；生姜之辛散，佐附子以补阳，温中有散水之意；茯苓之淡渗，佐白术以健土，制水之中有利水之道焉。而尤妙在芍药之酸敛，加于制水、主水药中，一以泻水，使子盗母虚，得免妄行之患；一以敛阳，使归根于阴，更无飞跃之虞。孰谓寒阴之品，无益于阳乎？而昧者不知承制之理，论中误服青龙发汗亡阳，用此汤者，亦此义也。然下利减芍药者，以其阳不外散也；加干姜者，以其温中胜寒也。水寒伤肺则咳，加细辛、干姜者，散水寒也。加五味子者，收肺气也。小便利者去茯苓，以其虽寒而水不能停也。呕者，去附子倍生姜，以其病非下焦，水停于胃也。所以不须温肾以行水，只当温胃以散水。佐生姜者，功能止呕也。

《订正仲景全书伤寒论注》：白通、通脉、真武皆为少阴下利而设。白通四证，附子皆生用，惟真武一证熟用者，盖附子生用则温经散寒，炮熟则温中去饮。白通诸汤以通阳为重，真武汤以益阳为先，故用药有轻重之殊。干姜能佐生附以温经，生姜能资熟附以散饮也。

《伤寒论疏义》：此方为少阴温里制水而设，乃附子汤去人参加生姜者，生姜辛温佐熟附子以宣发水气也。

九十一　附子汤

【方剂组成用法】

附子二枚，炮，去皮，破八片　茯苓三两　人参二两　白术四两　芍药三两

上五味，以水八升，煮取三升，去滓，温服一升，日三服。

【经典原文汇要】

1. 少阴病，得之一二日，口中和，其背恶寒者，当灸之，附子汤主之。

2. 少阴病，身体痛，手足寒，骨节痛，脉沉者，附子汤主之。

3. 妇人怀娠六七月，脉弦发热，其胎愈胀，腹痛恶寒者，少腹如扇，所以然者，子脏开故也，当以附子汤温其脏。

【临床经验附识】

1. 脉沉，倦怠，背恶寒或身恶寒而口中和者。

2. 下腹大、胀、痛、有冷感，或发热恶寒者。

3. 手足冷，骨节痛，属阴证者。

4. 腰背痛，属阴证者。

5. 身体痛，小便不利，心下悸或痞硬者，或水肿者。

6. 脉微细，但欲寐，口中和，背恶寒者。

7. 真武汤证，而有神经痛、风湿痛者。

8. 水肿，背恶寒，或身体痛，脉沉者。

9. 风湿或神经痛，身体冷，背部有手掌大的寒冷部位，虚寒证者。

10. 虚疲，少腹中冷，腰背沉重，四肢冷清，小便不利，大便鸭溏，气惙力弱者。

【前贤方论撷录】

《伤寒原方发明》：附子汤取为少阴中直捷中正之方，盖阴邪稍缓即变热，而为上下攻冲之证，便须曲为斟量回护，若但背恶寒，乃阳弱阴胜之常，所谓无热恶

寒，发于阴也，更口中和则与咽干烦渴者异矣。故灸之而又以汤温补其中，若身体疼痛、手足寒、骨节痛、脉沉，亦寒邪内中之本证，故亦以此汤温补之，而无所回护，取附子、茯苓，下温其经，不用干姜之刚燥，更以芍药监之，而附力乃更柔缓，且以参、术，徐培其中土，而附特为镇摄之主，羽扇纶巾，难以状其从容决胜之度矣。

九十二　桃花汤

【方剂组成用法】

赤石脂一斤，一半全用，一半筛末　干姜一两　粳米一升

上三味，以水七升，煮米令熟，去滓，温服七合，内赤石脂末方寸匕，日三服，若一服愈，余勿服。

【经典原文汇要】

1. 少阴病，下利，便脓血者，桃花汤主之。

2. 少阴病，二三日至四五日，腹痛，小便不利，下利不止，便脓血者，桃花汤主之。

【临床经验附识】

1. 腹泻或痢疾久久不愈，或便黏液、血便、脓血，无里急后重，不发热，腹部软弱者，或腹痛，或倦怠，或小便不利者……

2. 痢疾日久不止，热已退，腹痛，脉迟弱或微细，腹无压痛者。

3. 内痔便血，属阴证者。

4. 较赤石脂禹余粮汤证为寒者。

5. 便血，属虚寒证者。

6. 慢性肠炎、结肠炎，大便滑泻。属虚寒证者。

7. 带下，属虚寒证者（加龙骨、牡蛎）。

8. 便脓血色黯而不鲜，脉微细，神气静而腹喜就温，如腹痛，按之反止而喜按者。

9. 本方证，下腹按痛者（合桂枝加芍药汤）。

10. 下利便脓血，属里寒虚证者。

11. 脱肛，属里寒虚证者（加升麻）。

12. 疮疡，阴证者（外敷）。

【前贤方论撷录】

《伤寒贯珠集》：少阴病，下利便脓血者，藏病在阴，而寒复伤血也。血伤故腹痛，阴病故小便不利，与阳经挟热下利不同。故以赤石脂理血固脱，干姜温里散寒，粳米安中益气。

九十三　黄连阿胶汤

【方剂组成用法】

黄连四两　黄芩二两　芍药二两　鸡子黄二枚　阿胶三两，一云三挺

上五味，以水六升，先煮三物，取二升，去滓，内胶烊尽，小冷，内鸡子黄，搅令相得，温服七合，日三服。

【经典原文汇要】

少阴病，得之二三日以上，心中烦，不得卧，黄连阿胶汤主之。

【临床经验附识】

1. 阴虚内热证，津液枯燥，心中烦，失眠，或发热、神昏，舌绛无苔，脉或数或微细，或头昏眼花，或痿者……

2. 皮肤病，面潮红，头昏，瘙痒甚，失眠，皮损部位红而干燥，有落屑者（加薏苡仁）。

3. 失眠，阴虚火盛者。

4. 红斑狼疮之阳证者（加秦艽、漏芦）。

5. 有热，心中痞烦而失眠者。

6. 心肌炎，舌红脉数者。

7. 下利便脓血、月经过多等，舌红脉数者。

8. 发热，谵语，便秘，属里热虚证者。

9. 银屑病，患部发红而干燥者。

10. 发热，谵语，心中烦，舌红无苔者。

11. 吐血、咯血，心烦不眠，手足烦热，属虚热证者。

12. 牙龈出血，属火盛血虚者。

13. 舌质深红，或舌体糜烂、裂纹，舌面干而少泽，或呈镜面舌，或花剥苔，唇红，咽红，脉多细微者。

14. 手足颤抖，舌质红无苔或苔少花剥，脉数者。

15. 耳聋，舌赤苔剥，脉数者。

16. 口燥咽干，神倦欲眠，口舌绛赤无苔者。

17. 舌绛不鲜，干枯而萎。

18. 诸皮肤病皮疹红赤、干燥、脱屑，瘙痒，心烦，夜不能痳者（加薏苡仁）。

19. 失眠，属阴虚火亢者。

20. 内科出血缺血性疾病而伴有失眠，属阳证者。

21. 妇科崩漏伴有失眠，属阳证者。

22. 泻心汤证，而体质虚弱者。

23. 大黄黄连泻心汤证，而体质虚弱者。

24. 便脓血，虚烦心悸不得眠，手足烦热者。

25. 烦热，坐卧不安，时下利纯血如鸡鸭肝者。

26. 痢下纯血，日数十行，羸瘦如柴，心中不安，腹中绞急，痛如刀刺，腹无抵抗者。

27. 下利便脓血，属里热虚证者。

28. 肢冷，面潮红，舌质绛，脉细数者。

29. 笑不止，面潮红，舌红无苔，脉细数者。

【前贤方论撷录】

《伤寒论疏义》：芩、连清肃泻热；芍药、阿胶、鸡子黄三味，以润燥补中。盖清凉润补相兼，斯为水升火降，乃可滋阴和阳也。

九十四　麻黄细辛附子汤

【方剂组成用法】

麻黄二两，去节　细辛二两　附子一枚，炮，去皮，破八片

上三味，以水一斗，先煮麻黄，减二升，去上沫，内

诸药，煮取三升，去滓。温服一升，日三服。

【经典原文汇要】

少阴病，始得之，反发热，脉沉者，麻黄细辛附子汤主之。

【临床经验附识】

1. 脉沉，或沉紧，无汗，恶寒，或发热，或喘、咳，或鼻塞、流涕，或咽痛，或头项强痛，或身痛，或暴聋，或暴哑，或暴盲，或咽喉疼痛，或乏力，或欲寐，或背恶寒，或水肿，或声音嘶哑，或嗜睡者……

2. 心动过缓（合四逆汤）。

3. 眼目疼痛，风泪不止，赤脉怒张，云翳等，属阴证者。

4. 鼻塞，脉沉者（浮紧者，随证选用葛根汤或麻黄汤）。

5. 病态窦房结综合征，无汗者。

6. 过敏性鼻炎，属表阴寒实证者。

7. 头冷，头痛如裹，属表阴寒实证者。

8. 眼病，脉沉弱者。

9. 鼻炎、过敏性鼻炎，属阴证者。

10. 咳嗽，背恶寒，吐痰稀薄，脉沉者。

11. 嗜睡，脉沉者。

12. 毒瘾，脉沉者。

13. 面神经麻痹，脉沉者。

14. 咽炎、喉炎，脉沉者。

15. 脱疽，脉沉者。

16. 脊柱上连巅顶绵绵作痛，脉沉者。

17. 煎取汤漱口治牙痛。

18. 皮肤病，脉沉、无汗、舌苔滑者（如头眩、欲擗地者，合真武汤）。

19. 男性性功能低下，属寒实证者。

20. 体力弱者，感冒，咳嗽，咽喉痛，无阳证者。

21. 喉痛，咳嗽，背中冷感甚，属阴证者。

22. 老人久咳，身体冷，疲倦，属阴证者。

23. 虚寒证感冒，背部恶寒，无汗者。

24. 哮喘，胸闷，嗜睡，恶寒，脉沉者。

25. 感冒、流行性感冒，脉沉，但欲寐者。

【前贤方论撷录】

《尚论篇》：脉沉为在里，证见少阴，不当复有外热，若发热者，乃是少阴之表邪，即当行表解之法也。但三阴之表法，与三阳迥异，三阴必以温经之药为表，而少阴尤为紧关，故麻黄与附子合用，俾外邪出而真阳不出，才是少阴表法之正也。

《伤寒附翼》：少阴之发热而脉沉者，必于表剂中加附子，以预固其里。

《伤寒论识》：此少阴温发之主方。盖以邪在表，不在里，故用麻黄以发之；以其本阴而表寒，故用附子以温之；细辛辛散，用之以为佐，诚为少阴表法之正治也。

九十五　麻黄附子甘草汤

【方剂组成用法】

麻黄二两，去节　甘草二两，炙　附子一枚，炮，去皮，破八片

上三味，以水七升，先煮麻黄一二沸，去上沫，内诸药，煮取三升，去滓。温服一升，日三服。

【经典原文汇要】

少阴病，得之二三日，麻黄附子甘草汤微发汗，以二三日无证，故微发汗也。

【临床经验附识】

1. 脉微细，但欲寐，恶寒，身体疲软无力，或咳，或喘，或鼻塞流涕，无里证者。

2. 水肿，脉沉者。

3. 脉沉，发热（高热或低热），恶寒，乏力，属表阴证者（如是里阴证，用真武汤）。

4. 麻黄附子细辛汤证，而较麻黄附子细辛汤证证情轻缓者。

5. 水肿，恶寒或背恶寒，脉沉者。

6. 发热，恶寒，或头痛，水肿，脉沉者。

7. 遗尿，舌质淡，苔白，脉沉者。

8. 过敏性鼻炎（合苓桂术甘汤）。

【前贤方论撷录】

《绛雪园古方选注》：少阴无里症，欲发汗者，当以熟附固肾，不使麻黄深入肾经劫液为汗。更妙在甘草缓麻黄，于中焦取水谷之津为汗，则内不伤阴，邪从表解，必无过汗亡阳之虑矣。

《伤寒论识》：麻黄配细辛，乃发汗之重剂；麻黄配甘草，乃发汗之轻剂。

九十六　四逆散

【方剂组成用法】

甘草，炙　枳实，破，水渍，炙干　柴胡　芍药

上四味，各十分，捣筛，白饮和服方寸匕，日三服。咳者，加五味子、干姜各五分，并主下利。悸者，加桂枝五分。小便不利者，加茯苓五分。腹中痛者，加附子一枚，炮令坼。泄利下重者，先以水五升，煮薤白三升，煮取三升，去滓，以散三方寸匕，内汤中，煮取一升半，分温再服。

【经典原文汇要】

少阴病，四逆，其人或咳，或悸，或小便不利，或腹中痛，或泄利下重者，四逆散主之。

【临床经验附识】

1. 低血压，属阳证者（作汤服）。

2. 胸胁苦满，上腹部之腹直肌拘急，按之无抵抗（大柴胡汤亦治此证而按之有抵抗），或腹痛，或四肢冷，或乏力，或纳差，或失眠，或易怒，或腰痛，或阳痿者……

3. 手足冷，口苦者，或咽干者。

4. 胆结石之胆绞痛者（加金钱草、郁金、鸡内金）。

5. 左胁痛（加川芎、香附、陈皮）。

6. 肺癌，胸疼痛或胸背疼痛者（加川芎、香附、陈皮、山慈菇）。

7. 似大柴胡汤的腹证，心下部坚硬紧张，但不甚充实者。

8. 柴胡汤证，而手足冷者。

9. 上腹部腹直肌拘急，或手足冷，或眩晕者……

10. 月经前乳房胀痛者（合桂枝茯苓丸）。

11. 四肢冷，腹直肌拘急者。

12. 急性乳腺炎（加青皮、丹皮、天花粉）。

13. 带状疱疹后遗神经痛（加桔梗、川芎、荆芥、防风）。

14. 肾绞痛（合大黄附子汤）。

15. 胆绞痛（合大黄附子汤）。

16. 下利，手足冷，脉弦者（加薤白）。

17. 柴胡桂枝汤证，而手足冷者。

18. 鼻疾，胸胁苦满，腹肌紧张者（加辛夷、川芎）。

19. 胸胁苦满，上腹直肌紧张，腹力较大柴胡汤证为弱者。

20. 眩晕，腰痛，不欲食，倦怠，嗜睡，脉弦者。

21. 两胁下痛，痛引少腹迫急者。

22. 乳房增大（加王不留行）。

【前贤方论撷录】

《伤寒附翼》：厥冷四逆，有寒热之分，胃阳不敷于四肢为寒厥；阳邪内扰于阴分为热厥，然四肢不温，故厥者必利，先审泄利之寒热，而四逆之寒热判矣。下利清谷为寒，当用姜、附壮元阳之本；泄泻下重为热，故用白芍、枳实酸苦涌泄之品以清之……更用柴胡之苦平者，以升散之，令阴火得以四达；佐甘草之甘凉以缓其下重，合而为散，散其实热也。用白饮和服，中气和而四肢之阴阳自接，三焦之热自平矣。

《伤寒论集注》：四逆不必尽属阳虚，亦有土气郁结，胃气不舒而为四逆之证……故方中用柴胡、炙草和中而达外，枳实宣达胃土，芍药疏通经脉。……咳者加五味子、干姜温敛肺气，并主下利者，干姜能温而味子能敛也。悸者加桂枝以保心气；小便不利者加茯苓以疏通；腹中痛者加附子以温阴湿之土；泄利下重者加薤白以启陷下之阳。

九十七　猪肤汤

【方剂组成用法】

猪肤一斤

上一味，以水一斗，煮取五升，去滓，加白蜜一升，白粉五合，熬香，和令相得，温分六服。

【经典原文汇要】

少阴病，下利，咽痛，胸满，心烦，猪肤汤主之。

【临床经验附识】

1. 下利，咽痛，胸满，心烦，而腹无按痛与抵抗者。

2. 咽痛，属阴虚证者。

3. 喑哑，脉细数者。

4. 血小板减少性疾病，脉虚数者。

5. 盆血，脉虚数者。

【前贤方论撷录】

《伤寒附翼》：咽痛、胸满、心烦者，因阴并于下，而阳并于上承。不上承于心火，不下交于肾，此未济之象。猪为水畜，而津液在肤，取其肤以治上焦虚浮之火，合白蜜、花粉之甘，泻心润肺而和脾，滋化源，培母气，水升火降，上热下行，虚阳得归其部，不治利而利自止矣。

九十八　甘草汤

【方剂组成用法】

甘草二两

上一味，以水三升，煮取一升半，去滓，温服七合，日二服。

【经典原文汇要】

少阴病，二三日，咽痛者，可与甘草汤……

【临床经验附识】

1. 腹剧痛，腹直肌紧张如板者。

2. 任何部位之疼痛、急迫者。

3. 服吐下剂，未得快吐下，恶心腹痛，烦闷者。

4. 咽痛，无发热，属阳证者。

5. 咽痛、腹痛、痔痛、四肢痛等，其状急迫者。

6. 痔疮、脱肛、甲沟炎等疼痛甚者，以本方浓煎液用布浸敷疼痛部位。

7. 研粉外涂，疗竹木等刺痛。

8. 外洗汤火伤。

9. 研粉涂，疗外伤出血。

10. 外洗，疗脱肛疼痛。

11. 外洗，疗痔核疼痛。

12. 外洗，疗皮肤疮疡疼痛。

13. 外洗，疗阴肿痛或痒，或糜烂。

14. 含漱治口腔黏膜溃疡疼痛。

15. 外洗，疗外阴、肛周之剧烈瘙痒。

16. 外洗，疗水火烫伤之水疮、糜烂、疼痛。

17. 声哑。

18. 排尿痛，非柴胡汤证、桃核承气汤证、猪苓汤证者。

19. 肾上腺皮质功能减退症，非寒证者。

20. 胃与十二指肠溃疡疼痛（加白芷、海螵蛸、延胡索）。

21. 但瘦，无他苦者。

22. 药物中毒引起的再生障碍性贫血、白血病。

【前贤方论撷录】

《伤寒发微》：但用生甘草一味，盖生甘草能清热而解毒，胃热上蒸，血分郁久成毒，若疮疡然，痈久则溃烂随之矣。仲师用甘草汤，盖先于未成咽疮时。

九十九　桔梗汤

【方剂组成用法】

桔梗一两　甘草二两

上二味，以水三升，煮取一升，去滓，温分再服。

【经典原文汇要】

1. 少阴病，二三日，咽痛者，可与甘草汤。不差者，与桔梗汤。

2. 咳而胸满，振寒脉数，咽干不渴，时出浊唾腥臭，久久吐脓如米粥者，为肺痈，桔梗汤主之。

【临床经验附识】

1. 咽痛较甘草汤证重者。

2. 咽喉红痛者。

3. 吐脓痰者。

4. 各部位之肿，有脓者。

5. 吐脓、气味腥臭，咳嗽，胸满，振寒，发热，咽干，脉数者。

6. 稠痰、黏痰、脓痰，排出不畅，甚至胶黏难咳。
7. 扁桃腺炎，咽痛，无发热者，属阳证者。
8. 黄色脓样带下（加海螵蛸）。
9. 吐咯黏痰如脓者。
10. 肺痈咳吐脓痰，或胸痛者。
11. 甘草汤证，而有脓或黏痰者。
12. 咳吐浊痰，咽痛或胸痛者。
13. 乳房痛。

【前贤方论撷录】

《伤寒贯珠集》：其甚而不瘥者，则必以辛发之，而以甘缓之，甘草、桔梗，甘辛合用，而甘胜于辛，治阴虚客热。

一百　半夏苦酒汤

【方剂组成用法】

半夏，洗，破如枣核十四枚　鸡子一枚，去黄，内上苦酒，着鸡子壳中

上二味，内半夏着苦酒中，以鸡子壳置刀环中，安火上，令三沸，去滓，少少含咽之。不差，更作三剂。

【经典原文汇要】

少阴病，咽中伤，生疮，不能语言，声不出者，苦酒汤

主之。

【临床经验附识】

1. 咽部生疮，不能语言者。

2. 失音（咽喉哑，发不出声）。

3. 咽肿，咽喉生物，或咽烂，甚则失音者。

4. 声带息肉。

5. 慢性咽炎。

6. 声带麻痹。

7. 咽中干痛，声哑者。

8. 咽喉溃疡，咽痛声哑者。

【前贤方论撷录】

《伤寒悬解》：苦酒散结而消肿；半夏降逆而驱浊；鸡子白清肺而发声也。

一百零一　半夏散及汤

【方剂组成用法】

半夏，洗　桂枝，去皮　甘草，炙

上三味，等分，各别捣筛已，合治之。白饮和服方寸匕，日三服。若不能散服者，以水一升，煎七沸，内散两方寸匕，更煮三沸，下火令小冷，少少咽之。半夏有毒，不当散服。

【经典原文汇要】

少阴病，咽中痛，半夏散及汤主之。

【临床经验附识】

1. 咽中痛，疼痛严重者。
2. 咽喉肿痛严重者。
3. 如甘草汤、桔梗汤之证，而证情较剧者。
4. 急性扁桃体炎初期咽痛甚者。
5. 咽喉痛甚，而发热恶寒者。
6. 声哑、嘶哑。
7. 失音。

【前贤方论撷录】

《绛雪园古方选注》：半夏散，咽痛能咽者，用散；不能咽者，用汤。

《伤寒悬解》：浊阴上逆冲击咽喉，因而作痛，半夏、桂枝，降其冲气；甘草缓其迫急也。

一百零二　乌梅丸

【方剂组成用法】

乌梅三百枚　细辛六两　干姜十两　黄连十六两　当归四两　附子六两，炮，去皮　蜀椒四两，出汗　桂枝六两，去皮　人参六两　黄柏六两

上十味，异捣筛，合治之，以苦酒渍乌梅一宿，去

核，蒸之五斗米下，饭熟捣成泥，和药令相得，内臼中，与蜜杵二千下，丸如梧桐子大。先食饮服十丸，日三服，稍加至二十丸。禁生冷、滑物、臭食等。

【经典原文汇要】

伤寒，脉微而厥，至七八日，肤冷，其人躁，无暂安时者，此为脏厥，非蛔厥也。蛔厥者，其人当吐蛔。今病者静，而复时烦者，此为脏寒。蛔上入其膈，故烦，须臾复止，得食而呕，又烦者，蛔闻食臭出，其人常自吐蛔。蛔厥者，乌梅丸主之。又主久利。

【临床经验附识】

1. 脉弦、按之无力，手足冷，或往来寒热，或头痛，或乏力，或纳差，或易饥，或渴，或心中疼热者……

2. 巅顶痛，属寒热错杂证者。

3. 饥则心动悸，属寒热错杂证者。

4. 心肌炎，时饥者。

5. 泛酸（吐酸、吞酸）。

6. 阴阳易。

7. 久痢，属寒热错杂证者。

8. 肠道蛔虫病。

9. 肠息肉。

10. 睾丸肿痛，属寒热错杂证者。

11. 舌赤少苔，脉沉微，四肢厥逆，或消渴，或不欲食，或吐蛔，或腹泻，或神昏，或谵语，或昏厥者……

12. 妊娠恶阻，属寒热错杂证者。

13. 蛔虫所引起的呕吐。
14. 妊娠恶阻，吐蛔虫者。
15. 妊娠恶阻，时常如有蛔虫上及咽喉者。
16. 上半身热而下半身冷，心下刺痛者。
17. 因蛔虫而阵发性腹痛、烦躁、手足厥冷者。
18. 心下痞硬，胃痛，易饥，食反流者。
19. 胆道蛔虫病。
20. 胆道鞭毛虫病。
21. 厥逆，烦躁，腹痛、呕吐时缓时作者。
22. 易饥，消渴，属厥阴病里寒热错杂证者。

【前贤方论撷录】

《伤寒论本旨》：乌梅丸为厥阴正治之主方也，木邪肆横，中土必困，故以辛热甘温，助脾胃之阳，而重用酸以平肝，佐苦寒泻火。

一百零三　干姜黄芩黄连人参汤

【方剂组成用法】

干姜　黄芩　黄连　人参各三两

上四味，以水六升，煮取二升，去滓，分温再服。

【经典原文汇要】

伤寒本自寒下，医复吐下之，寒格，更逆吐下，若食入口即吐，干姜黄芩黄连人参汤主之。

【临床经验附识】

1. 食入口即吐，属寒热错杂证者。

2. 吐逆，不受食而下利者。

3. 饥而不能食，食则吐者。

4. 目赤，手足厥冷，属上热下寒证者。

5. 食入口即吐，心下痞硬者。

【前贤方论撷录】

《伤寒悬解》：若食方入口即吐者，是中脘虚寒而上焦有热，宜干姜黄连黄芩人参汤。干姜、人参，温补中脘之虚寒；黄连、黄芩，清泄上焦之虚热也。

《伤寒论章句》：干姜黄连黄芩人参汤，调和上下，开格降逆之方也。……上热下寒，所以不和者，中格之也。方用干姜治其本寒；芩、连清其火逆；人参力能调和上下；且干姜能开，芩、连能降，苦辛合化，而格平矣。

一百零四　麻黄升麻汤

【方剂组成用法】

麻黄二两半，去节　升麻一两一分　当归一两一分　知母十八铢　黄芩十八铢　葳蕤十八铢，一作菖蒲　芍药六铢　天门冬六铢，去心　桂枝六铢，去皮　茯苓六铢　甘草六铢，炙　石膏六铢，碎，绵裹　白术六铢　干姜六铢上十四味，以水一斗，先煮麻黄一二沸，去上沫，内诸药，煮取三升，去滓，分温三服。相去如饮三斗米顷，令尽，汗出，愈。

【经典原文汇要】

伤寒六七日，大下后，寸脉沉而迟，手足厥逆，下部脉不至，喉咽不利，唾脓血，泄利不止者，为难治。麻黄升麻汤主之。

【临床经验附识】

1. 寸脉沉而迟，手足厥逆，下部脉不至，咽喉不利，唾脓血，泄利不止，属表里寒热错杂证者。

2. 升麻鳖甲汤证，兼有表证者。

3. 流行性出血热，属表里寒热错杂证者。

4. 鼻咽癌、咽喉癌、肺癌，属寒热错杂证者（加白花蛇舌草、白英）。

5. 肺结核、肺脓肿，属表里寒热错杂证者。

6. 急慢性扁桃腺炎，属表里寒热错杂证者。

7. 支气管扩张，咳血，属寒热错杂证者。

8. 肺癌，咳唾脓血，属厥阴病表里寒热错杂证者（加白花蛇舌草、白英）。

9. 肠癌，泄利便脓血，属厥阴病表里寒热错杂证者（加白头翁）。

10. 升麻鳖甲汤证，或喘或咳者。

11. 升麻鳖甲汤证，而寸脉沉迟、手足厥逆或咽喉不利或泄利者。

12. 咳唾血，而喉中如有水鸡声者。

13. 桔梗汤证之唾脓血，属表里寒热错杂证者。

14. 桂枝加芍药生姜各一两人参三两新加汤证，而喉咽不利、唾脓血、下利者。

15. 射干麻黄汤证，而唾脓血者。

16. 喘鸣，属厥阴病表里阴阳寒热错杂证者。

17. 急慢性乳腺炎，属表里寒热错杂证者。

18. 乳腺增生，属寒热错杂证者（加山慈菇）。

19. 脱肛，属寒热错杂证者。

20. 痔疮，属厥阴病表里阴阳寒热错杂证者。

21. 本方证，而舌有瘀斑者（合抵当汤）。

22. 本方证，而心下痞坚、杵状指者（合木防己汤）。

23. 发热恶寒，头痛，胸闷咳喘，咽痛口渴，痰黄带血，肠鸣腹痛，大便溏，脉寸大、关尺迟缓或细弱者。

【前贤方论撷录】

《伤寒贯珠集》：麻黄升麻汤，合补泻寒热为剂，使相助而不相悖，庶几各行其事，而并呈其效。方用麻黄、升麻，所以引阳气发阳邪也；而得当归、知母、葳蕤、天冬之润，则肺气已滋，而不蒙其发越之害矣；桂枝、干姜，所以通脉止厥也，而得黄芩、石膏之寒，则中气已和，而不被其燥热之烈矣；其芍药、甘草、茯苓、白术，则不特止其泄利，抑以安中益气，以为通上下和阴阳之用耳。

一百零五　当归四逆汤

【方剂组成用法】

当归三两　桂枝三两，去皮　芍药三两　细辛三两　甘草二两，炙　通草二两　大枣二十五枚，擘，一法十二枚

上七味，以水八升，煮取三升，去滓，温服一升，日三服。

【经典原文汇要】

手足厥寒，脉细欲绝者，当归四逆汤主之。

【临床经验附识】

1. 手足厥寒，脉微细者。

2. 脑血管病，手足冷，脉无力者（随证加味）。

3. 泌尿系统疾病，属阴证者。

4. 冻疮痒痛。

5. 雷诺病之手苍白者。

6. 雷诺病之手暗紫者（加芎䓖、桃仁、红花）。

7. 硬皮病（加重方中细辛剂量）。

8. 冻疮红肿。

9. 疝痛，腹部虚满，腹直肌紧张，腹表虽有抵抗而按压则无抵抗力者。

10. 下腹部疼痛，而波及腰部、下肢等处，属虚寒证者。

11. 下腹痛，向腹股沟部或腰部放散，手足冷，脉沉弱者。

12. 夏季肢体冷，脉沉微者（合四逆汤）。

13. 糖尿病坏疽（合抵当汤）。

14. 心脏衰竭，手足冷，脉细欲绝，甚者烦躁欲死，或水肿者（剂量要大）。

15. 桂枝汤证，而手足冷者。

16. 各种皮肤病，而有脉细及手足冷、麻木，或疼痛，或青紫、发绀等末梢循环不良见症者。

17. 红斑性肢痛，见桂枝汤证而复手足逆冷者。

18. 伤口久不愈合。

19. 褥疮。

20. 阳虚证便秘（合四逆汤）。

21. 小便不利，脉细，手足厥逆者。

22. 水肿，脉细者。

23. 淋家，脉微细，手足厥逆者。

24. 慢性骨髓炎（合抵当汤）。

【前贤方论撷录】

《医方考》：手足厥寒，则阳气外虚，不温四末。脉细欲绝，则阴血内弱，脉行不利，阳气外虚。故用桂枝、细辛以温其表；阴血内弱，故用当归、芍药以调其里；通草通其阴阳；大枣、甘草和其营卫。

一百零六　当归四逆加吴茱萸生姜汤

【方剂组成用法】

当归三两　芍药三两　甘草二两，炙　通草二两　桂枝三两，去皮　细辛三两　生姜半斤，切　吴茱萸二升　大枣二十五枚，擘

上九味，以水六升，清酒六升合，煮取五升，去滓，温分五服（一方，水酒各四升）。

【经典原文汇要】

若其人内有久寒者，宜当归四逆加吴茱萸生姜汤。

【临床经验附识】

1. 下肢溃疡，其脉沉小者（合芍药甘草汤）。

2. 脉微小欲绝，手足厥寒，或血压高，或脑梗死，或头痛，或泛酸，或呕逆，或嗳气，或腹满，或胸中闷满，或腰腹痛（腹无按痛，或有按痛但无抵抗），或腹软，或腹拘急，或下腹痛，或腰痛，或背痛，或四肢痛，或头冷，或牙痛，或小便不利，或左下肢痛而水肿，或五更腹泻……

3. 糖尿病周围神经病变，属阴证者。

4. 冻疮，较当归四逆汤证寒证重者。

5. 雷诺病，较当归四逆汤证寒重者。

6. 腰、臀部及下肢冷痛，或痛经者。

7. 坐骨神经痛，属阴证者。

8. 少腹（包括外生殖器）发冷或疼痛，或痛经者。

9. 右下腹部按痛，脉沉，恶寒者。

10. 阑尾炎，属阴证者。

11. 泌尿系感染，小便不利，属阴证者。

12. 下腹部疼痛，因寒冷而引发或遇寒冷而加重，下腹部压痛但无强度抵抗者，或腹软弱者，或腹拘急者，或腰痛，或背痛，或头痛，或四肢痛者。

13. 腰椎间盘突出，属虚冷证者（加术、制附子）。

14. 妇科手术所引起的坐骨神经痛。

15. 冻疮，手足厥寒者。

16. 脱疽，手足厥寒，脉细者。

17. 过敏性鼻炎，属虚寒证，易感冒及发生冻疮者。

18. 经闭，脉沉，因寒冷而引起腰和下腹部疼痛，属虚寒证者。

19. 手足厥寒，脉细，每遇寒冷则腹胀或腹痛。

20. 鹅掌风，每年发生冻疮者。

21. 阳痿，属虚寒证者（合桂枝甘草龙骨牡蛎汤）。

22. 腰疼，向下腹部放散，手足冷，脉沉者。

23. 脐左压痛，腹软弱，头痛，腰背酸，脉弱，唾涎沫或吞酸水者。

24. 糖尿病坏疽，寒甚者。

25. 脐旁左右痛，无压痛，属阴寒证者。

26. 脐旁左右或脐下压痛，当服桂枝茯苓汤即效，但是服桂枝茯苓汤无效者，其人如属阴证，可改用此方。

27. 冷结少腹，少腹满痛，手足厥冷者。

28. 妇人寒结胞宫，月经愆期，腹痛，属阴证者（如下腹压痛，随证合桂枝茯苓汤、抵当汤）。

29. 当归四逆汤证，伴有肠胃症状者。

30. 当归芍药散证，伴有胃肠症状者。

31. 腰痛，逢冷则痛甚，波及下肢、下腹，属虚寒证者。

32. 右下腹部压痛、抵抗，腹软弱，脉微，手足冷者。

33. 体质虚寒，腰、腹、四肢末端疼痛、冷感，或胃肠不适，或头痛者。

34. 受寒冷后下腹疼痛，睾丸牵引痛，肢冷，脉细者。

35. 当归四逆汤证，而呕逆，或心腹痛，或头痛者。

36. 当归四逆汤证，呃逆者。

37. 痛经，左下腹部压痛，手足寒冷，遇寒凉则腹疼痛者。

38. 腹中冷痛，手足冷，脉微细或弦，气上冲者。

39. 皮肤病，每到冬季发生者。

40. 手足汗出，冬季即剧者。

【前贤方论撷录】

《医方考》：手足厥寒者，阳气外虚，不温四末；脉细欲绝者，阴血内虚，不荣于脉，故与当归四逆汤，以养血固阳。若内有久寒之症者，加茱萸以散气，生姜以温经行阳气也。

一百零七　白头翁汤

【方剂组成用法】

白头翁二两　黄柏三两　黄连三两　秦皮三两

上四味，以水七升，煮取二升，去滓，温服一升，不愈，更服一升。

【经典原文汇要】

1. 热利下重者，白头翁汤主之。

2. 下利，欲饮水者，以有热故也，白头翁汤主之。

【临床经验附识】

1. 热痢下重，渴欲饮水，或心悸，或腹痛者。

2. 痢疾，里急后重，每大便肛门有灼热感者。

3. 眼目红肿疼痛，迎风流泪不止者。

4. 痔疾，肛中热痛，或便血者（便秘加大黄）。

5. 带下，属阳证者。

6. 带下，阴痒，属阳证者（阴证用真武汤加蛇床子）。

7. 便血，属热证者。

8. 崩漏，属热证者。

9. 子宫脱垂、脱肛，属阳证者。

10. 脱肛，属阳证者。

11. 鼻咽癌、口腔癌，脉滑盛者。

12. 急性传染性结膜炎。

13. 肠癌，属热证者。

14. 毛囊炎（合麻杏甘石汤，外洗）。

15. 外阴瘙痒（外洗）。

16. 阴囊湿痒（外洗）。

【前贤方论撷录】

《伤寒发微》：白头翁、秦皮以清凉破血分之热；黄连、黄柏以苦燥除下焦之湿，然后热湿并去，而热利当止。盖下重之由，出于气阻，气阻之由，根于湿热，不更用疏气药者，所谓伏其所主也。

一百零八　四逆加人参汤

【方剂组成用法】

甘草二两，炙　附子一枚，生，去皮，破八片　干姜一两半　人参一两

上四味，以水三升，煮取一升二合，去滓，分温再服。

【经典原文汇要】

恶寒，脉微而复利，利止，亡血也。四逆加人参汤主之。

【临床经验附识】

1. 脉微细，但欲寐，或乏力，或不食，或视疲劳，或头面冷，或口腔溃疡……

2. 四逆汤证，贫血者，出血者，心下痞满者。

3. 突然大量出血而陷于虚脱者。

4. 全身性烧伤而疲惫虚脱，缺乏体液而皮肤苍白，体温与血压下降，呼吸急促，昏睡，脉微弱者。

5. 出血过多而缺乏体液，病势剧甚者。

6. 突然大量吐血而为阴证者。

【前贤方论撷录】

《伤寒溯源集》：四逆汤挽救真阳，而加人参汤以扶补其气血之虚也。

一百零九 理中汤（人参汤）

【方剂组成用法】

人参 干姜 甘草，炙 白术各三两

上四味，捣筛，蜜和为丸，如鸡子黄许大。以沸汤数合，和一丸，研碎，温服之。日三四，夜二服。腹中未热，益至三四丸，然不及汤。汤法：以四物依两数切，用水八升，煮取三升，去滓。温服一升，日三服。若脐上筑者，肾气动也，去术，加桂四两；吐多者，去术，加生姜三两；下多者，还用术；悸者，加茯苓二两；渴欲得水者，加术，足前成四两半；腹中痛者，加人参，足前成四两半；寒者，加干姜，足前成四两半；腹满者，去术，加附子一枚。服汤后如食顷，饮热粥一升许，微自温，勿发揭衣被。

【经典原文汇要】

1. 伤寒服汤药，下利不止，心下痞硬，服泻心汤已，复以他药下之，利不止，医以理中与之，利益甚。理中者，理中焦，此利在下焦，赤石脂禹余粮汤主之。

2. 自利不渴者，属太阴，以其脏有寒故也。当温之，宜服四逆辈。

3. 霍乱，头痛，发热，身疼痛，热多欲饮水者，五苓散主之；寒多不用水者，理中丸主之。

4. 大病差后，喜唾，久不了了，胸上有寒，当以丸药温之，宜理中丸。

5. 胸痹心中痞，留气结在胸，胸满，胁下逆抢心，枳实薤白桂枝汤主之；人参汤亦主之。

【临床经验附识】

1. 心下痞硬，胸满或痛，脉沉弱，或迟，或沉弦，或浮大，但按之皆无力。腹软弱，有振水音时则腹壁坚硬者。

2. 涎沫多，腹泻者。

3. 脉沉微，心下痞，或胃痛，或呕吐，或腹泻，或手足冷，或喘咳痰涌涎沫，或易感冒，或吐血，或便血，或泛酸（加吴茱萸）……

4. 脉微弱，恶寒，手足冷甚者（加肉桂、制附子）。

5. 心下痞硬或心下痞，喜唾，久不了了者。

6. 水样腹泻，无腹痛，无热状者（合桃花汤）。

7. 小儿抽搐，属虚寒证者（加制附子）。

8. 胃病之寒证，口中多淡薄唾液，尿量多，无食欲，食则饱，腹胀不能眠，腹、胸、背部等疼痛者。

9. 心下正中线如箸，属虚寒证者。

10. 心下至少腹正中线如箸，属半表半里寒虚证者。

11. 喜唾不了了，寒冷时尿多尿频者。

12. 胸痛，腹软无力者。

13. 胸痛，腹硬如木板者。

14. 带下，属虚寒证者（加海螵蛸）。

15. 经闭、经血稀少、经期后错，属虚寒证者（加鹿茸）。

16. 全身发冷，虚寒证者（加制附子）。

17. 腹部软弱无力，有振水音者，或呕吐，或下利，或眩晕，或胃痛，或头重，或出血者……

18. 腹壁菲薄而坚硬，而腹直肌如木板者，或呕吐，或下利者……

19. 小儿流涎多，属虚寒证者。

20. 下利，虚寒证，而尿多者。

21. 虚寒证之出血。

22. 心下痞满，属虚寒证者。

23. 多恶梦，属阴证者（加制附子）。

24. 抑郁症，属阴证者（加制附子）。

25. 男性不育症，脉微弱迟者。

26. 本方证，见吐蛔者（加乌梅、蜀椒）。

27. 本方证，见黄疸者（加茵陈蒿）。

28. 久病大便难，属阴证者。

29. 口渴，属阴证者。

30. 久患腹泻，遂成佝偻，属阴证者（加制附子）。

31. 皮肤斑点隐隐而微，脉虽洪大而按之无力，或脉沉微，或舌苔润滑者。

32. 小儿慢惊，属阴证者（加胡椒）。

33. 口疮，属阴证者。

34. 腹软，而心下痞硬者。

35. 甘草干姜汤证，而心下痞硬者。

36. 甘草干姜汤证，而小便不利者。

37. 阴证之抑郁症，而心下满者（加制附子）。

38. 吐泻，腹痛，触摸时腹冷，脉举之浮而按之微细者（加制附子）。

39. 吐泻，舌黑，脉弱，畏寒不渴者。

40. 吐利，吐利已，心中苦饥，或心下痞满，脉微，无力，身重，足痿者。

41. 饮食不化，呕吐下利，其人枯瘦如柴，立不可动转，口中苦干渴，汗出，气急，脉微而结者（加麦门冬、五味子）。

42. 慢性头痛，属虚寒证者（加桂枝）。

43. 慢性头痛、眩晕，属虚寒证者（合真武汤加桂枝）。

【前贤方论撷录】

《伤寒论类方》：理中丸与汤本属一方，急则用汤。若脐上筑者，肾气动也，去术加桂四两，即欲作奔豚，桂枝加桂之法。吐多者，去术加生姜二两，有干姜而复加生姜，知干姜不治呕也。下多者，还用术，术能止利。悸者，加茯苓二两，悸为心下有水，故用茯苓。渴欲饮水者，加术，足前成四两半，消饮生津。腹中痛者，加人参，足前成四两半，此痛因气不足之故。《别录》云：人参治心腹鼓痛。寒者加干姜，足前成四两半。腹满者去术，加附子一枚，此腹满乃阳气不充之故。服汤后，如食倾，饮热粥一升许，微自温，勿揭衣被。桂枝汤之饮热粥，欲其助药力以外散；此饮热粥，欲其助药力以内温。

《伤寒论章句》：理中丸，温补中土之第一方也。凡伤寒、霍乱、杂病，属于中土虚寒者，皆用之。

一百一十　通脉四逆加猪胆汤

【方剂组成用法】

甘草二两，炙　干姜三两，强人可四两　猪胆汁半合　附子大者一枚，生，去皮，破八片

上四味，以水三升，煮取一升二合，去滓，内猪胆汁，分温再服，其脉即来。无猪胆，以羊胆代之。

【经典原文汇要】

吐已下断，汗出而厥，四肢拘急不解，脉微欲绝者，通脉四逆加猪胆汤主之。

【临床经验附识】

1. 重症吐泻后，厥逆，烦躁，小便不利，脉微者（服此方后，小便利者，为可救）。

2. 重症吐泻后，脱汗如珠，气息微，厥冷，转筋，干呕不止，烦躁，脉微欲绝者。

3. 慢惊风，手足抽搐，两目上窜，腹泻不止，烦躁惊惕，小便不利，脉微数者（加胡椒）。

4. 出冷汗，全身厥冷，脉微欲绝者。

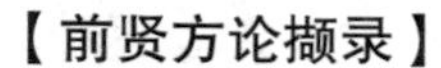

《注解伤寒论》：若纯与阳药，恐阴为格拒，或呕或躁，不得复入也；与通脉四逆汤加猪胆汁，苦胆入心而通脉，胆寒补肝而和阴，引置阳药不被格拒。《内经》曰：微者逆之，甚者从之。此之谓也。

《绛雪园古方选注》：四逆加胆汁，为阳虚阴甚从治之方，津液内竭，脉微欲绝，是亡阴亡阳。由于吐已下后，用四逆必当通脉，固中焦胃阳，启下焦元阳。但阴甚格拒，恐阳药入中，强梁不伏，故以猪胆汁苦寒从阴之性，引领阳药从心通脉。

一百一十一　枳实栀子豉汤

【方剂组成用法】

枳实三枚，炙　栀子十四个，擘　豆豉一升，绵裹

上三味，以清浆水七升，空煮取四升，内枳实、栀子，煮取二升，下豉，更煮五六沸，去滓，温分再服，覆令微似汗。若有宿食者，内大黄如博棋子五六枚，服之愈。

【经典原文汇要】

大病差后，劳复者，枳实栀子豉汤主之。

【临床经验附识】

1. 肿瘤患者，不能食、烦，热证者。

2. 栀子豉汤证，便秘者（加大黄）。

3. 栀子豉汤证，有宿食，脉滑者（加大黄）。

4. 重舌。

5. 栀子豉汤证，胸满者。

6. 食复、劳复，身热，心中或心下痞闷者。

7. 食膏粱之物过多，心中懊侬，烦热者。

8. 栀子豉汤证，而心下坚者（加术）。

【前贤方论撷录】

《伤寒论辨证广注》：劳复证，以劳则气上，热气浮越于胸中也，故用枳实为君，以宽中下气；栀子为臣，以除虚烦；香豉为佐，以解劳热，煮以清浆水者，以差后复病，宜助胃气也，胃气升则劳复之热降矣。覆令微似汗者，胃家之气既升，则遍身得以和畅，故云微似汗也。

《伤寒论集注》：栀子清上焦之烦热，香豉启下焦之水津，枳实炙香宣中焦之上气，三焦和而津液生，津液生而血气复矣。若有宿食而三焦未和则加大黄以行之，如博棋子大五六枚，燥屎行而三焦血气自相和合矣。

一百一十二　牡蛎泽泻散

【方剂组成用法】

牡蛎，熬　泽泻　蜀漆，暖水洗，去腥　葶苈子，熬

商陆根，熬　海藻，洗，去咸　栝楼根各等分

上七味，异捣，下筛为散，更于臼中治之。白饮和服方寸匕，日三服。小便利，止后服。

【经典原文汇要】

大病差后，从腰以下有水气者，牡蛎泽泻散主之。

【临床经验附识】

1. 小便难，腰以下肿及阴，难屈伸，属实证、热证者。
2. 水肿，属实热证者。
3. 腹水，属实热证者。
4. 水肿，小便不利，口燥，渴者。
5. 水肿，胸腹动悸而渴者。
6. 眩晕，脉洪大，咽干口渴者。
7. 胸腹有动，腰以下水肿，属实热证者。
8. 水肿，小便不利，胸腹有动，属实热证者。
9. 下肢可凹性水肿，属实证者。
10. 水肿，渴而小便不利，腹力较五苓散证坚实者。

【前贤方论撷录】

《伤寒六经辨证治法》：此因大病差后，余邪未清，肾虚气滞，胃邪挟湿下流于肾，壅闭胃关，水气泛滥，则腰以下肿，是为阳水。故以泽泻散之牡蛎咸寒，收阴壮水之正；以泽泻、商路，峻逐浮水下行；海藻、葶苈，宣通气血二分之壅；瓜蒌根、蜀漆，以清湿壅气分痰热之标，是非真阳衰惫，所以用此峻逐耳。

一百一十三　竹叶石膏汤

【方剂组成用法】

竹叶二把　石膏一斤　半夏半升，洗　麦门冬一升，去心　人参二两　甘草二两，炙　粳米半升

上七味，以水一升，煮取六升，去滓，内粳米，煮米熟汤成，去米。温服一升，日三服。

【经典原文汇要】

伤寒解后，虚羸少气，气逆欲吐，竹叶石膏汤主之。

【临床经验附识】

1. 咳、喘，咽干，痰很难吐出，即痰出不爽者。

2. 所吐白沫小于粟粒，粘在唇边，甚难吐出，不带丝毫痰块，胶黏难出，同时伴有口燥咽干者。

3. 白虎加人参汤证，而呕吐者。

4. 阴虚发热，咳，喘，唾血，衄血，烦渴，不能眠者。

5. 消渴，多饮多食，口舌干燥，消瘦，多梦盗汗，或身热不食者（如便秘，腹微满，或舌苔黑，合调胃承气汤）。

6. 虚羸少气，咳，喘，欲吐，口干燥者。

7. 糖尿病、甲状腺功能亢进等病，见消瘦，心动悸，口干燥者。

8. 较白虎加人参汤证更虚，身体枯燥，属里热虚证之较重者。

9. 热病解后，余热仍在，皮肤枯燥不润泽者。
10. 麦门冬汤证，而口舌干燥、口渴者。
11. 急慢性口腔溃疡，其人瘦弱，口干舌燥者。
12. 低热，非阴证者。
13. 化疗毒副反应，气阴两伤证者。
14. 糖尿病，属气阴两伤证者。
15. 小儿口疮，舌红脉数者。
16. 男性不育症，脉滑数者。
17. 盗汗，里热虚证者。
18. 白虎加人参汤证，而或咳或喘者。
19. 白虎加人参汤证，而便秘者。
20. 眩晕，但欲寐，热证，体质弱者。
21. 咳嗽，里热虚证，烦渴者。
22. 病后余热未尽，烦渴，气逆欲吐，里热虚证者。
23. 伤暑发热，汗出多，烦渴，脉虚数者。
24. 呃逆，里热虚证。
25. 胆道术后之呕吐、头痛，属里热虚证者。
26. 小儿夏季热，里热虚证者。
27. 急性感染病恢复期及无名低热，里热虚证者。
28. 烦渴，虚羸少气者。
29. 烦热汗出，少气不足以息，口干，耳聋，脉虚而快者。
30. 烦热，汗出，口舌渴燥者。
31. 心中烦热，时自汗出，舌干，渴欲饮水，时呷嗽不已者。
32. 肺结核低热，属阳明病里热虚证者。
33. 虹膜炎、角膜炎、结膜炎，里热虚证者。
34. 干眼症。

35. 干燥综合征。

【前贤方论撷录】

《伤寒论章句》：竹叶石膏汤，滋养肺胃，清火降逆之方也。凡里气虚热逆气不降者用之。

《伤寒发微》：师用竹叶、石膏以清热，人参、甘草以和胃，生半夏以止吐，粳米、麦门冬以生津，但得津液渐复，则胃热去而中气和矣。

一百一十四　烧裈散

【方剂组成用法】

妇人中裈近隐处，取烧作灰。

上一味，水服方寸匕，日三服，小便即利，阴头微肿，此为愈矣。

妇人病，取男子裈烧服。

【经典原文汇要】

伤寒阴阳易之为病，其人身体重，少气，少腹里急，或引阴中拘挛，热上冲胸，头重不欲举，眼中生花，膝胫拘急者，烧裈散主之。

【临床经验附识】

1. 大病新差，强行房事出现阴流浊物、热上冲胸等种种苦状者。

2. 房事后所发精神疾病。

3. 房事后面红。

【前贤方论撷录】

《伤寒论辨证广注》：易者，以无病人清正之气，与病后人交合，换得浊邪之气，故曰易也。身体重少气者，我之正气脱也，少腹里气云云者，我受彼之邪气上逆也。……用烧裈散者，以导引其浊邪之气，男女各由溺而出也。

一百一十五　栝楼桂枝汤

【方剂组成用法】

栝楼根二两　桂枝三两　芍药三两　甘草二两　生姜三两　大枣十二枚

上六味，以水九升，煮取三升，分温三服，取微汗。汗不出，食顷，啜热粥发之。

【经典原文汇要】

太阳病，其证备，身体强，几几然，脉反沉迟，此为痓，栝楼桂枝汤主之。

【临床经验附识】

1. 小儿抽风日久不已，脉迟、神疲者。

2. 桂枝汤证，而身体痓挛、拘急，口渴者。

3. 身体痉挛，舌红津少，脉沉、沉迟。

【前贤方论撷录】

《金匮要略释义》：此证即前所谓柔痉，外候宛似桂枝加葛根汤证，第彼但项背强，此则全身无处不强，加以脉沉迟而不浮缓，显属津血不足……用桂枝汤加善挹阴津之栝楼根以治之。

一百一十六　麻黄加术汤

【方剂组成用法】

麻黄三两，去节　桂枝二两，去皮　甘草二两，炙　杏仁七十个，去皮尖　白术四两

上五味，以水九升，先煮麻黄，减二升，去上沫，内诸药，煮取二升半，去滓，温服八合，覆取微似汗。

【经典原文汇要】

湿家身烦疼，可与麻黄加术汤，发其汗为宜，慎不可以火攻之。

【临床经验附识】

1. 麻黄汤证，小便不利者，或鼻塞，或流涕多，或皮疹，或皮肤色微黄而喘急者……

2. 麻黄汤证，身体轻度水肿者。

3. 身体四肢游走性疼痛，痛无定处者（加当归、川芎、党

参、黄芪；如手足冷，或遇寒加重者，再加制附子）。

4. 身体烦疼，无汗，恶寒，发热，或水肿，或小便不利者。

5. 麻黄汤证，而夹湿者。

6. 急性一氧化碳中毒。

7. 一氧化碳中毒，呕逆者（合小半夏汤）。

8. 一氧化碳中毒，呕逆、眩晕、心悸者（合小半夏加茯苓汤）。

9. 一氧化碳中毒后遗症，如痴呆或躁狂者（随证合桂枝茯苓汤或抵当汤）。

10. 急性风湿，头痛、恶寒无汗或发热恶寒无汗者。

11. 慢性风湿，关节肿痛、无汗者（加附子）。

12. 麻黄汤证，而腹微满者。

13. 荨麻疹，太阳表寒实证且夹湿者。

14. 皮肤划痕症，太阳表寒实证且夹湿者。

15. 受寒湿后身体烦疼，无汗、恶寒或发热者。

16. 麻黄汤证，而水肿、小便不利者。

17. 突发性肿块，疼痛，发热无汗，身酸疼，苔白腻者。

18. 头重，遇风冷即甚者。

【前贤方论撷录】

《金匮要略释义》：此证既可与麻黄加术汤，则其身烦疼，乃湿而兼寒，寒从阴化，故属于太阳而宜发汗，且此烦由于阳为湿所遏，故必用麻黄汤散寒发汗通阳，加术以驱寒湿，厥疾自瘳矣。

一百一十七 麻黄杏仁薏苡甘草汤

【方剂组成用法】

麻黄，去节半两，汤泡 甘草一两，炙 薏苡仁半两 杏仁十个，去皮尖，炒

上锉麻豆大，每服四钱匕，水半盏，煮八分，去滓，温服，有微汗，避风。

【经典原文汇要】

病者一身尽疼，发热，日晡所剧者，名风湿。此病伤于汗出当风，或久伤取冷所致也，可与麻黄杏仁薏苡甘草汤。

【临床经验附识】

1. 身体疼痛，每到下午四时许疼痛加重，发热者。
2. 受冷而下午四时许发疼痛者。
3. 受冷所致的一身尽疼或局部疼痛。
4. 鹅掌风、汗疱性白癣，身体瘦，头屑多者。
5. 疣，属实证者。
6. 荨麻疹，属阳证者（汗出或烦躁，加石膏）。
7. 红斑性肢痛病，属阳证者（加蝉蜕）。
8. 酒皶鼻，属阳证者（合桃核承气汤）。
9. 小儿痉挛性喉炎（加射干、麦门冬）。
10. 急性扁桃腺炎（加青黛、知母）。
11. 皮肤病皮疹肿胀、糜烂渗液瘙痒，而舌苔白腻、体质不虚者。

12. 皮肤病皮疹干燥甚、脱屑、瘙痒，而舌质白腻、体质不虚者。

13. 急性风湿，下午容易发热，关节肿痛者。

14. 慢性风湿，皮肤干燥，头皮屑多发痒，关节肿痛者。

15. 受风冷而身体某一部疼痛者。

16. 风湿剧痛，关节肿起，发热者（随证加术、附子）。

17. 头发瘙痒、头皮屑多者。

18. 湿疹。

【前贤方论撷录】

《金匮要略心典》：此亦散寒除湿之法。日晡所剧，不必泥定肺与阳明，但以湿无来去，而风有休作，故曰此名风湿。然虽言风而寒亦在其中，观下文云：汗出当风。又曰：久伤取冷，意可知矣。……故以麻黄散寒，薏苡除湿，杏仁利气，助通泄之用，甘草补中，予胜湿之权也。

《订正仲景全书金匮要略注》：原其由来，或为汗出当风，或为久伤取冷，相合而致，则麻黄杏仁薏苡甘草汤，发散风湿，可与也明矣。

一百一十八　防己黄芪汤

【方剂组成用法】

防己一两　甘草半两，炒　白术七钱半　黄芪一两一分，去芦

上锉麻豆大，每抄五钱匕，生姜四片，大枣一枚，水

半盏，煎八分，去滓，温服，良久再服。喘者加麻黄半两，胃中不和者加芍药三分，气上冲者加桂枝三分，下有陈寒者加细辛三分。服后当如虫行皮中，从腰下如冰，后坐被上，又以一被绕腰以下，温令微汗，差。

【经典原文汇要】

1. 风湿，脉浮，身重，汗出，恶风者，防己黄芪汤主之。

2. 风水，脉浮身重，汗出恶风者，防己黄芪汤主之。腹痛者加芍药。

【临床经验附识】

1. 脉浮弱，汗出，恶风，水肿，或疼痛者。

2. 皮肤白（也有不白而为黄色或其他肤色者），肌肉松软性肥胖，容易出汗，或小便少，或水肿，或膝关节痛（或肿），或关节痛（肿），或麻木……

3. 小便难，腰以下肿及阴，难屈伸，体质虚弱者。

4. 妇人带下，下肢水肿者（阳证加黄柏、薏苡仁，阴证加肉桂、吴茱萸）。

5. 感冒后，热不退，汗出不止，恶风，小便不利者。

6. 阴囊水肿者。

7. 手足多汗，其人虚胖。

8. 身多汗，属虚证者。

9. 高血压，属虚证者。

10. 夏天因汗多而在下腹或大腿部位发生糜烂者（合当归四逆汤）。

11. 皮肤易糜烂，水肿者（合当归四逆汤）。

12. 滑膜炎，体质虚弱者。

13. 经闭、经血稀少，虚胖，肌肉松软，易疲劳者。

14. 多汗而小便不利，易感冒者。

15. 感冒后恶寒而汗出不止，小便不利者。

16. 狐臭，腋窝时常汗出者。

17. 下肢水肿严重，或膝关节肿痛，属虚证者（实证可选用越婢加术汤、小青龙汤等）。

18. 桂枝汤证之感冒，而体虚胖者。

19. 风湿痛，体虚胖，易汗出者。

20. 肥胖，属气虚证者。

21. 肥胖，属气虚阳虚证者（加制附子）。

22. 水毒性体质，虚证，易汗者。

23. 膝肿痛有积液者，虚证者（加麻黄）。

24. 诸疽，稀脓不止，或痛或不痛，身体瘦削或水肿，或恶寒，或下利者（加制附子）。

25. 水肿，汗出，身痛麻木者。

26. 水肿，汗出，恶风，小便不利，脉弱者。

27. 脉浮，其人或头汗出，腰以下水肿或阴部水肿，属虚证者。

28. 腹部膨隆，腹力弱，汗出，恶风者。

【前贤方论撷录】

《订正仲景全书金匮要略注》：脉浮，风也。身重，湿也。寒湿则脉沉，风湿则脉浮。若浮而汗不出恶风者，为实邪，可与麻黄杏仁薏苡甘草汤汗之。浮而汗出恶风者，为虚邪，故以防己、白术以祛湿，黄芪、甘草以固表，生姜、大枣以和营卫也。

一百一十九　一物瓜蒂汤

【方剂组成用法】

瓜蒂二十个

上锉，以水一升，煮取五合，去滓，顿服。

【经典原文汇要】

太阳中暍，身热疼重，而脉微弱，此以夏月伤冷水，水行皮中所致也。一物瓜蒂汤主之。

【临床经验附识】

1. 夏月伤冷水、水行皮中所致的身热疼重，脉微弱者。

2. 夏月伤冷水、水行皮中所致的身重不能转侧者。

3. 水行皮中发黄，症见皮肤、目珠淡黄，轻度水肿，胸闷欲吐，沉昏，纳差，脉细苔腻者。

4. 瓜蒂为末吹鼻，使流黄色涕液，治黄疸。

5. 瓜蒂为末吹鼻，使流涕液，治忽然眼睛朦胧、疼痛者。

6. 疟疾寒热，默默欲吐者，水浸一宿，顿服取吐愈。

7. 发狂欲起，时吐涎者（瓜蒂为末，水调服取吐）。

8. 膈实诸痛，痰涎壅塞者（瓜蒂为末，水调服取吐）。

【前贤方论撷录】

《伤寒附翼》：涌泄之峻剂，治邪结于胸中者也。胸中为清虚之府，三阳所受气，营卫所由行。寒邪凝结于

此，胃气不得上升，内热不得外达，以致痞硬。其气上冲咽喉不得息者，此寒格于上也。寸脉微浮，寒束于外也，此寒不在营卫，非汗法所能治。因得酸苦涌泄之品，因而越之，上焦得通，中气得达，胸中之阳气复，肺气治节行，痞硬可得而消也。

《汉方简义》：此胸有寒者，胸之位为最高，高者因而越之，故曰当吐之。方用苦寒之瓜蒂，能令胃系急，而不下者，以助其吐。以赤小豆之甘酸，能令入阴之火，拔而出之，附寒之水，宣而发之，以助其吐。更以豆豉之苦寒，煮汁和散者，因豆本质重，蒸而为豉，则变重为轻，能上行而善发上焦之郁结也。

一百二十 百合知母汤

【方剂组成用法】

百合七枚，擘 知母三两，切

上先以水洗百合，渍一宿，当白沫出，去其水，更以泉水二升，煎取一升，去滓；别以泉水二升煎知母，取一升，去滓；后合和，煎取一升五合，分温再服。

【经典原文汇要】

百合病，发汗后者，百合知母汤主之。

【临床经验附识】

1. 百合地黄汤证，汗出，口渴者。

2. 痛风，肢节肿痛者（合桂枝芍药知母汤）。

3. 咳、喘，属热虚证者。

4. 低热，便干，尿短黄，属里热虚证者。

5. 易饥，服地黄剂则脘膈饱闷者。

【前贤方论撷录】

《金匮要略释义》：用百合知母汤者，盖汗则伤气，邪薄气分，为消渴热中，故于用百合外，更益以主消渴热中益气之知母也。

一百二十一　滑石代赭汤

【方剂组成用法】

百合七枚，擘　滑石三两，碎，绵裹　代赭石如弹丸大一枚，碎，绵裹

上先以水洗百合，渍一宿，当白沫出，去其水，更以泉水二升，煎取一升，去滓；别以泉水二升煎滑石、代赭，取一升，去滓；后合和，重煎，取一升五合，分温服。

【经典原文汇要】

百合病下之后者，滑石代赭汤主之。

【临床经验附识】

1. 呕吐，呃逆，渴而小便不利。

2. 头痛，小便不利者。
3. 呕吐，小便不利者。

【前贤方论撷录】

《金匮方歌括》：误下者其热必陷，热陷必伤下焦之阴，故以百合清补肺金，引动水源，以代赭石镇离火而不使其上腾，以滑石导热气而能通水府，则所陷之邪，从小便而出，自无灼阴之患矣，此即见阳救阴法也。

一百二十二　百合鸡子汤

【方剂组成用法】

百合七枚，擘　鸡子黄一枚

上先以水洗百合，渍一宿，当白沫出，去其水，更以泉水二升，煎取一升，去滓，内鸡子黄，搅匀，煎五分，温服。

【经典原文汇要】

百合病，吐之后者，用后方主之。

【临床经验附识】

百合地黄汤证，虚烦者。

【前贤方论撷录】

《金匮要略论注》：吐伤元气而阴精不上奉，故百合病，在吐后者，须以鸡子黄之养阴者，同泉水以滋元阴，协百合以行肺气，则气血调而阴阳自平。

一百二十三　百合地黄汤

【方剂组成用法】

百合七枚，擘　生地黄汁一升

上以水洗百合，渍一宿，当白沫出，去其水，更以泉水二升，煎取一升，去滓，内地黄汁，煎取一升五合，分温再服。中病，勿更服，大便当如漆。

【经典原文汇要】

百合病，不经吐、下、发汗，病形如初者，百合地黄汤主之。

【临床经验附识】

1. 意欲食复不能食，常默然，欲卧不能卧，欲行不能行，饮食或有美时，或有不闻食臭时，如寒无寒，如热无热，得药则剧吐利，如有神灵，身形如和，每溺时头痛，或溺时头不痛而淅然，或溺快然而但头眩，其脉微数，口苦小便赤者。

2. 易饥者。

【前贤方论撷录】

《金匮方歌括》：百合地黄汤者，以百合苦寒，清气分之热；地黄汁甘润，泄血分之热。皆取阴柔之品，以化阳刚，为泄热救阴法也。

一百二十四　百合洗方

【方剂组成用法】

上以百合一升，以水一斗，渍之一宿，以洗身。洗已，食煮饼，勿以盐豉也。

【经典原文汇要】

百合病，一月不解，变成渴者，百合洗方主之。

【临床经验附识】

1. 吐血，属热虚证者（水煎服）。
2. 咳嗽，属热虚证者（水煎服）。
3. 疮口发炎（鲜百合捣敷患部）。
4. 痛风（加木瓜、茶叶，水煎服）。

【前贤方论撷录】

《金匮发微》：病至一月不解，则肺阴伤于里而皮毛不泽，脾阳停于里而津液不生，内外俱燥，遂病渴饮。此非水气停蓄，阻隔阴液不能上承，不当用猪苓、五苓之

方治之。仲师主以百合洗方，洗已，食以不用盐豉之煮饼，其意与桂枝汤后之啜热粥略同。盖食入于胃，营气方能外达，与在表之卫气相接，然后在表之药力，乃得由皮毛吸入肺脏，而燥热以除，所谓营卫和则愈也，其不用咸豉，以百脉既病，不当走血故也。……更食煮饼以助脾阳，使里气外出，引药力内渍肺脏，而其渴当差。

一百二十五　栝楼牡蛎散

【方剂组成用法】

栝楼根　牡蛎，熬等分

上为细末，饮服方寸匕，日三服。

【经典原文汇要】

百合病，渴不差者，用后方（栝楼牡蛎散方）主之。

【临床经验附识】

1. 百合病、尿崩症等病，苦渴，或头上汗出者。
2. 咽干口渴者。
3. 鼻中干者（合葛根芩连汤）。
4. 糖尿病，阴虚火盛者（合泻心汤）。
5. 糖尿病，属阴虚证者（合芍药甘草汤）。
6. 尿崩症（合芍药甘草汤）。
7. 干燥综合征（合芍药甘草附子汤）。

8. 唇干燥（加秦艽）。

9. 咽中干痛（合桔梗汤）。

10. 手足干裂者（阴虚证用此方，阳虚证用茯苓四逆汤）。

11. 干燥性眼炎（合白虚加人参汤）。

12. 复发性口腔溃疡。

13. 自汗，属阴虚证者。

14. 盗汗，属阴虚证者。

15. 淋巴结肿大，属阴虚证者。

16. 颈部淋巴结结核。

17. 渴，胸腹动悸者。

18. 年少气盛面生痤疮或身生痤疮（加黄连打粉，以冷水调涂患部）。

19. 不渴，但咽干而舌难调转者。

【前贤方论撷录】

《金匮发微》：其不差者，火浮阳上升，肺脏之受灼特甚也，瓜蒌根清润生津，能除肺胃燥热而濡筋脉，观栝楼桂枝汤可知。牡蛎能降上出之浮阳，观《伤寒》柴胡桂枝龙骨牡蛎救逆汤可知，合二味以为方治，既降浮阳，又增肺液，渴有不差者乎。

一百二十六　百合滑石散

【方剂组成用法】

百合一两，炙　滑石三两

上为散，饮服方寸匕，日三服。当微利者，止服，热则除。

【经典原文汇要】

百合病，变发热者，百合滑石散主之。

【临床经验附识】

百合地黄汤证，发热，小便不利者。

【前贤方论撷录】

《金匮发微》：百合病内脏咼燥，其初固无表热，变热者，久郁而生热也。

《金匮要略释义》：百合病原为如寒无寒，如热无热，今变发热者，是里热盛而淫于肌肤也。故用清里，利小便，而善去肌热之滑石，俾热邪从小便出，因此证除由如热无热变为发热外，其余百合病证尚在……故以百合滑石二味为散。

一百二十七　苦参汤

【方剂组成用法】

苦参一升

以水一斗，煎取七升，去滓。熏洗，日三服。

【经典原文汇要】

蚀于下部则咽干，苦参汤主之。

【临床经验附识】

1. 外阴瘙痒，或带下者。
2. 前后阴溃疡者。
3. 肛门瘙痒症。
4. 阴部瘙痒症。
5. 软下疳（加雄黄）。
6. 内服治早搏之属阳证者。
7. 龋齿疼痛，牙龈肿者（口含漱）。
8. 手足红肿热痛者。
9. 银屑病，脉洪盛者（同时随证选用内服方剂）。
10. 小儿身热痒疹（洗身）。
11. 烧烫伤疼痛（研末，用香油调涂）。
12. 妇人阴痒带下（加雄黄、冰片，洗患部）。
13. 诸癣，热痒者（洗患部）。

【前贤方论撷录】

《金匮发微》：苦参汤洗阴蚀，则以苦参性寒，兼有杀虫之功用也。

一百二十八　雄黄熏方

【方剂组成用法】

雄黄

上一味为末，筒瓦二枚合之，烧，向肛熏之。

【经典原文汇要】

蚀于肛者，雄黄熏之。

【临床经验附识】

1. 肛门痛痒。
2. 疥癣瘙痒。
3. 虫蛇咬伤。
4. 百虫入耳（熏耳自出）。
5. 鹅掌风。

【前贤方论撷录】

《高注金匮要略》：雄黄气熏，能排邪而引正，加之火烧烟性，又能驱秽燥湿故也。

一百二十九　赤小豆当归散

【方剂组成用法】

赤小豆三升，浸，令芽出，曝干　当归三两

上二味，杵为散，浆水服方寸匕，日三服。

【经典原文汇要】

1. 病者脉数，无热，微烦，默默但欲卧，汗出，初得之三四日，目赤如鸠眼；七八日，目四眦黑。若能食者，脓已成也，赤小豆当归散主之。

2. 下血，先血后便，此近血也，赤小豆当归散主之。

【临床经验附识】

1. 先血后便。

2. 肠痈便脓。

3. 痔，属虚热证者。

4. 大便鲜血，属热证者。

5. 便脓，属热证者。

6. 诸疮有痈脓渗血者。

【前贤方论撷录】

《金匮要略心典》：赤豆当归，乃排脓血除湿热之良剂也。

《金匮要略心典》：下血先血后便者，由大肠伤于湿热，而血渗于下也。大肠与肛门近，故曰近血。赤小豆能行水湿，解热毒；当归引血归经，且举血中陷下之气也。

一百三十　升麻鳖甲汤

【方剂组成用法】

升麻二两　当归一两　蜀椒，炒去汗一两　甘草二两　雄黄半两，研　鳖甲手指甲大一片，炙

上六味，以水四升，煮取一升，顿服之，老少再服取汗。

【经典原文汇要】

1. 阳毒之为病，面赤斑斑如锦纹，咽喉痛，唾脓血。五日可治，七日不可治，升麻鳖甲汤主之。

2. 阴毒之为病，面目青，身痛如被杖，咽喉痛。五日可治，七日不可治，升麻鳖甲汤去雄黄、蜀椒治之。

【临床经验附识】

1. 结核病（加地骨皮）。

2. 白血病高热者。

3. 红斑狼疮、荨麻疹、肢痛性红斑（结节性红斑）有运用本方的机会。

4. 流行性出血热（去蜀椒）。

5. 疟疾。

6. 白塞病（加秦艽）。

7. 痔疮（去蜀椒）。

8. 痔疮之阴阳错杂证。

9. 口舌生疮者（加黄连，含之）。

10. 肺癌，唾脓血、咽喉疼痛者。

11. 支气管扩张，咳唾血、咽喉疼痛者。

12. 脱肛（去蜀椒、雄黄）。

13. 身重腰背痛，烦闷不安，狂言或走，或见鬼神，或吐血下利，其脉浮大数，面赤斑斑如锦纹，喉咽痛唾脓血者（加栀子、桂枝）。

14. 身重背强，腹中绞痛，咽喉不利，毒气攻心，心下坚强，短气不得息，呕逆，唇青面黑，四肢厥冷，其脉沉细紧数，身如被打者（升麻鳖甲汤去雄黄）。

【前贤方论撷录】

《金匮要略论注》：药用升麻鳖甲汤，此热搏气血不可直折，故以升麻合生甘草，升散热毒为主；而以雄黄解毒为臣；鳖甲、当归，以理其肝阴为佐；蜀椒导其热气为使。

《金匮要略方论本义》：至于阴毒之为病，血分积热同于阳毒而更深盛者也……法用前方而去蜀椒之热、雄黄之散，但以当归、鳖甲引升麻入阴血中而济以甘草之解毒。

一百三十一 鳖甲煎丸

【方剂组成用法】

鳖甲十二分，炙 乌扇三分，烧 黄芩三分 柴胡六分 鼠妇三分，熬 干姜三分 大黄三分 芍药五分 桂枝三分 葶苈一分，熬 石韦三分，去毛 厚朴三分 牡丹五分，去心 瞿麦二分 紫葳三分 半夏一分 人参一分 䗪虫五分，熬 阿胶三分，炙 蜂窠四分，炙 赤硝十二分 蜣螂六分，熬 桃仁二分

上二十三味，为末，取煅灶下灰一斗，清酒一斛五斗，浸灰，候酒尽一半，着鳖甲于中，煮令泛滥如胶漆，绞取汁，内诸药，煎为丸，如梧子大，空心服七丸，日三服。

【经典原文汇要】

病疟，以月一日发，当以十五日愈；设不差，当月尽解；如其不差，当云何？师曰：此结为癥瘕，名为疟母，急治之，宜鳖甲煎丸。

【临床经验附识】

1. 疟疾，脾肿大者。

2. 慢性肝炎、肝硬化、血吸虫病、黑热病等，伴发肝脾肿大者。

3. 静止性肝硬化。

4. 脾肿大。

5. 肝癌。

6. 肝血管瘤。

7. 皮肤疣。

8. 各部息肉。

9. 虚劳，肝脾肿大者。

10. 各部囊肿。

【前贤方论撷录】

《金匮要略心典》：鳖甲煎丸，行气逐血之药颇多，而不嫌其峻，一日三服，不嫌其急。

《金匮发微》：方中用桃仁、䗪虫、蜣螂、鼠妇之属以破血，葶苈以涤痰，君鳖甲以攻痞，而又参用小柴胡汤以清少阳，干姜、桂枝以温脾，阿胶、芍药以通血，大黄、厚朴以调胃，赤硝、瞿麦以利水而泄湿。

一百三十二　白虎加桂枝汤

【方剂组成用法】

知母六两　甘草二两，炙　石膏一斤　粳米二合　桂枝三两，去皮

上锉，每五钱，水一盏半，煎至八分，去滓。温服，汗出愈。

【经典原文汇要】

温疟者，其脉如平，身无寒但热，骨节疼烦，时呕，白虎加

桂枝汤主之。

【临床经验附识】

1. 白虎汤证，而身疼痛者。
2. 身体、四肢疼痛，脉浮滑者。
3. 白虎汤证，身无寒但热，发作有时者。
4. 皮肤瘙痒、荨麻疹，口渴，有热感者。
5. 白虎汤证，而有表证或上冲者。
6. 皮肤病，无渗出液，痒，口渴，脉洪大者。
7. 白虎汤证，而现身疼、骨节疼痛者。
8. 白虎汤证，而头痛者。
9. 白虎汤证，而时呕者。
10. 吐泻之后，体灼热，头痛身痛，烦躁，脉洪大者。
11. 热疟，先热后寒，恶风多汗者。
12. 湿疹，属阳明与太阳合病者。
13. 红斑狼疮（加秦艽、生地黄、黄连）。
14. 痛风，脉滑，烦渴者。

【前贤方论撷录】

《金匮玉函经二注》：用白虎治其阳盛也，加桂疗骨节痹痛，通血脉散疟邪，和阴阳以取汗也。

《金匮要略论注》：主以白虎加桂枝汤是从太阳阳明之例为治。

《金匮要略心典》：白虎甘寒除热，桂枝则因其势而达之耳。

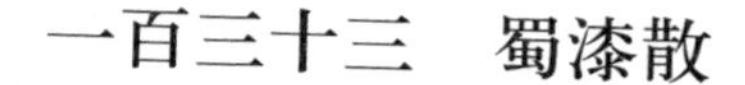

一百三十三　蜀漆散

【方剂组成用法】

蜀漆，洗去腥　云母，烧二日夜　龙骨等分

上三味，杵为散，未发前以浆水服半钱。温疟加蜀漆半分，临发时服一钱匕。

【经典原文汇要】

疟多寒者，名曰牝疟，蜀漆散主之。

【临床经验附识】

1. 癫狂、癫痫，舌苔白腻，腹动，属阴证者。
2. 疟，寒多热少，悸或烦惊者。
3. 带下，属阴证者。

【前贤方论撷录】

《金匮要略论注》：故以蜀漆，劫去其有形之涎，盖常山能吐疟，而蜀漆为常山之苗，性尤轻虚，为功于上也；云母甘平，能内除邪气，外治死肌，有通达心脾之用；龙骨收湿安神，能固心气，安五脏，故主以蜀漆，而以二药为佐也。

《金匮悬解》：蜀漆散，云母除其湿寒，龙骨收其浊瘀，蜀漆排决积滞，以通阳气也。

一百三十四　牡蛎汤

【方剂组成用法】

牡蛎四两，熬　麻黄四两，去节　甘草二两　蜀漆三两

上四味，以水八升，先煮蜀漆、麻黄，去上沫，得六升，内诸药，煮取二升，温服一升。若吐，则勿更服。

【经典原文汇要】

治牝疟。

【临床经验附识】

1. 蜀漆散证，有表证者。
2. 麻黄甘草汤证，胸腹动悸者。
3. 疟，夜间发，发热无汗者。

【前贤方论撷录】

《金匮玉函经二注》：此与前牡疟名同，故治亦同，略有以感寒邪为异。牡蛎者，能软坚消结，除滞血，今更佐之以蜀漆，以理心下所结之邪。而甘草佐麻黄，非独散寒，且可发越阳气而通于外，阳通结去，其病即瘥。

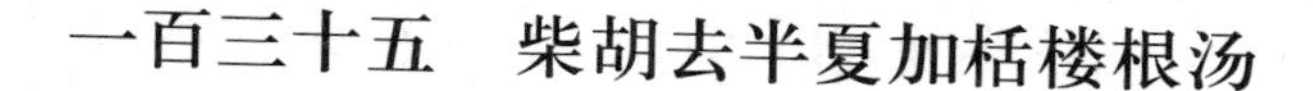

一百三十五　柴胡去半夏加栝楼根汤

【方剂组成用法】

柴胡八两　人参　黄芩　甘草各三两　栝楼根四两　生姜二两　大枣十二枚

上七味，以水一斗二升，煮取六升，去滓，再煎取三升，温服一升，日二服。

【经典原文汇要】

治疟病发渴者，亦治劳疟。

【临床经验附识】

1. 小柴胡汤证，不呕而渴者。
2. 干性胸膜炎（合苇茎汤加瓜蒌实）。
3. 口腔干燥。
4. 干燥综合征。
5. 疟，寒热往来，渴而不呕，胸胁苦满者。
6. 肺结核，身羸瘦，微咳虚热，咳血、吐血，手足烦热者（加麦门冬、地黄、黄连、栀子、黄柏）。

【前贤方论撷录】

《金匮要略论注》：疟邪亦在半表里，故入而与阴争则寒，出而与阳争则热，此少阳之象也。……所以小柴胡亦为治疟主方。渴易半夏加瓜蒌根，亦治少阳成法

也，攻补兼施，故亦主劳疟。

一百三十六　侯氏黑散

【方剂组成用法】

菊花四十分　白术十分　细辛三分　茯苓三分　牡蛎三分　桔梗八分　防风十分　人参三分　矾石三分　黄芩三分　当归三分　干姜三分　芎䓖三分　桂枝三分

上四味，杵为散，酒服方寸匕，日一服。初服二十日，温酒调服，禁一切鱼肉大蒜，常宜冷食，六十日止，即药积在腹中不下也。热食即下矣，冷食自能助药力。

【经典原文汇要】

侯氏黑散，治大风，四肢烦重，心中恶寒不足者（《外台》治疯癫）。

【临床经验附识】

1. 原发性高血压，无其他方证者。

2. 风癫，四肢烦重者。

3. 身体沉重乏力，舌腻、脉弦滑者。

4. 脑梗死后遗症，脉弦滑者。

5. 高血压，四肢沉重、心中发冷者。

6. 高血压，下肢疼痛、手足麻木、步履维艰者。

7. 中风后遗症，半身不遂、心窝部发冷感者。

8. 角膜云翳，视物不清，无特殊腹证者。

【前贤方论撷录】

《金匮要略方论集注》：此方用补气血药于逐风寒湿热剂中，俾脏腑坚实，荣卫调和，则风自外散也。君以菊花之轻升，清头部之风热。佐以防风祛风，白术除湿，归芎补血，参苓益气，桂牡行痹，姜辛驱寒，桔梗涤痰开胸，黄芩泄火解菀，矾石解毒，善排血液中之瘀浊，且能护心，俾邪无内凌，酒运药力直达经络。

一百三十七　风引汤

【方剂组成用法】

大黄　干姜　龙骨各四两　桂枝三两　甘草　牡蛎各二两　寒水石　滑石　赤石脂　白石脂　紫石英　石膏各六两

上十二味，杵，粗筛，以韦囊盛之。取三指撮，井花水三升，煮三沸，温服一升（治大人风引，少小惊痫瘛疭，日数十发，医所不疗，除热方。巢氏云：脚风宜风引汤）。

【经典原文汇要】

风引汤，除热瘫痫。

【临床经验附识】

1. 发热，抽搐，昏厥者。

2. 热证之风痫，得之不能言，或发热，或半身掣缩者。

3. 病毒性脑炎有运用本方的机会。

4. 小儿急性热病发热所致脑病，属阳证者。

5. 癫狂。

6. 儿童癫痫，属热证者。

7. 儿童多动症。

8. 癫痫，属热多寒少证者。

9. 高血压见头痛，眩晕，麻木，面红，口苦，耳鸣，脉弦硬数者。

10. 动脉硬化，脉滑数者。

【前贤方论撷录】

《金匮发微》：盖此类病证，胸中先有热痰，外风引之，乃并热血而上入于脑，如风起水涌者然。方中大黄用以泄热，非以通滞，此与泻心汤治吐血同，所谓釜底抽薪也。干姜炮用，能止脑中上溢之血……所以用龙骨、牡蛎者，此与伤寒太阳篇误下，烦惊、谵语，用柴胡加龙骨、牡蛎，火迫劫之发为惊狂，桂枝去芍药加蜀漆、牡蛎、龙骨，及下后烧针烦躁主桂甘龙牡汤，用意略同，二味镇浮阳之冲脑，而牡蛎又有达痰下行之力也。所以用桂枝、甘草者……欲其不能逾中脘而上冒也。其余所用寒水石、滑石、紫石英、石膏，不过清凉重镇，使诸藏百脉之气，不受外风牵引而已。

一百三十八　防己地黄汤

【方剂组成用法】

防己一分　桂枝三分　防风三分　甘草一分

上四味，以酒一杯，渍之一宿，绞取汁；生地黄二斤，㕮咀，蒸之如斗米饭久；以铜器盛其汁，更绞地黄汁，和，分再服。

【经典原文汇要】

防己地黄汤，治病如狂状，妄行，独语不休，无寒热，其脉浮。

【临床经验附识】

1. 狂状妄行、独语不休等精神疾病，见舌红少苔、脉浮或数者。

2. 身体或身体某部位不由自主地抖动、颤动，属阴虚津亏证者（阴虚证抽动用本方，如是阳虚证之抽动选用茯苓四逆汤或真武汤）。

3. 震颤麻痹、高血压、面瘫，属阴虚证者。

4. 言语狂错，眠目霍霍，或言见鬼，精神昏乱，脉浮数者。

5. 神志昏乱，时笑时歌，妄言错语，夜不安卧，舌绛无苔者。

6. 风湿性、类风湿关节炎，身体羸瘦，关节疼痛，手指变形，或关节肿大，舌绛无苔或舌淡无苔者。

7. 红斑性狼疮，舌绛无苔，脉浮者。

【前贤方论撷录】

《金匮玉函经二注》：桂枝、防风、防己、甘草，酒浸其汁，用是轻清，归之于阳，以散其邪。用生地黄之凉血补阴，蒸熟以归五脏，益精养神也。

《金匮要略论注》：以二防、桂、甘去其邪，而以生地最多，清心火凉血热，谓如狂妄行，独语不休，皆心火炽盛之证也。况无寒热知病不在表，不在表而脉浮其为火盛血虚无疑耳。

一百三十九　头风摩散

【方剂组成用法】

大附子一枚，炮　盐等分

上二味，为散，沐了，以方寸匕，已摩疢上，令药力行。

【临床经验附识】

1. 头痛，遇风受寒即发作者。

2. 面瘫。

3. 头痛，头畏风者。

4. 头痛，头畏寒者。

5. 沐头受风而出现恶风头痛者。

6. 偏头痛，遇寒即痛者。

7. 发作性头眩，头部恶风者。

8. 方中附子，用生者效尤佳。

【前贤方论撷录】

《金匮要略论注》：若头风乃偏着之病，故以附子劫之，咸清其邪。

《金匮要略释义》：盐即食盐，沐了，谓先用水洗净患处然后用药摩之也。摩，以手指推摩也。头风之病在躯壳，故用外治之法，俾奏效捷而无弊。……大附子能祛头部之风寒，故能治因于风寒之头风病，以盐合而摩之，可制生附子之毒而令药力易行，且盐摩人体，能令风火消除，肌肉坚固也。

一百四十　桂枝芍药知母汤

【方剂组成用法】

桂枝四两　芍药三两　甘草二两　麻黄二两　生姜五两　白术五两　知母四两　防风四两　附子二两，炮

上九味，以水七升，煮取二升，温服七合，日三服。

【经典原文汇要】

诸肢节疼痛，身体魁羸，脚肿如脱，头眩短气，温温欲吐，桂枝芍药知母汤主之。

【临床经验附识】

1. 骨节疼痛，属寒热错杂证者。

2. 骨节疼痛，脉虚数，或舌质红，或舌苔干者。

3. 类风湿关节炎或风湿性心脏病心衰，水肿者。

4. 关节型银屑病。

5. 风湿性心脏病，心悸，或喘促者。

6. 足肿，其他处不肿，关节痛或变形者。

7. 风湿病，消瘦、关节肿、皮肤枯燥不润泽者。

8. 身体消瘦，关节肿大疼痛者。

9. 身体游走性疼痛，遇阴雨风冷而反复发作者。

10. 骨节疼痛，脉数者。

11. 骨节疼痛、肿起，脉数者。

12. 骨节肿痛，发热恶寒，渴而脉数者。

13. 痛风，足肿痛者。

【前贤方论撷录】

《金匮要略辑义》：桂、麻、防风，发表行痹；甘草、生姜，和胃调中；芍药、知母，和阴清热；而附子用知母之半，行阳除寒；白术合于桂、麻，则能祛表里之湿；而生姜多用以辛温，又能使诸药宣行也。

一百四十一　乌头汤

【方剂组成用法】

麻黄　芍药　黄芪各三两　甘草三两，炙　川乌五枚，㕮咀，以蜜二升，煎取一升，即出乌头

上五味，㕮咀四味，以水三升，煮取一升，去滓，内

蜜煎中，更煎之，服七合。不知，尽服之。

【经典原文汇要】

1. 病历节不可屈伸，疼痛，乌头汤主之。
2. 乌头汤方，治脚气疼痛，不可屈伸。

【临床经验附识】

1. 三叉神经痛，属寒证者。
2. 风湿性关节炎、类风湿关节炎、肩周炎，属寒证者。
3. 关节疼痛、不可屈伸之阴证者。
4. 运动神经元病，属阴证者。
5. 大乌头煎证，而囊缩、手足厥逆者。
6. 痛风，属寒实证者（加大黄）。
7. 心下硬痛，手足厥冷，头出冷汗者。
8. 痈疽累日脓不溃，坚硬疼痛不可忍者。
9. 痈疽已溃，毒气凝结，腐蚀不复，新肉难生者。
10. 骨节疼痛隆起者。

【前贤方论撷录】

《金匮玉函经二注》：二病皆因风寒伤于筋，麻黄开玄府，通腠理，散寒邪，解气痹；芍药以理血痹；甘草通经脉而和药；黄芪益卫气，气壮则邪退；乌头善走，入肝筋逐风寒，蜜煎以缓其性，使之留连筋骨，以利其曲伸，且蜜之润，又可益血养筋，并制乌头燥热之毒也。

一百四十二　矾石汤

【方剂组成用法】

矾石二两

上一味，以浆水一斗五升，煮三五沸，浸脚良。

【经典原文汇要】

矾石汤，治脚气冲心。

【临床经验附识】

1. 足出汗者（加葛根）。

2. 手足癣者（加黄精、土槿皮、高度米醋，浸手足）。

3. 脚气（加高度米醋）。

4. 皮肤湿疹（外洗）。

5. 小儿口疮。

6. 鼻中息肉，不闻香臭者（烧矾石末，以面脂和，锦裹着鼻孔中）。

7. 阴汗湿疹（外洗）。

8. 汤烫破、火烧破、疮毒疼痛（生白矾为末，芝麻油调涂）。

9. 小儿腹泻。

【前贤方论撷录】

《金匮要略释义》：矾石汤乃外治之方。矾石能却水收湿，益以味酢之浆水，敛涩之功更胜，故能使湿去而

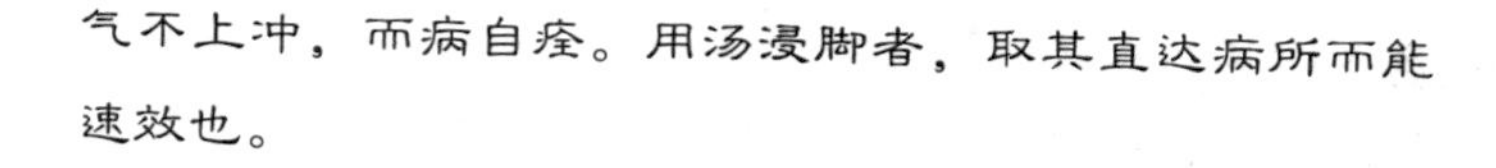
气不上冲，而病自痊。用汤浸脚者，取其直达病所而能速效也。

一百四十三 《古今录验》续命汤

【方剂组成用法】

麻黄 桂枝 当归 人参 石膏 干姜 甘草各三两 芎䓖一两 杏仁四十枚

上九味，以水一斗，煮取四升，温服一升，当小汗，薄覆脊，凭几坐，汗出则愈；不汗，更服。无所禁，勿当风。并治但伏不得卧，咳逆上气，面目浮肿。

【经典原文汇要】

治中风痱，身体不能收持，口不能言，冒味不知痛处，或拘急不得转侧。

【临床经验附识】

1. 脉浮大，头痛，眩晕，或肩臂痛，或渴，或半身不遂，或口眼歪斜，或项背痠痛，或身痛，或咳，或喘，或烦躁者……

2. 下肢（或上下肢）忽然不能动，瘫痪不起，多无意识障碍，或意识障碍很轻。

3. 中风，半身不遂，或乏力，脉浮者。

4. 急慢性脊髓炎、格林巴利综合征、多发性硬化、运动神经元等神经系统疾病，出现运动障碍、语言障碍、感觉障碍、肌力与肌张力障碍，脉浮滑者（重用方中麻黄剂量。如脉沉弱者，合四逆汤)。

5. 脑卒中，项背强，心下压痛、抵抗，脉弦者。

6. 面神经麻痹，日久迁延不愈者。

7. 面神经麻痹，脉浮、大者。

8. 风湿病，脉浮数或洪数，较越婢加术汤证为虚者。

9. 大青龙汤证，而气血虚者。

10. 肌强直。

11. 运动神经元病（方中麻黄用量每日递增 3g，最大量可用到 30 ~ 50g，只要不出现明显的心律失常、大汗出即可递增。因麻黄兴奋性较强，以下午 3 点之前服药为宜)。

12. 卒中后见大柴胡汤证者。

13. 妇人产后腰足冷痛，膝屈不伸者（加木瓜)。

14. 强直性脊柱炎（加制附子、防己、骨碎补)。

【前贤方论撷录】

《金匮要略心典》：痱者，废也。精神不持，筋骨不用，非特邪气之扰，亦真气之衰也。麻黄、桂枝，所以散邪；人参、当归，所以养正；石膏合杏仁，助散邪之力；甘草合干姜，为复气之需，乃攻补兼行之法也。

《金匮方歌括》：取其祛风走表，安内攘外，旋转上下也。方中麻黄、桂枝、干姜、杏仁、石膏、甘草以发其肌表之风邪，兼理其内蕴之热，又以人参、当归、川芎补血调气，领麻黄、石膏等药穿筋骨、透经络、调荣卫、出肌表之邪，是则此方从内达外，旋转周身，驱邪开痱，无有不到。

一百四十四 《千金》三黄汤

【方剂组成用法】

麻黄五分 独活四分 细辛二分 黄芪二分 黄芩三分

上五味，以水六升，煮取二升，分温三服，一服小汗，二服大汗。心热加大黄二分，腹满加枳实一枚，气逆加人参三分，悸加牡蛎三分，渴加栝楼根三分，先有寒加附子一枚。

【经典原文汇要】

治中风手足拘急，百节疼痛，烦热心乱，恶寒，经日不欲饮食。

【临床经验附识】

1. 受风寒所致的半身不遂者。

2. 受风寒所致的面㖞僻不遂者。

【前贤方论撷录】

《经方方论荟要》：本方为祛风散寒，扶正补虚之剂，为风寒深入之中风历节病而设。以麻黄表散风邪；更以独活之辛苦微温入肾，而用于祛风胜湿止痛，以去入筋骨之风；细辛之辛温香窜，以去阴经之风寒而温肾；黄芩清热，而黄芪益气补中，扶正祛邪，则中气复，邪气散，从内达外。

一百四十五 《近效方》术附汤

【方剂组成用法】

白术二两 附子一枚半，炮，去皮 甘草一两，炙

上三味，锉，每五钱匕，姜五片，枣一枚。水半盏，煎七分，去滓温服。

【经典原文汇要】

治风虚头重眩，苦极，不知食味，暖肌补中，益精气。

【临床经验附识】

1. 阳虚湿蕴所致的头重目眩者。
2. 易感冒，体质虚寒者。
3. 风湿性关节炎，属阴证者。
4. 类风湿关节炎，属阴证者。
5. 肩周炎，属阴证者。
6. 腰椎骨质增生、膝关节骨质增生，属阴证者。
7. 半月板骨质退变，属阴证者。
8. 肘、腕关节劳作则疼痛者（加土鳖虫、骨碎补、乳香）。

【前贤方论撷录】

《金匮要略论注》：肾阴之气，厥逆攻上，致头中眩，苦至极，兼以胃气亦虚，不知食味，此非轻扬风剂可愈，故用附子，暖其水脏；白术、甘草，暖其土脏。水

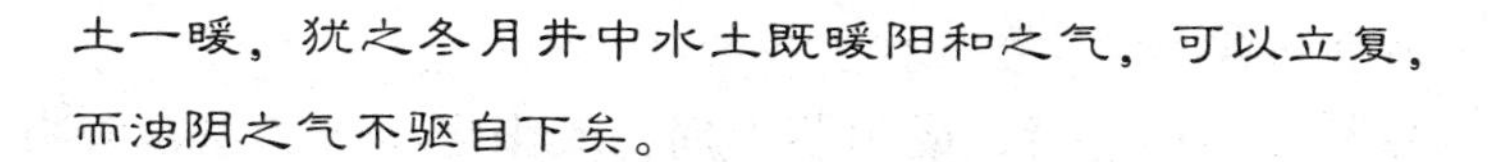
土一暖，犹之冬月井中水土既暖阳和之气，可以立复，而浊阴之气不驱自下矣。

一百四十六　八味肾气丸

【方剂组成用法】

干地黄八两　山茱萸四两　薯蓣四两　泽泻三两　茯苓三两　牡丹皮三两　桂枝一两　附子一两，炮

上八味，末之，炼蜜和丸，梧子大。酒下十五丸，日再服。

【经典原文汇要】

1. 治脚气上入，少腹不仁。

2. 虚劳腰痛，少腹拘急，小便不利者，八味肾气丸主之。

3. 夫短气有微饮，当从小便去之，苓桂术甘汤主之；肾气丸亦主之。

4. 男子消渴，小便反多，以饮一斗，小便一斗，肾气丸主之。

5. 问曰：妇人病，饮食如故，烦热不得卧，而反倚息者，何也？师曰：此名转胞，不得溺也。以胞系了戾，故致此病，但利小便则愈，宜肾气丸主之。

【临床经验附识】

1. 脐下软弱无力者，或腰痛，或腿痛，或眩晕，或便秘，或小便不利，或小便多，或乏力，或渴，或眼花，或烦热，或水

肿，或喘咳者……

2. 下腹部拘急者，或阴茎中痛，或阳痿，或梦遗，或阴囊潮湿，或视疲劳，或耳聋，或耳鸣（加骨碎补、石菖蒲、磁石），或乏力，或消渴，或面红者……

3. 尿闭者（合桃核承气汤）。

4. 儿童五迟、五软（加鹿茸、麝香、牛黄）。

5. 脐下腹壁皮下正中线可触及如箸状物者。

6. 少腹部失去感觉而麻痹者，或小便困难，或尿失禁，或口腔溃疡，或口水多者……

7. 口渴，尿量多者。

8. 老年人夜尿多者。

9. 间歇性跛行症。

10. 肾硬化症。

11. 肾萎缩。

12. 糖尿病，口渴、多尿、体力衰弱者。

13. 变形性脊柱疼痛（加骨碎补）。

14. 糖尿病性坐骨神经痛。

15. 老年人腰以下无力，属虚证者。

16. 脊髓炎，不能行走（加淫羊藿、杜仲）。

17. 脑卒中，腰以下无力，步行困难，下肢水肿，夜间多尿者。

18. 糖尿病性白内障。

19. 老年人白内障，脐下不仁或少腹弦急者。

20. 眼病，脐下不仁者。

21. 耳鸣、耳聋，老年人虚证者（加磁石、骨碎补）。

22. 带下，下腹部膨满软弱者。

23. 糖尿病性阴部瘙痒。

24. 老人皮肤瘙痒症、老年荨麻疹，口渴，小便不利或小便数，下腹膨满软弱者。

25. 慢性膀胱炎、尿道狭窄、前列腺肥大、尿道炎、前列腺炎，少腹拘急或脐下不仁者。

26. 糖尿病性齿槽脓漏。

27. 齿槽脓漏，脐下不仁者。

28. 皮肤病，皮肤、四肢烦热，而少腹弦急或不仁者。

29. 男性不育症（加人参）。

30. 高密度脂蛋白低下症。

31. 老年性骨质疏松症（加怀牛膝、骨碎补）。

32. 前列腺炎、前列腺肥大，属虚证者（加怀牛膝、车前子）。

33. 复发性口疮（虚证加怀牛膝、赭石）。

34. 上腹部膨满，而往下腹逐渐下陷者。

35. 腹软，少腹腹直肌拘急者。

36. 口渴，饮水，尿量多者。

37. 老年人尿少次频，或尿失禁，或尿闭，属虚证者。

38. 夜间尿多，属虚证者。

39. 苓桂甘枣汤证，而下腹软弱甚者。

40. 阴囊潮湿，或耳鸣，或小便不利者。

41. 妇人带下，少腹不仁或少腹弦急且小便不利者。

42. 子宫下垂，少腹不仁或少腹弦急且小便不利者。

43. 虚劳失精，腰痛，骨蒸羸瘦，脉快，少腹不仁或弦急者。

44. 精气虚少，腰痛，骨痿，不可行走，虚热冲逆，头目眩，小便不利，脉软而快，少腹不仁或弦急者。

45. 老年人体质差，下腹部腹力弱者。

46. 小便过多，下腹部力弱者（加桑螵蛸）。

47. 小便过少，下腹部力弱者。

48. 脱肛，下腹部不仁者。

【前贤方论撷录】

《金匮要略心典》：八味肾气丸补阴之虚，可以生气；助阳之弱，可以化水，乃补下治下之良剂也。

一百四十七 《千金方》越婢加术汤

【方剂组成用法】

麻黄六两　石膏半斤　生姜三两　甘草二两　白术四两　大枣十五枚

上六味，以水六升，先煮麻黄，去上沫，内诸药，煮取三升，分温三服。恶风加附子一枚（炮）。

【经典原文汇要】

1. 治肉极，热则身体津脱，腠理开，汗大泄，厉风气，下焦脚弱。

2. 里水者，一身面目黄肿，其脉沉，小便不利，故令病水。假如小便自利，此亡津液，故令渴也，越婢加术汤主之。

【临床经验附识】

1. 水肿，烦渴，或小便不利，或汗出，或身痛，或皮肤病……

2. 关节疼痛，水肿者（恶风，加炮附子）。

3. 风湿热。

4. 眼球膨胀热痛，睑胞肿胀，痒痛羞明，眵泪多者。

5. 水肿，发热恶寒，骨节疼重或麻痹，渴而小便不利者（加制附子）。

6. 膝关节肿，或身热恶寒，或热痛，或冷痛者（加制附子）。

7. 皮肤病内攻，水肿，喘鸣，口渴，小便不利，巨里动甚者（加制附子）。

8. 风湿病，脉有力，口渴，多汗，疼痛不甚者。

9. 滑膜炎，体质不弱者（合防己黄芪汤）。

10. 风湿性紫癜初期，体力未衰者。

11. 痛风，体质强者。

12. 眼病，遇到冷风吹即流泪者。

13. 眼病，分泌物多且糜烂者，脉多沉者。

14. 湿疹，有分泌物，水肿，口渴，小便不利者。

15. 顽癣，分泌物恶臭者。

16. 本方证，而疼痛剧烈者（加制附子）。

17. 肥胖，属阳证者。

18. 越婢汤证，而呕吐者。

19. 皮肤病局部皮疹肿胀、渗液明显，口渴、尿少者。

20. 皮肤病，口渴，汗出，小便不利，属热证者。

21. 湿疹，咽干，小便不利，汗出者（制附子）。

22. 膝肿痛有积液者，属实证、热证者。

23. 眼疾，充血、疼痛、痒、糜烂，因分泌物多而视物不清者。

24. 皮肤病，分泌物多，局部糜烂污秽者。

25. 胬肉淡红，面目黄肿，小便不利者。

26. 日光性皮炎（合竹叶石膏汤）。

【前贤方论撷录】

《金匮要略论注》：至厥阳独行而浊阴不降，无以养阴而因愈虚，则下焦脚弱，故以麻黄通痹气，石膏清气分之热，姜、枣以和荣卫，甘草、白术以理脾家之真气，汗多而用麻黄，赖白术之扶正，石膏之养阴以制之，故曰越婢加术汤。

《金匮要略释义》：越婢加术汤内，麻黄、白术皆温燥之品，且麻黄能发汗，而施之于渴而小便自利亡津液之人，不虑其重伤津液乎？曰：越婢加术，是治其水，非治其渴而小便自利也。以其身面悉肿，故取麻黄发其阳以消其阴翳，以其肿而且黄，知其湿热郁蒸，故取白术除湿、石膏清热，且麻黄得石膏，则温燥之性减而发散不猛，夫如是之里水之证除矣，斯时津液自回，渴必止；虽小便利，亦无妨矣，此治本清源之法也。

一百四十八　黄芪桂枝五物汤

【方剂组成用法】

黄芪三两　芍药三两　桂枝三两　生姜六两　大枣十二枚

上五味，以水六升，煮取二升，温服七合，日三服（一方有人参）。

【经典原文汇要】

血痹阴阳俱微，寸口关上微，尺中小紧，外证身体不仁，如风痹状，黄芪桂枝五物汤主之。

【临床经验附识】

1. 身体不仁，痛痒不觉者（加全蝎、水蛭、蜈蚣）。
2. 皮肤白，肌肉松软肥胖，四肢麻痹者。
3. 面神经麻痹，妇人皮肤色白而虚胖者。
4. 产后气血虚，盗汗，肢体麻木或轻度水肿者。
5. 皮肤瘙痒症初期，皮肤干燥且不仁者。
6. 半身不遂，手足无力，腹力弱者。

【前贤方论撷录】

《金匮方歌括》：此即桂枝汤去甘草之缓，加黄芪之强有力者，于气分中调其血更妙，倍用生姜以宣发其气，气行则血不滞而痹除。

一百四十九　桂枝加龙骨牡蛎汤

【方剂组成用法】

桂枝　芍药　生姜各三两　甘草二两　大枣十二枚　龙骨　牡蛎各三两

上七味，以水七升，煮取三升，分温三服。

【经典原文汇要】

夫失精家，少腹弦急，阴头寒，目弦，发落，脉极虚芤迟，为清谷、亡血、失精。脉得诸芤动微紧，男子失精，女子梦交，桂枝加龙骨牡蛎汤主之。

【临床经验附识】

1. 腹部动悸，脉大而无力，或腹肌拘急，或多汗，或阳痿，或早泄，或脱发，或秃发，或遗精，或梦交，或尿精，或口腔溃疡，或手足汗出……

2. 阳虚失眠、盗汗者（加制附子）。

3. 阴虚失眠、盗汗者（加地黄、浮小麦）。

4. 肺气肿，自汗盗汗，气喘吁吁，脉空大者（加麦冬、人参、五味子、山茱萸）。

5. 男子精虚不育（加菟丝子、枸杞子、覆盆子、淫羊藿、韭子、肉苁蓉）。

6. 甲状腺肿瘤（加黄药子，如属阴证，再合四逆汤）。

7. 失精家，少腹弦急，阴头寒，目眩发落。

8. 梦中自认为如厕，醒后方知尿床者（加桑螵蛸、益智仁）。

9. 体质弱，脐部按之动悸者，或遗尿，或梦游症……

10. 女子梦交。

11. 男子梦交。

12. 妇人虚弱心悸者（合当归芍药汤）。

13. 腹直肌紧张，但下腹部较上腹部甚为严重，而腹动悸者。

14. 易汗，阴囊潮湿，腹动悸，脉虚者（加山萸肉）。

【前贤方论撷录】

《金匮要略心典》：桂枝汤外证得之，能解肌去邪气；内证得之，能补虚调阴阳。加龙骨、牡蛎者，以失精梦交为神经间病，非此不足以收敛其浮越也。

一百五十　天雄散

【方剂组成用法】

天雄三两，炮　白术八两　桂枝六两　龙骨三两

上四味，杵为散，酒服半钱匕，日三服，不知，稍增之。

【临床经验附识】

1. 桂枝加龙骨牡蛎汤证，有水饮者，阳虚重者。
2. 男子不育，精气清冷者（加蛇床子、韭子、菟丝子）。
3. 失精家，小便不利，脐下有动，或恶寒，或冲逆者。
4. 老人腰冷，小便频数或遗尿，少腹动者。
5. 阳痿，脐下动者。
6. 小便白浊，脐下动者。
7. 带下，属虚寒证者。

【前贤方论撷录】

《金匮要略释义》：考六节中有云：阴寒精自出、酸削不能行者。有云：精气清冷无子者。有云：阴头

寒者，是即天雄散之所主也。天雄乃附子之类，其性为阳，故以天雄于至阴中壮其阳，以白术于淖湿中助气扶脾土，苟徒依以入肾，适足以耗阴，何能生气生精，故用龙骨敛二物之气入脾，使脾充而气旺，气旺则精生矣。

一百五十一　黄芪建中汤

【方剂组成用法】

于小建中汤内加黄芪一两半，余依上法。气短胸满者加生姜；腹满者去枣，加茯苓一两半；及疗肺虚损不足，补气加半夏三两。

【经典原文汇要】

虚劳里急，诸不足，黄芪建中汤主之。

【临床经验附识】

1. 小建中汤证，自汗者，盗汗者，麻痹者。

2. 各种贫血（加当归、阿胶、人参）。

3. 诸脓疡溃后，稀脓不止，新肉不长（加当归），或虚羸烦热，或自汗、盗汗，如恶寒下利、四肢冷者（再加制附子）。

4. 小建中汤证，汗出恶风、水肿者。

5. 小建中汤证，而有或盗汗严重，或有痔瘘、痈疽、聤耳、脓疡、溃疡等时。

6. 变形性脊椎症，疼痛甚，影响起居动作者（加当归、骨碎

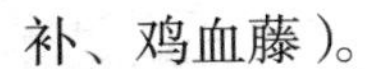

补、鸡血藤）。

7. 肥胖，看似强健，但实为水毒性体质，其人皮肤肌肉松弛、柔软而色白，容易感冒者。

8. 淋巴腺肿，有瘘孔，体质虚弱者（加当归）。

9. 痔瘘，脓水稀薄而淋漓不已者（加当归）。

10. 小建中汤证，而气血更虚者（加人参、当归）。

11. 小建中汤证，而轻度活动即疲倦者（加人参、当归）。

12. 手术后或病后之贫血（加当归）。

13. 男子精虚不育，阴阳俱虚证（加人参）。

14. 男子精虚不育，虚寒证（加人参、制附子）。

15. 肿瘤患者之发热（合大剂量小柴胡汤）。

16. 汗出不止，气息惙惙，身劳力怯，恶风凉，腹中拘急，不欲饮食者。

17. 低热，面色苍白或微黄，纳呆，倦怠，舌质淡，脉腹力弱者（加人参、当归）。

【前贤方论撷录】

《金匮要略论注》：小建中汤，本取化脾中之气，而肌肉乃脾之所生也，黄芪能走肌肉而实胃气，故加之，以补不足。则桂、芍所以补一身之阴阳，而黄芪、饴糖又所以补脾中之阴阳也。若气短胸满加生姜，谓饮气滞阳，故生姜以宣之。腹满去枣加茯苓，蠲饮而正脾气也。气不顺加半夏，去逆即所以补正也。

一百五十二　薯蓣丸

【方剂组成用法】

薯蓣三十分　当归　桂枝　曲　干地黄　豆黄卷各十分　甘草二十八分　人参七分　芎䓖　芍药　白术　麦门冬　杏仁各六分　柴胡　桔梗　茯苓各五分　阿胶七分　干姜三分　白蔹二分　防风六分　大枣百枚为膏

上二十一味，末之，炼蜜和丸，如弹子大，空腹酒服一丸，一百丸为剂。

【经典原文汇要】

虚劳诸不足，风气百疾，薯蓣丸主之。

【临床经验附识】

1. 肿瘤病，化疗后，白细胞少者（加女贞子）。

2. 肿瘤病，化疗中或放疗中，服此方预防放化疗不良反应（加女贞子）。

3. 眩晕，脉腹诊无力者。

4. 精神恍惚、多愁善感、哭笑无常、眩晕耳鸣等症状，属于阴阳俱虚证者。

5. 血小板减少者。

6. 贫血。

7. 恶性肿瘤手术放化疗后或消瘦，或贫血貌，或疲惫乏力，或头晕目眩，或低热，或心悸气短，或纳差，或易感冒，或骨节酸痛等。

8. 白血病，脉细弱，舌淡嫩者。

9. 肺气肿，虚羸者。

10. 眩晕，心中烦郁，惊悸，属虚证者。

11. 再生障碍性贫血。

【前贤方论撷录】

《金匮要略方论本义》：为虚劳诸不足而带风气百疾，立此薯蓣丸之法。方中以薯蓣为主，专理脾胃，上损下损，至此可以撑持；以人参、白术、茯苓、干姜、豆黄卷、大枣、神曲、甘草助之除湿益气，而中土之令得行矣；以当归、芎、芍药、地黄、麦冬、阿胶，养血滋阴；以柴胡、桂枝、防风，升邪散热；以杏仁、桔梗、白蔹，下气开郁，惟恐虚而有热之人，滋补之药上拒不受，故为散其邪热，开其逆郁，而气血平顺，补益得纳，亦至当不易之妙术也。

一百五十三　酸枣仁汤

【方剂组成用法】

酸枣仁二升　甘草一两　知母二两　茯苓二两　芎䓖二两

上五味，以水八升，煮酸枣仁，得六升，内诸药，煮取三升，分温三服。

【经典原文汇要】

虚劳虚烦不得眠，酸枣仁汤主之。

【临床经验附识】

1. 虚烦失眠，非阴证（如茯苓四逆汤证），亦非阳证（如黄连阿胶汤证、泻心汤证），而为中间型或略偏热证者。

2. 睡不醒者（阴证则用麻黄附子甘草汤法）。

3. 心神恍惚，眩晕不眠，烦热盗汗者。

4. 失眠，身热、寝汗、怔仲、健忘、口干者。

5. 脉、腹软弱无力，失眠或嗜睡，属虚热证者。

6. 头痛（重用芎䓖）。

7. 失眠，汗出、舌红、脉细者。

8. 身体衰弱，疲劳，头昏沉，多寐，非阳虚证，亦非阴虚证，而属于中间证者。

9. 烦躁不得眠，心下微有水气，或心悸者。

10. 不宁腿综合征（重用方中芎䓖）。

11. 吐下后，心烦乏气不得眠者（加麦门冬、干姜）。

【前贤方论撷录】

《金匮玉函经二注》：虚劳虚烦，为心肾不交之病，肾水不上交于心火，心火无制，故烦而不得眠……方用枣仁为君，而兼知母之滋肾为佐，茯苓、甘草调和期间，芎入血分而解心火之躁烦也。

一百五十四　大黄䗪虫丸

【方剂组成用法】

大黄十分，蒸　黄芩二两　甘草三两　桃仁一升　杏仁一升　芍药四两　干地黄十两　干漆一两　虻虫一升　水蛭百枚　蛴螬一升　䗪虫半升

上十二味，末之，炼蜜和丸小豆大，酒饮服五丸，日三服。

【经典原文汇要】

五劳虚极羸瘦，腹满不能饮食，食伤、忧伤、饮伤、房室伤、饥伤、劳伤、经络营卫气伤、内有干血，肌肤甲错，两目黯黑。缓中补虚，大黄䗪虫丸主之。

【临床经验附识】

1. 目周围黯黑，皮肤干燥，羸瘦，腹满不能食者。

2. 腹满，腹中有肿块、按之痛而不已，面色萎黄，羸瘦者（偏阳虚者，兼服四逆汤）。

3. 内有干血，蒸热，腹坚痛，腹满者。

4. 冠心病，属阳证者。

5. 高血脂症，属阳证者（阴证者，兼服真武汤）。

6. 脂肪肝，体质不虚者。

7. 高黏血症。

8. 面部色斑、色素沉着，舌质紫暗，有瘀点瘀斑者。

9. 鱼鳞病、银屑病等皮肤病，舌质紫暗，脉细涩。

10. 其人瘦弱，肤色偏黑，皮肤干燥，下腹压痛、抵抗、可触到硬结者。

11. 妇人经行不利，心腹胀满，烦热咳嗽，面色黑黄，肌肤甲错，目中昏暗或发红羞明畏光者。

12. 小儿疳眼，生云翳，睑烂羞明，不能视物者。

13. 腹胀，有成形肿块，按之痛，厌食，大便色黑，面黄肌消者。

14. 神经性厌食症（加人参、黄芪、白术）。

【前贤方论撷录】

《金匮要略方论本义》：方中黄芩、芍药、地黄、甘草阴可滋也；大黄、桃仁、杏仁、干漆，皆破血之品，而润燥在其中矣；四虫之用，大同于疟病中治疟母之鳖甲煎，内用五虫破积行血，此物此志也。虚劳而不补虚，乃破血而云补虚者，此证为虚劳之大热无寒，阴大亏而阳太盛也，故不补气补阳，而但滋阴，又必破旧经枯干之败血，而生新为养育之嫩血，血生而虚即补矣。

《金匮要略心典》：此所谓五劳诸伤，内有干血者是也。……干血不去，则足以留新血，而渗灌不周，故去之不可不早也。此方润以濡其干，虫以动其瘀，通以去其闭，而仍以地黄、芍药、甘草和养其虚，攻血而不专主于血。一如薯蓣丸之祛风而不着意于风也。

《订正仲景全书金匮要略注》：是以劳热煎熬，内有干血，故肌肤不润，甲错如鳞也。两目不荣，黯黑不明也。似此干血之证，非缓中补虚之剂所能治，故主以大黄䗪虫丸，攻热下血，俾瘀积去而虚劳可复也。

一百五十五 《肘后》獭肝散

【方剂组成用法】

獭肝一具

炙干末之，水服方寸匕，日三服。

【经典原文汇要】

治冷劳，又主鬼疰一门相染。

【临床经验附识】

1. 鱼鲠。
2. 久咳。

【前贤方论撷录】

《金匮要略论注》：獭者，阴兽也，其肝独应月而增减，是得太阴之正，肝与肝为类，故以此治冷痨，邪遇正而化也。獭肉皆寒，唯肝性独温，故尤宜冷痨。又主鬼疰一门相染，总属阴邪，须以正阴化之耳。

一百五十六 射干麻黄汤

【方剂组成用法】

射干十三枚，一法三两 麻黄四两 生姜四两 细辛

紫菀　款冬花各三两　五味子半升　大枣七枚　半夏大者，洗八枚，一法半升

上九味，以水一斗二升，先煮麻黄两沸，去上沫，内诸药，煮取三升，分温三服。

【经典原文汇要】

咳而上气，喉中水鸡声，射干麻黄汤主之。

【临床经验附识】

1. 哮喘（烦躁、汗出，加石膏；有热，加黄芩或石膏；寒，合四逆汤；气血虚，加人参、当归）。

2. 哮喘，吐痰清稀者（吐痰黄者，加石膏）。

3. 咳嗽，喘，喉中有痰鸣者，或咽痒咽喉肿痛者（均加重方中射干剂量）。

4. 久咳不止之寒实夹饮证。

5. 咳喘，痰多，胸闷，不渴者。

6. 咳喘，喉中有水鸡声，不得卧者。

7. 咳喘，舌苔白腻或滑，脉或弦，或滑，或濡者。

8. 产后咳喘，颈淋巴结肿大者（去细辛、五味子，加牡蛎、玄参、贝母）。

9. 咳嗽，呼吸困难，喉中鸣，哑而失声，喉中如哽者。

10. 咳嗽，喉中鸣，上气不得下，头痛者（加桂枝、黄芩）。

【前贤方论撷录】

《千金要方衍义》：于小青龙汤方中除桂心之热、芍药之收、甘草之缓，而加射干、紫菀、款冬、大枣，专

以麻黄、细辛发表，射干、五味下气，款冬、紫菀润燥，半夏、生姜开痰，四法萃于一方，分解其邪，大枣运行脾津以和药性也。

一百五十七　皂荚丸

【方剂组成用法】

皂荚八两，刮去皮，用酥炙

上一味，末之，蜜丸梧子大，以枣膏和汤服三丸，日三夜一服。

【经典原文汇要】

咳逆上气，时时吐唾浊，但坐不得眠，皂角丸主之。

【临床经验附识】

1. 浊痰内滞所致的病症，如舌麻、舌冷、形肥、梅核气、抽动等，脉弦滑者。

2. 喘，咳，吐稠痰如膏者。

3. 稠痰黏痰。

4. 乳痈肿痛。

【前贤方论撷录】

《金匮要略心典》：时时吐浊者，肺中之痰，随上气而时出也，然痰虽出而满不减，则其本有固而不拔之势，不迅而扫之，不去也。皂荚味辛入肺，除痰之力最

猛，饮以枣膏，安其正也。

《金匮要略直解》：浊唾壅塞于肺，则不得卧，故时时唾浊也。皂荚味辛咸，辛能散，咸能软，宣壅导滞，利窍消风，莫过于此。故咳逆上气，时时唾浊，坐不得卧者宜之。然药性慓悍，佐枣膏之甘，以缓其药势。

《金匮方歌括》：痰有固而不拔之势，故用皂荚开其壅塞，涤其污垢，又以枣膏安其胃气，驱邪中不离养正之法。

一百五十八　厚朴麻黄汤

【方剂组成用法】

厚朴五两　麻黄四两　石膏如鸡子大　杏仁半升　半夏半升　干姜二两　细辛二两　小麦一升　五味子半升

上九味，以水一斗二升，先煮小麦熟，去滓，内诸药，煮取三升，温服一升，日三服。

【经典原文汇要】

咳而脉浮者，厚朴麻黄汤主之。

【临床经验附识】

1. 咳，喘，胸满，喉中不利如水鸡声，脉浮者。

2. 小青龙加石膏汤证，胸满者，或腹满者。

3. 哮喘，胸满，其脉浮者。

4. 腹满，咳嗽，喘，口渴者。

5. 咳喘，脉浮大，腹满者。

6. 咳嗽，恶寒，头痛，胸满气急，口燥烦渴者。

【前贤方论撷录】

《医门法律》：于小青龙汤中去桂枝、芍药、甘草，加石膏、厚朴、小麦……加厚朴以下气，石膏以清热，小麦引入胃中，助其升发之气。

《金匮要略心典》：厚朴麻黄汤，与小青龙加石膏汤大同，则散邪蠲饮之力居多。

一百五十九　泽漆汤

【方剂组成用法】

半夏半升　紫参五两　泽漆三斤，以东流水五升，煮取一斗五升　生姜五两　白前五两　甘草　黄芩　人参　桂枝各三两

上九味，㕮咀，内泽漆汁中，煮取五升，温服五合，至夜尽。

【经典原文汇要】

咳而脉沉者，泽漆汤主之。

【临床经验附识】

1. 咳、喘，寒热错杂夹水气之证。

2. 如厚朴麻黄汤证，但脉沉者。

3. 淋巴结肿大。

【前贤方论撷录】

《金匮要略释义》：咳而脉沉，为水饮上逆，自宜用降水止咳法。泽漆汤以泽漆为君，使水气还归于肾，不致上冲而为咳，先煎久煎，则其力缓厚。佐以人参、甘草，俾邪去而正不伤。复参入和阳代饮之当归，故水无不行，咳无不止矣。

一百六十　麦门冬汤

【方剂组成用法】

麦门冬七升　半夏一升　人参二两　甘草二两　粳米三合　大枣十二枚

上六味，以水一斗二升，煮取六升，温服一升，日三夜一服。

【经典原文汇要】

大逆上气，咽喉不利，止逆下气者，麦门冬汤主之。

【临床经验附识】

1. 头昏眼花，面潮红，咽喉干燥，痰少，痰难咳出，声音多嘶哑，咳嗽者。

2. 干咳无痰，属阴虚证者。

3. 麦门冬汤证，吐血、衄血者（加黄连、地黄、阿胶），咽喉干燥、声音嘶哑、说话困难者（加玄参、桔梗、紫菀），脉洪大、烦躁者（加石膏），咽干口渴者（加天花粉）。

4. 过敏性鼻炎，服小青龙汤无效或反剧者。

5. 咳嗽严重且日久，声音嘶哑或失声，喉内有灼热干燥感者。

6. 咳则面红，干咳，咽喉不适而有干燥感，属虚热证者。

7. 妇女倒经（加桃仁）。

8. 阴虚便秘（加生地黄）。

9. 本方证，咳甚痰多者（加桔梗、蛤粉）。

10. 干咳剧烈，喉痛，声哑者。

11. 半夏厚朴汤证，而咽喉干燥、面红者。

12. 剧烈咳嗽，痰难出或无痰者。

13. 干燥综合征。

14. 慢性咽炎，属阴虚证者（加桔梗、玄参）。

15. 大便燥结，腹微满者（合调胃承气汤）。

16. 久咳劳嗽，喘满短气，咽喉不利，时恶心呕吐，属虚热证者。

17. 消渴，身热，喘而咽喉不利者（加黄连）。

18. 咳嗽咽干，取缓时重者。

【前贤方论撷录】

《金匮要略方论本义》：火逆上气，挟热气冲也。咽喉不利，肺燥津干也。主之以麦冬生津润燥；佐以半夏开其结聚；人参、甘草、粳米、大枣，概施补益于胃土，以资肺金之助，是为肺虚有热津短者，立法也。

一百六十一　葶苈大枣泻肺汤

【方剂组成用法】

葶苈，熬令黄色，捣丸如弹子大　大枣十二枚

上先以水三升，煮枣取二升，去枣，内葶苈，煮取一升，顿服。

【经典原文汇要】

1. 肺痈，喘不得卧，葶苈大枣泻肺汤主之。

2. 胸痈胸胀，一身面目浮肿，鼻塞清涕出，不闻香臭酸辛，咳逆上气，喘鸣迫塞，葶苈大枣泻肺汤主之。

3. 支饮不得息，葶苈大枣泻肺汤主之。

【临床经验附识】

1. 鼻窦炎，或头痛，或流浊涕者（加白芷、玄参）。

2. 鼻塞，流浊涕者。

3. 苇茎汤证，喘急者（合苇茎汤）。

4. 喘不得卧，胸中水热互结者。

5. 肺性脑病（合抵当汤）。

6. 肺脓疡（加合欢皮）。

7. 水肿，喘，咳，胸满强急者。

8. 小儿水肿，喘，鼻流浊涕，或下利脓血，或小便涩者。

9. 吐浊痰不止，胸膈不利者。

10. 咳喘上气，胸中迫满，不可卧者。

11. 胸中有痰涎，喘不得卧，大小便闭，身面肿，迫满，欲得气利者（合诃梨勒散，加大黄）。

12. 干燥性鼻炎（加天花粉、玄参）。

【前贤方论撷录】

《金匮要略论注》：以葶苈泄其肺实，下其败浊，大枣安胃以行之也。

《金匮要略心典》：肺痈喘不得卧，肺气被迫，亦已甚矣，故须峻药顿服，以逐其邪。葶苈苦寒，入肺泄气闭，加大枣甘温以和药力，犹皂荚丸之饮以枣膏也。

《金匮发微》：此证与支饮不得息者，同为肺满气闭，故宜葶苈大枣泻肺汤，直破肺脏之郁结。

一百六十二　越婢加半夏汤

【方剂组成用法】

麻黄六两　石膏半斤　生姜三两　大枣十五枚　甘草二两　半夏半升

上六味，以水六升，先煮麻黄，去上沫，内诸药，煮取三升，分温三服。

【经典原文汇要】

咳而上气，此为肺胀，其人喘，目如脱状，脉浮大者，越婢加半夏汤主之。

【临床经验附识】

1. 越婢汤证，目如脱状者。

2. 越婢汤证，呕吐者。

3. 喘、咳而面呈浮肿，口渴，小便不利者。

4. 小青龙加石膏汤证，而咳嗽更加剧烈者。

5. 哮喘、喘息型气管炎，或咳嗽，发作时呼吸困难，面色通红，眼球好似都快要挤脱而出一般，或呕吐，或口渴，或汗出等。

6. 麻杏甘石汤证，而咳嗽时面红耳赤，眼球有往外挤出之势者。

【前贤方论撷录】

《金匮要略心典》：越婢散邪之力多，而蠲饮之力少，故以半夏辅其未逮。不用小青龙者，以脉浮且大，病属阳热，故利辛寒，不利辛热也。

《金匮发微》：惟其里热与水气相搏，乃有喘咳，目如脱状或喘而并见烦躁……故用越婢加半夏汤重用石膏以清里而定喘。

一百六十三　小青龙加石膏汤

【方剂组成用法】

麻黄　芍药　桂枝　细辛　甘草　干姜各三两　五味子　半夏各半升　石膏二两

上九味，以水一升，先煮麻黄，去上沫，内诸药，煮取三升。强人服一升，羸者减之，日三服，小儿服四合。

【经典原文汇要】

肺胀，咳而上气，烦躁而喘，脉浮者，心下有水气，小青龙加石膏汤主之。

【临床经验附识】

1. 咳喘、哮喘，痰多清稀、咳吐水泡痰甚爽而烦躁者。
2. 小青龙汤证，发热、烦躁者。
3. 滑膜炎，实证者。
4. 小青龙汤证，热与咳严重者。
5. 小青龙汤证，烦渴者。
6. 小青龙汤证，咳嗽则面红者。
7. 小青龙汤证，而有热者。
8. 小青龙汤证，而痰黄者。

【前贤方论撷录】

《金匮要略释义》：此证之喘乃热盛于中，气被迫于上，故宜石膏化其在中之热，俾气得下而喘平。此证……水在心下（即胃）……又当温胃，故不用越婢加半夏汤，而用有温胃之干姜、细辛、五味、半夏之小青龙汤加石膏也。

一百六十四 《千金》生姜甘草汤

【方剂组成用法】

生姜五两 人参二两 甘草四两 大枣十五枚

上四味，以水七升，煮取三升，分温三服。

【经典原文汇要】

治肺痿，咳唾涎沫不止，咽燥而渴。

【临床经验附识】

1. 咳，唾涎沫，咽燥而渴（加天花粉、沙参）。
2. 咳，唾涎沫，咽燥而渴，脉、腹诊无力者。
3. 咽燥而渴等，心下痞硬拘急者。
4. 咳吐涎沫，心下痞硬、急迫者。
5. 食后疲倦欲眠者。

【前贤方论撷录】

《金匮要略论注》：胸咽之中，虚热干枯，故参、甘以生津化热，姜、枣以宣上焦之气，使胸中之阳不滞，而阴火自熄也。

一百六十五 《千金》桂枝去芍药加皂荚汤

【方剂组成用法】

桂枝三两　生姜三两　甘草二两　大枣十枚　皂荚一枚，去皮子，炙焦

上五味，以水七升，微微火煮取三升，分温三服。

【经典原文汇要】

治肺痿吐涎沫。

【临床经验附识】

1. 桂枝去芍药汤证，吐痰如膏者。
2. 桂枝去芍药汤证，吐涎沫者。
3. 桂枝去芍药汤证，咳唾涎沫，上气不得卧者。
4. 小儿流涎，或鼻涕出，或喘，口鼻间及腮赤者。
5. 肺脓肿，属阴证者。
6. 咳，吐涎沫，胸中满者。
7. 过敏性鼻炎。

【前贤方论撷录】

《金匮要略方论集注》：用桂枝汤嫌芍药酸收，故去之。加皂荚利涎通窍，不令涎沫壅遏肺气而致喘痿，桂枝和调荣卫，俾营卫宣行，则肺气振而涎沫止矣。

一百六十六 《千金》苇茎汤

【方剂组成用法】

苇茎二升　薏苡仁半升　桃仁五十枚　瓜瓣半升

上四味，以水一升，先煮苇茎得五升，去滓，内诸药，煮取二升，服一升，再服，当吐如脓。

【经典原文汇要】

治咳有微热，烦满，胸中甲错，是为肺痈。

【临床经验附识】

1. 咳嗽，吐脓痰，脉滑（合小陷胸汤）。
2. 肺脓肿，热盛（合小柴胡汤加瓜蒌、石膏）。
3. 干性胸膜炎，属热证（合小柴胡汤加瓜蒌）。
4. 咳嗽吐臭痰、脓血，有热者（加瓜蒌实）。
5. 咳吐黄脓痰（加瓜蒌实）。

【前贤方论撷录】

《金匮要略释义》：苇茎汤以苇茎为君，苇茎者，芦苇之茎也，能解肺经气分之热结，导痰热下流而治肺痈；薏苡入肺能清经湿热；桃仁善治因邪气而致气阻血瘀之疾；瓜瓣即冬瓜子，为排脏腑痈脓要药，余用治热证肺痈之已溃者多效。由上观之，凡痰热伏肺，咳嗽痰黄，胸中不舒者，皆可用苇茎汤。

一百六十七　奔豚汤

【方剂组成用法】

甘草　芎䓖　当归各二两　半夏四两　黄芩二两　生葛五两　芍药二两　生姜四两　甘李根白皮一升

上九味，以水二斗，煮取五升，温服一升，日三夜一服。

【经典原文汇要】

奔豚气上冲胸，腹痛，往来寒热，奔豚汤主之。

【临床经验附识】

1. 腹痛，气上冲，属热证者。

2. 气自小腹上冲心，上下无时，或喘逆，或骨痿，或少气，脉沉滑者。

【前贤方论撷录】

《金匮悬解》：奔豚汤，甘草补土而缓中，生姜、半夏降胸膈之冲逆，黄芩、生葛清胆胃之郁热，芎、归、芍药疏木而润风燥，李根白皮清肝而下奔气也。

一百六十八　栝楼薤白白酒汤

【方剂组成用法】

栝楼实一枚，捣　薤白半斤　白酒七升

上三味，同煮，取二升，分温再服。

【经典原文汇要】

胸痹之病，喘息咳唾，胸背痛，短气，寸口脉沉而迟，关上小紧数，栝楼薤白白酒汤主之。

【临床经验附识】

1. 喘，咳，胸痛，脉沉者。

2. 胸壁神经痛，脉沉者。

3. 肺癌，胸痛，脉沉者（合四逆汤）。

4. 胸膜炎、肺炎、支气管炎、哮喘等病，有喘息咳唾、胸背痛等，脉沉者。

【前贤方论撷录】

《金匮要略论注》：以瓜蒌开胸中之燥痹为君；薤白之辛温，以行痹着之气；白酒以通行荣卫为佐，其意谓胸中之阳气布则燥自润，痰自开，而诸证悉愈也。

《金匮要略心典》：是当以通胸中之阳为主，薤白、白酒，辛以开痹，温以行阳；瓜蒌实者，以阳痹之处，必有痰浊阻其间耳。

一百六十九　栝楼薤白半夏汤

【方剂组成用法】

栝楼实一枚，捣　薤白三两　半夏半升　白酒一斗

上四味，同煮，取四升，温服一升，日三服。

【经典原文汇要】

胸痹，不得卧，心痛彻背者，栝楼薤白半夏汤主之

【临床经验附识】

1. 栝楼薤白白酒汤证，呕吐者。
2. 肺癌、食道癌等疾病，有心痛彻背而脉沉者。
3. 支气管扩张，属寒证者。
4. 栝楼薤白白酒汤证，而呕或胸腹鸣者。
5. 乳腺增生、乳腺瘤、乳腺癌（加山慈菇）。
6. 肺纤维化，脉沉者（加川芎、蛤蚧）。
7. 肺肿瘤，脉沉者（合大半夏汤加合欢皮）。
8. 噎膈心痛，脉沉者。
9. 胸痛呕吐，属寒证者。

【前贤方论撷录】

《金匮要略释义》：此证不得卧，由于水饮上冲气逆甚，卧则气更逆则难受也。故于胸痹证主方瓜蒌薤白白酒汤，加半夏涤饮降逆和胃而通阴阳。

一百七十 枳实薤白桂枝汤

【方剂组成用法】

枳实四枚 厚朴四两 薤白半升 桂枝一两 栝楼实一枚，捣

上五味，以水五升，先煮枳实、厚朴，取二升，去滓，内诸药，煮数沸，分温三服。

【经典原文汇要】

胸痹心中痞，留气结在胸，胸满，胁下逆抢心，枳实薤白桂枝汤主之；人参汤亦主之。

【临床经验附识】

1. 膈噎，胸痛，脉沉者。

2. 胸满心痛或背痛，脉沉者。

3. 心下满，胸胁满，胸痛，脉沉者。

4. 气上冲，胸满者，胸背痛者。

5. 栝楼薤白白酒汤证，而胸胁至腹胀痛者。

6. 胸膈胀，或痛，上逆者。

7. 栝楼薤白半夏汤证，而心胸痞满者。

8. 栝楼薤白半夏汤证，而腹胀满者。

9. 咳嗽胸满而痛，或胁肋肩背挛痛，多黏痰，或唾血，脉沉者。

【前贤方论撷录】

《金匮悬解》：枳实薤白桂枝汤，枳实、薤白，破壅塞而消痞结；瓜蒌、桂枝，涤浊瘀而下冲气也。

《金匮要略今释》：此条云：人参汤亦主之，然其证候，则皆枳实薤白桂枝汤所主，盖枳实、厚朴主留气结在胸、胸满，桂枝主胁下逆抢心，薤白、瓜蒌主胸痹心中痞也。人参汤即理中汤，其主证为心下痞硬，小便不利，或急痛，或胸中痹。二方有虚实之异。

一百七十一　茯苓杏仁甘草汤

【方剂组成用法】

茯苓三两　杏仁五十个　甘草一两

上三味，以水一斗，煮取五升，温服一升，日三服。不差，更服。

【经典原文汇要】

胸痹，胸中气塞，短气，茯苓杏仁甘草汤主之；橘枳姜汤亦主之。

【临床经验附识】

1. 胸中痞塞，呼吸急促，心动悸而喘咳，脉大多沉弱，或胸背痛，腹诊心下软、无抵抗者。

2. 动则心悸气短，或胸闷，无心脏病者（加厚朴、桂枝、苏子）。

3. 胸中气塞，短气，心下悸，而喘者。

4. 胸中气痞塞，呼吸困难者。

5. 木防己汤证，而体力、腹力弱（但亦有心下硬）者。

6. 木防己汤证，而腹力较弱者。

7. 生姜泻心汤证，而嗳气、胃灼热感（烧心）者。

8. 胸中痹而悸者。

9. 酒客短气息迫，或喘急者（加大黄、槟榔）。

10. 胸闷咳喘，动则短气，小便不利，腹力弱者。

11. 心动悸，腹力中等或中等度以下者。

12. 早搏，或喘，或咳，属虚证者。

13. 浅表呼吸者（或随证与其他方剂合用）。

【前贤方论撷录】

《金匮要略释义》：乃水与气并壅于上，故用茯苓化气行水，转升为降，因协杏仁旁搜溢入之饮，佐甘草安和脾气，则饮化而喘息、气塞、短气自除。

一百七十二　橘枳姜汤

【方剂组成用法】

橘皮一斤　枳实三两　生姜半斤

上三味，以水五升，煮取二升，分温再服。

【经典原文汇要】

胸痹，胸中气塞，短气，茯苓杏仁甘草汤主之；橘枳姜汤亦主之。

【临床经验附识】

1. 胸中痞满，短气者。
2. 胸满，呃逆者。
3. 呃逆不止者。
4. 胸满，或腹满（加厚朴），似呕非呕、欲矢气而不矢气者。
5. 咽中如有炙脔，胸满者。
6. 胸部堵塞，因呼吸急促而疼痛者（加桔梗）。
7. 胸中痞满而呕者。
8. 胸中气塞，而惧呼吸者。

【前贤方论撷录】

《订正仲景全书金匮要略选注》：气盛水者，则痞塞，主以橘皮枳实生姜汤，以开其气，气开则痹通也。

《金匮要略释义》：内饮，充塞于至高之分，以致气路闭塞，而为胸痹，非重用芳香利气之橘皮，佐以枳实之苦降，则闭塞无由开，胸痹无由除也。又因气逆于胸膈，不行于四肢，故用生姜以降逆通阳，名为橘枳生姜汤。

一百七十三　薏苡附子散

【方剂组成用法】

薏苡仁十五两　大附子十枚，炮

上二味，杵为散，服方寸匕，日三服。

【经典原文汇要】

胸痹缓急者，薏苡附子散主之。

【临床经验附识】

1. 胸部疼痛，胸部皮肤甲错者。

2. 胸中痹，恶寒，或水肿者。

3. 胸胁部疼痛，休作有缓急者。

4. 一身痹而恶寒者。

5. 水肿疼痛者。

6. 挫闪腰部或挫闪胸软骨部位，气血着滞，作痛一处，不可欠伸、动转者。

7. 头屑发，阴证者。

【前贤方论撷录】

《金匮要略方论本义》：为阴寒之邪，在胸停滞，发为上逆缓急不时者主治也。薏苡仁下气宽胸，附子温中散邪，为邪盛甚而阳微亦甚者立法也。

《医宗金鉴》：缓急者，或缓而痛暂止，或急而痛复作也。薏苡仁入肺利气，附子温中行阳，为散服，则其效更速矣。

一百七十四　桂枝生姜枳实汤

【方剂组成用法】

桂枝　生姜各三两　枳实五枚

上三味，以水六升，煮取三升，分温三服。

【经典原文汇要】

心中痞，诸逆，心悬痛，桂枝生姜枳实汤主之。

【临床经验附识】

1. 心下疼痛，属太阴病半表半里阴寒证者。
2. 吐水症（合猪苓散）。
3. 朝食暮吐者。
4. 胁下、心下疼痛，运用柴胡剂当效而不效者。
5. 吐酸水、烧心，属阴证者（加牡蛎、小茴香）。
6. 本方证易饥者（加黄连）。
7. 胃脘疼痛，泛酸，虽腹拘急，但非小建中汤证，为本方证。
8. 心下痛，夜晚吐水者。
9. 心下或心中痞塞，胸胁闷痛者。

【前贤方论撷录】

《金匮要略释义》：桂枝能下气开结，散逆止痛，此证气逆于上，心中痞且痛，自非桂枝莫能治，协生姜以为散逆驱寒之助，因其气逆不得下而反内逼为满痛，故重用枳实下气以除满痛。

一百七十五　乌头赤石脂丸

【方剂组成用法】

蜀椒一两，一法二分　乌头一分，炮　附子半两，炮，一法一分　干姜一两，一法一分　赤石脂一两，一法二分

上五味，末之，蜜丸如梧子大，先食服一丸，日三服。不知，稍加服。

【经典原文汇要】

心痛彻背，背痛彻心，乌头赤石脂丸主之。

【临床经验附识】

1. 心痛彻背，背痛彻心，属阴证者。

2. 胸部疼痛，或向背部放散，属寒证者。

3. 自心下部至背部游走性剧痛，属寒证者。

4. 冷气痛者。

5. 心痛，有冷气感者。

【前贤方论撷录】

《金匮要略方论本义》：或心痛彻背，或背痛彻心，俱阴寒痞塞于胸，而前后相连作痛，阳微之甚者也。法宜乌头赤石脂丸主之。方用蜀椒、乌头、附子、干姜一味大热之品，温中开痹，以赤石脂之涩，留滞其药，与

留滞之邪相争，邪自不胜正而降伏矣。

一百七十六　九痛丸

【方剂组成用法】

附子三两，炮　生狼牙一两，炙香　巴豆一两，去皮心，熬，研如脂　人参　干姜　吴茱萸各一两

上六味，末之，炼蜜丸如梧子大，酒下。强人初服三丸，日三服，弱者二丸。兼治卒中恶，腹胀痛，口不能言；又治连年积冷，流注心胸痛，并冷冲上气，落马坠车血疾等，皆主之。忌口如常法。

【经典原文汇要】

治九种心痛。

【临床经验附识】

1. 诸种心痛，由积冷结气所致者。
2. 宫外孕，腹痛拒按，脉沉，属寒实证者。
3. 胃痛或腹痛拒按，属寒实证者。
4. 胃脘顽痛，服对证方无效者。

【前贤方论撷录】

《金匮要略方论本义》：方亦以温中散邪为义，其温中不出赤石脂丸之右也。而去赤石脂之涩，用巴豆、狼牙之辛毒，欲以行破为法。

一百七十七　厚朴七物汤

【方剂组成用法】

厚朴半斤　甘草　大黄各三两　大枣十枚　枳实五枚　桂枝二两　生姜五两

上七味，以水一斗，煮取四升，温服八合，日三服。呕者加半夏五合，下利去大黄，寒多者加生姜至半斤。

【经典原文汇要】

病腹满，发热十日，脉浮而数，饮食如故，厚朴七物汤主之。

【临床经验附识】

1. 腹满，发热，脉浮而数者。

2. 桂枝生姜枳实汤证而腹满者，或大便难（加重方中大黄剂量并后下）。

3. 太阳与阳明合病，发热腹满，脉浮数者。

4. 发热，胸腹满气上冲者。

5. 桂枝加芍药汤证，腹满便秘者。

6. 儿童腹满、发热者。

7. 痢疾，腹满拘急，发热，腹痛而呕者。

8. 老年人前列腺肥大，尿闭，有便秘倾向，下腹部僵硬难受，口渴者（合猪苓汤）。

【前贤方论撷录】

《金匮玉函经二注》：此有里复有表之证也。腹满而能饮食，亦热邪杀谷之义，发热、脉浮数，此表邪正炽之时，故以小承气汤治其里，桂枝去芍药以解其表，内外两解，焕然冰释。

《金匮要略释义》：惟下利者，脾胃已伤，故去大黄。呕者，气逆于上，故加半夏以降逆，增生姜以散寒。

一百七十八　附子粳米汤

【方剂组成用法】

附子一枚，炮　半夏半升　甘草一两　大枣十枚　粳米半升

上五味，以水八升，煮米熟，汤成，去滓，温服一升，日三服。

【经典原文汇要】

腹中寒气，雷鸣切痛，胸胁逆满，呕吐，附子粳米汤主之。

【临床经验附识】

1. 腹中冷，肠鸣，腹疼痛剧烈，或呕吐，或恶寒者。
2. 腹中雷鸣疼痛，胸胁逆满，呕吐者。
3. 腹满痛，呕吐，恶寒或手足冷者。
4. 本方证，痛剧而涉及心胸者（合大建中汤）。

5. 腹中寒甚，呃逆，或呕吐者（加丁香）。

6. 寒疝气，心痛如刺，绕脐腹中尽痛，自汗出者（加蜀椒、干姜）。

7. 腹力弱，腹痛，拍之有水动声者。

【前贤方论撷录】

《金匮发微》：附子粳米汤，用炮附子一枚以回肾阳，用粳米、甘草、大枣以扶中气，复加半夏以降冲逆。肾阳复则虚寒之上逆者息矣，中气实则雷鸣切痛止矣，冲逆降则胸胁逆满呕吐平矣。或谓腹中雷鸣为有水，故纳生半夏以去水，寒气在腹故切痛，故用附子以定痛，说殊有理，并存之。

一百七十九　厚朴三物汤

【方剂组成用法】

厚朴八两　大黄四两　枳实五枚

上三味，以水一斗二升，先煮二味，取五升，内大黄，煮取三升，温服一升。以利为度。

【经典原文汇要】

痛而闭者，厚朴三物汤主之。

【临床经验附识】

1. 腹满，心下痛，便秘者。

2. 心下满痛，吐水，属里热实证者（里寒虚证用桂枝生姜枳实汤）。

3. 小承气汤证，而腹满尤甚者。

4. 急性肠梗阻，属阳实证者。

【前贤方论撷录】

《金匮要略心典》：痛而闭，六腑之气不行矣。厚朴三物汤，与小承气同，但承气意在荡实，故君大黄，三物意在行气，故君厚朴。

《金匮要略释义》：痛而闭，谓腹痛而大便不通也，为内实气滞之的证。故主以厚朴三物汤，盖此汤厚朴以行气，气行则不滞；佐以功专泄气止痛之枳实，通腹气之大黄，自然痛止便通。

一百八十　大建中汤

【方剂组成用法】

蜀椒二合，去汗　干姜四两　人参二两

上三味，以水四升，煮取二升，去滓，内胶饴一升，微火煮取一升半，分温再服；如一炊顷，可饮粥二升，后更服，当一日食糜，温覆之。

【经典原文汇要】

心胸中大寒痛，呕不能饮食，腹中寒，上冲皮起，出见有头足，上下痛不可触近，大建中汤主之。

【临床经验汇要】

1. 胸部疼痛（加桔梗）或腹部疼痛，属虚寒证者。

2. 腹痛，腹软弱或胀满，肠蠕动亢进或腹动悸者。

3. 受冷即腹痛者。

4. 食后即腹泻者。

5. 阳虚证之耳聋、耳鸣（合苓桂术甘汤）。

6. 心胸间痛，呕不能食，属虚寒证者。

7. 腹部软弱无力，肠鸣者。

8. 手术后肠粘连，或大便闭，或腹痛者（合小建中汤）。

9. 腹剧痛，腹部因气停滞而紧满，属阴证者。

10. 腹剧痛，服阳证方呕吐、不适者。

11. 疝，属虚寒证者。

12. 痛经，腹部软弱，感觉腹部寒冷，手足发冷，脉多为迟弱，但当疼痛剧烈时，脉多紧者。

13. 因蛔虫引起的腹痛，属虚寒证者。

14. 心下疼痛或腹疼痛，腹软弱，肠蠕动不安者。

15. 腹痛呕吐剧烈，属虚寒证者。

16. 腹软弱，按之几乎可以触到后腹壁者。

17. 胃脘疼痛，属虚寒证者。

18. 体质虚弱，腹力弱，腹冷痛，心下痞硬，日渐消瘦者。

19. 腹疼痛，或胸腹满，呕而不能食，腹皮起如有头足者。

20. 脐旁有块物如头足上下动无定所，疼痛者。

21. 便秘，粪便如兔屎，腹软弱无力者。

22. 腹中痛甚则有块状物，痛缓解则其块状物消失，每每呕吐酸水者。

23. 寒疝腹痛，便秘，痛甚则呕吐者。

【前贤方论撷录】

《金匮方歌括》：心胸中大寒者，胸中之阳不宣，阴寒之气从下而上也。痛者，阴寒结聚也。呕者，阴寒犯胃也。不能食，腹中满者，阴寒犯脾也。上冲皮起出见有头足者，阴寒横逆于中也，上下痛而不可触近者，是寒从下上，彻上彻下充满于胸腹之间……其权在于奠安中土，中焦之阳四布，上下可以交泰无虞，故主以大建中汤。方中重用干姜温中土之寒，人参、饴糖建中焦之气，佐以椒性纯阳下达，镇阴邪之逆，助干姜以振中土之阳。服后一炊顷饮粥者，亦温养中焦之气以行药力也。

一百八十一　大黄附子汤

【方剂组成用法】

大黄三两　附子三枚，炮　细辛二两

上三味，以水五升，煮取二升，分温三服；若强人煮取二升半，分温三服。服后如人行四五里，进一服。

【经典原文汇要】

胁下偏痛，发热，其脉紧弦，此寒也，以温药下之，宜大黄附子汤。

【临床经验附识】

1. 一侧胁下（腰、腿、腹）疼痛，脉弦紧，或便秘，或发热者。

2. 腹痛，便秘，脉沉紧者（腹拘急，合芍药甘草汤）。

3. 胁痛，便秘，脉沉紧者。

4. 胆结石、肝囊肿，脉紧弦者（疼痛甚者，合芍药甘草汤）。

5. 肾结石绞痛（合芍药甘草汤）。

6. 恶寒甚，腹痛，便秘者。

7. 右胁下疼痛、压痛，拒按者。

8. 右少腹痛、压痛，脉弦紧者。

9. 尿毒症（加阿胶）。

10. 睾丸炎、副睾丸炎疼痛者，疝痛。

11. 休息痢。

12. 乳中线的胁缘下压痛、拒按者。

13. 便秘，常发生剧烈肠疝样疼痛者。

14. 偏侧疼痛，属里阴寒实证者。

15. 每当便秘则发生疝症者。

16. 胆囊息肉（加薏苡仁）。

17. 腹部一侧疼痛，服对证方不效，其脉紧弦者（合芍药甘草汤）。

18. 胆绞痛（加高良姜、桔梗、枳实）。

19. 慢性结肠炎，证当温下者。

20. 急慢性胆囊炎（随证合柴胡剂）。

21. 肝血管瘤（加阿魏）。

22. 老年人便秘，下腹或左或右偏痛者。

23. 腹疼痛而恶寒，脉紧弦者。

24. 偏侧疼痛，便秘，手足冷，脉紧，腹肌拘挛（合芍药甘草汤）。

【前贤方论撷录】

《金匮要略心典》：胁下偏痛而脉紧弦，阴寒成聚，偏着一处，虽有发热，亦是阳气被郁所致。是以非温不能已其寒，非下不能去其结，故曰宜以温药下之。程氏曰：大黄苦寒，走而不守，得附子、细辛之大热，则寒性散而走泄之性存是也。

一百八十二　赤丸

【方剂组成用法】

茯苓四两　半夏四两，洗，一方用桂　乌头二两，炮　细辛一两，《千金》作人参

上四味，末之，内真朱为色，炼蜜丸，如麻子大，先食酒饮下三丸，日再夜一服；不知，稍增之，以知为度。

【经典原文汇要】

寒气厥逆，赤丸主之。

【临床经验附识】

1. 肿瘤疼痛（加山慈菇）。

2. 如结胸状，时时下利，无阳证，舌上白苔滑者。

3. 胁下素有痞，连在脐旁，痛引少腹，入阴筋，无阳证，舌

上白苔滑者（加甲珠）。

4. 厥逆，恶寒，心下悸，腹痛，呕逆者。

5. 内有陈寒痼冷，胁腹挛痛，恶寒，腹中辘辘有声，呕而眩悸者。

【前贤方论撷录】

《金匮要略释义》：赤丸方中茯苓、半夏分两较重，乌头次之，细辛又次之，可知病由饮作，饮停则阳痹，阳痹则阴逆，阴逆则寒生而厥矣，故曰寒气厥逆……茯苓、半夏降逆祛饮，乌头为治阳痹阴逆之要剂，细辛散寒，真朱即朱砂，具安神通血脉之功。

一百八十三　乌头煎

【方剂组成用法】

乌头大者五枚，熬，去皮，㕮咀

上以水三升，煮取一升，去滓，内蜜二升。煎令水气尽，取二升，强人服七合，弱人服五合。不差，明日更服，不可一日再服。

【经典原文汇要】

1. 腹痛，脉弦而紧，弦则卫气不行，即恶寒，紧则不欲食，邪正相搏，即为寒疝。

2. 寒疝绕脐痛，若发则白汗出，手足逆冷，其脉沉紧者，大乌头煎主之。

【临床经验附识】

1. 绕脐绞痛，汗出，手足冷者。

2. 腹痛呼叫，面色如土，冷汗淋漓，四肢拘急，厥冷，烦躁，脉弦迟者。

3. 腹痛频作，痛无定位，惟多在脐周者，脉紧或眩或滑，腹无抵抗，喜温者。

4. 腹痛，舌卷囊缩，属阴证者。

5. 绕脐有块状物而痛者。

6. 男子寒气疝瘕，腰足挛急，阴卵偏大，欲入腹，绞痛不可忍者。

【前贤方论撷录】

《金匮要略心典》：大乌头煎大辛大热，为复阳散阴之峻剂。

《金匮要略释义》：乌头为阳痹阴逆之要剂，自为此证之主药，故用此一味，乃煮取三分之一后，又纳蜜煮，令水气尽者，妙在使乌头之气味尽入蜜中，俾变辛为甘，变急为缓，而无孟浪之患。且蜜主心腹邪气，止痛和百药。

一百八十四　当归生姜羊肉汤

【方剂组成用法】

当归三两　生姜五两　羊肉一斤

上三味，以水八升，煮取三升，温服七合，日三服。

若寒多者，加生姜成一斤；痛多而呕者，加橘皮二两，白术一两。加生姜者，亦加水五升，煮取三升二合，服之。

【经典原文汇要】

1. 寒疝腹中痛，及胁痛里急者，当归生姜羊肉汤主之。

2. 产后腹中疞痛，当归生姜羊肉汤主之，并治腹中寒疝，虚劳不足。

【临床经验附识】

1. 产后虚羸喘乏，汗出，腹中绞痛者（加桂心、芍药、甘草）。

2. 寒疝腹中虚痛，及诸胁痛里急者（加芍药）。

【前贤方论撷录】

《订正仲景全书金匮要略注》：寒疝腹中痛及胁痛里急，脉见沉紧，较之绕脐苦痛轻矣。且无恶寒汗出，手足厥冷，故不用乌头煎之大温大散，而用当归生姜羊肉汤，养正为本，散寒为次，此治寒疝之和剂也。

一百八十五　乌头桂枝汤

【方剂组成用法】

乌头

上一味，以蜜二斤，煎减半，去滓。以桂枝汤五合解之，得一升后，初服二合；不知，即服三合，又不知，

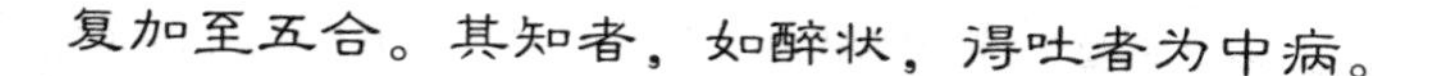
复加至五合。其知者，如醉状，得吐者为中病。

【经典原文汇要】

寒疝腹中痛，逆冷，手足不仁，若身疼痛，灸刺诸药不能治，抵当乌头桂枝汤主之。

【临床经验附识】

1. 大乌头煎证，而身疼痛、厥冷者。

2. 腹痛，手足冷，出冷汗者。

3. 乌头汤证，而汗出者。

4. 寒疝腹中痛，下控阴囊或阴缩，手足逆冷，自汗如流者。

5. 寒疝，脐下弦急，牵引睾丸，或股际，或及上腹，腹绞痛，或有绕脐成块者。

【前贤方论撷录】

《金匮要略论注》：起于寒疝腹痛而至逆冷、手足不仁，则阳气大痹，加以身疼痛，荣卫俱不和，更灸刺诸药不能治，是或攻其内或攻其外，邪气牵制不服。故以乌头攻寒为主，而合桂枝全汤以和荣卫，所谓七分治里三分治表也。

一百八十六 《外台》走马汤

【方剂组成用法】

巴豆二枚，去皮心，熬　　杏仁二枚

上二味，以绵缠，捶令碎，热汤二合，捻取白汁饮之，当下，老少量之。通治飞尸鬼击病。

【经典原文汇要】

治中恶心痛腹胀，大便不通。

【临床经验附识】

1. 食物中毒，心下疼痛，腹胀满，大便不通者。

2. 食物中毒，欲吐不吐，欲泄不泄，烦苦迫急而无奈者。

3. 腹中寒实所致诸病证之重症、急证。

4. 急性病，胸腹胀痛，喘鸣息迫，大便不通者。

5. 尿毒症、破伤风痉挛、跌打损伤不省人事等卒发性疾病之危急症状，体力强壮者。

6. 猝然心腹胀痛、绞痛、刺痛，大便不通，或上攻心胸胀闷，或吐血，或衄血，或喘咳气息迫急者。

【前贤方论撷录】

《沈注金匮要略》：胃肠脏腑壅塞，正气不行，故心痛腹胀，大便不通，是为实证……故用巴豆极热大毒峻猛之剂，急攻其邪，佐杏仁以利肺与大肠之气，使邪从后阴一扫尽除。

一百八十七　旋覆花汤

【方剂组成用法】

旋覆花三两　葱十四茎　新绛少许

上三味，以水三升，煮取一升，顿服之。

【经典原文汇要】

1. 肝着，其人常欲蹈其胸上，先未苦时，但欲饮热，旋覆花汤主之。

2. 寸口脉弦而大，弦则为减，大则为芤，减则为寒，芤则为虚，寒虚相搏，此名曰革，妇人则半产漏下，旋覆花汤主之。

【临床经验附识】

1. 诸病，患者常欲他人以拳头叩击胸者（加桔梗、枳实、虻虫）。

2. 人流后漏下。

3. 不全性自然流产。

4. 右胸胁痛（加桔梗、延胡索）。

5. 左胸胁痛（合四逆散，加川芎、青皮、香附）。

【前贤方论撷录】

《金匮要略心典》：旋覆花咸温下气散结，新绛和其血，葱叶通其阳，结散阳通，气血以和，而肝着愈。

《绛雪园古方选注》：旋覆花汤，通剂也。治半产漏下，乃通因通用法。

一百八十八　甘草干姜茯苓白术汤

【方剂组成用法】

甘草　白术各二两　干姜　茯苓各四两

上四味，以水五升，煮取三升，分温三服，腰中即温。

【经典原文汇要】

肾着之病，其人身体重，腰中冷，如坐水中，形如水状，反不渴，小便自利，饮食如故，病属下焦，身劳汗出，衣里冷湿，久久得之，腰以下冷痛，腹重如带五千钱，甘姜苓术汤主之。

注："腹重"，《脉经》《千金》为"腰重"。

【临床经验附识】

1. 腰冷者。

2. 以手触摸腰部或腰以下冷，冷而痛者，冷而沉重者，脉沉、弱，或腰、腿、足痛，或水肿，或心下悸，或足痿弱，或小便不利，或小便频数量多，或遗精……

3. 身体重，腰冷者。

4. 自腰以下发冷，腰如冰，小便多者。

5. 腰腿冷重或冷痛者。

6. 带下如水而量多，腰冷重或冷痛者（加龙骨、牡蛎）。

7. 甘草干姜汤证，而舌苔白腻者。
8. 甘草干姜汤证，而小便不利者。
9. 身体重，腰冷，小便自利者。
10. 妊妇水肿，小便自利，腰体冷痛，喘咳者。
11. 老人平日小便失禁，腰腿沉重冷痛者。
12. 遗尿，腰中冷者。
13. 阴唇水肿，腰冷者。
14. 小便不利，腰脚冷，心下悸者。
15. 腹疼痛，腰部冷甚者。
16. 脚痿弱不可行，腰脚冷者。
17. 腰椎间盘突出，腰脚冷甚者。
18. 腹力弱，腹动悸，腰冷者。

【前贤方论撷录】

《金匮要略方论本义》：主之以甘姜苓术汤，无非燥土以散寒之治，服之腰中即温而着者除矣。

《金匮悬解》：姜甘苓术汤，姜、苓温中而泄水，甘、术培土而祛湿也。

一百八十九　甘遂半夏汤

【方剂组成用法】

甘遂大者三枚　半夏十二枚，以水一升，煮取半升，去滓　芍药五枚　甘草如指大一枚，炙

上四味，以水二升，煮取半升，去滓，以蜜半升，和

药汁煎取八合，顿服之。

【经典原文汇要】

病者脉伏，其人欲自利，利反快，虽利，心下续坚满，此为留饮欲去故也，甘遂半夏汤主之。

【临床经验附识】

1. 心下坚满，腹拘急者，或呕吐，或下利，有留饮者。

2. 各种原因所致之腹水，心下坚满者。

3. 芍药甘草汤证，而心下硬满者。

【前贤方论撷录】

《金匮发微》：病根深者，当下利，而水湿之留于膈上者，复趋心下，故心下续见坚满，而必待甘遂半夏汤以因势而利导之。方中甘遂三枚，半夏十二枚，所以祛水；芍药五枚，炙甘草一枚，所以疏通血络……药去滓而和蜜者，欲其缓以留中，使药力无微不达，并取润下之性，使内脏积垢易去也，此甘遂半夏汤之义也。

一百九十　木防己汤

【方剂组成用法】

木防己三两　石膏十二枚，如鸡子大　桂枝二两　人参四两

上四味，以水六升，煮取二升，分温再服。

【经典原文汇要】

膈间支饮，其人喘满，心下痞坚，面色黧黑，其脉沉紧，得之数十日，医吐下之不愈，木防己汤主之。

【临床经验附识】

1. 心下痞坚，脉沉紧，喘，满，或胸闷，或心动悸，或水肿，或血压高……

2. 肺心病、心衰，喘，水肿、心动悸者（随证合四逆汤）。

3. 水肿，心下痞坚，偏阳证者（阴证，用桂枝去芍药加麻黄附子细辛汤）。

4. 杵状指者。

5. 肝肿大，心下痞坚者（加丹参）。

6. 下肢水肿，脉沉紧者。

7. 心脏瓣膜障碍性疾病、门静脉瘀血、肝肿大、心下痞坚者（合抵当汤）。

8. 哮喘、支气管炎、肺气肿、肺水肿，胸憋、面色黄褐者（合抵当汤）。

9. 本方证脉沉或沉迟者（合抵当汤、桂枝去芍药加麻黄附子细辛汤）。

10. 急性充血性心衰（合抵当汤、四逆汤）。

11. 体质实，胸满或痛，渴，小便利，心下硬者。

12. 哮喘、气管炎，同时伴有心脏性喘息者。

13. 心脏瓣膜病，有支饮者。

14. 心源性疾病之水肿严重者（加木通）。

15. 喘，心下坚者（加芒硝）。

16. 心源性喘息。

17. 肥胖，动则胸闷、心动悸、气短者（合茵陈五苓汤）。
18. 心下痞硬，烦渴者。
19. 喘满，心下痞坚者（加茯苓、芒硝）。
20. 水肿，心下痞坚者（加茯苓、芒硝）。
21. 短气或逆满而痛，或渴者。
22. 早搏。
23. 阵发性室上性心动过速。
24. 阵发性室性心动过速（随证合用抵当汤或真武汤等方）。
25. 心房颤动（随证合用抵当汤或真武汤等方）。
26. 半夏泻心汤之腹证，动则心动悸、气短者。
27. 心包积液（加茯苓、白术、猪苓）。

【前贤方论撷录】

《金匮要略方论本义》：以防己除湿逐水为君，以石膏清热利水为佐，以桂枝升阳益胃，人参补气、调津为主治之治，使邪去而正不伤，且使正旺而邪可自去。

一百九十一　木防己去石膏加茯苓芒硝汤

【方剂组成用法】

木防己　桂枝各二两　人参　茯苓各四两　芒硝三合

上五味，以水六升，煮取二升，去滓，内芒硝，再微煎，分温再服，微利则愈。

【经典原文汇要】

膈间支饮，其人喘满，心下痞坚，面色黧黑，其脉沉紧，得之数十日，医吐下之不愈，木防己汤主之。虚者即愈，实者三日复发，复与不愈者，宜木防己去石膏加茯苓芒硝汤主之。

注:《外台秘要·卷八》作“石膏鸡子大三枚”。

【临床经验附识】

1. 木防己汤证，心下痞坚显著，大小便不利者。

2. 心衰，脉沉紧，虽二便正常，与本方取腹泻，病即效。

3. 用木防己汤初效而后效果不佳者。

4. 木防己汤证，而腹力抵抗者。

5. 木防己汤证，腹力略抵抗者（减芒硝量）。

6. 木防己汤证，而不烦渴，小便不利，痞坚甚者。

7. 喘满止或不渴，心下悸，痞坚难解者。

8. 唇口之皮坚厚枯燥，心下痞坚，胸中不利，微喘或喘者。

【前贤方论撷录】

《订正仲景全书金匮要略注》：若水邪实结者，虽愈亦复发也，即复与前方亦不能愈，当以前方减石膏之寒凝，加芒硝峻开坚结，加茯苓直输水道，未有不愈者也。

一百九十二　泽泻汤

【方剂组成用法】

泽泻五两　白术二两

上二味，以水二升，煮取一升，分温再服。

【经典原文汇要】

心下有支饮，其人苦冒眩，泽泻汤主之。

【临床经验附识】

1. 眩晕，心下停饮者。

2. 眩晕，头沉，非真武汤证、非苓桂味甘汤证者。

3. 内耳眩晕症，发则眩晕干呕，自觉旋转昏动不安者（合小半夏加茯苓汤）

4. 头沉重昏晕，目涩痛不能开者。

5. 突然发生的剧烈眩晕者。

6. 静卧亦感觉天旋地转者。

7. 心下有水气，苦冒眩，小便不利者。

8. 眩冒，昏昏摇摇，如居暗室，如坐舟中，如步雾里，如升空中，在床上回转如走，虽瞑目敛神而亦复然者。

【前贤方论撷录】

《金匮悬解》：饮停心下，阳不归根，升浮旋转，则生冒眩。

《高注金匮要略》：泽泻利水，而决之于沟渠；白术培土，而防之于堤岸，则水饮下注，而桴鼓之气自平矣。

一百九十三　厚朴大黄汤

【方剂组成用法】

厚朴一尺　大黄六两　枳实四枚

上三味，以水五升，煮取二升，分温再服。

【经典原文汇要】

支饮胸满者，厚朴大黄汤主之。

注：“胸满”，《医宗金鉴》作腹满，宜从之。

【临床经验附识】

1. 小承气汤证，而腹满甚者。
2. 小承气汤证，而胸满者。
3. 小承气汤证，腹大满不通尤甚者。
4. 胸满而心下有支饮，结实而便秘，时时心下痛或吐水者。
5. 酒客咳嗽，吐血，冒，胸满，属阳证者。

【前贤方论撷录】

《金匮要略浅注》：支饮胸满者，胸为阳位，饮停心下，下焦不通，逆行渐高，充满于胸故也。主以厚朴大

黄汤者，是调其气分，开其下口，使上焦之饮，顺流而下，厚朴性温味苦，苦主降，温主散；枳实形圆味香，香主舒，圆主转，二味皆气分之药，能调上焦之气，使气行而水亦行也。继以大黄之推荡，直通地道，领支饮以下行，有何胸满之足患哉。

一百九十四　小半夏汤

【方剂组成用法】

半夏一升　生姜半斤

上二味，以水七升，煮取一升半，分温再服。

【经典原文汇要】

1. 呕家本渴，渴者为欲解。今反不渴，心下有支饮故也，小半夏汤主之。

2. 黄疸病，小便色不变，欲自利，腹满而喘，不可除热，热除必哕。哕者，小半夏汤主之。

3. 诸呕吐，谷不得下者，小半夏汤主之。

【临床经验附识】

1. 水饮之证，背上如手掌大冷者。

2. 凡病证有呕吐而谷不得下者，用对证方合本方。

3. 眉棱骨痛（加白芷、羌活）。

4. 头痛，兼眉骨痛者（加白芷、羌活）。

5. 吐而不渴者。

6. 呕吐，心下痞，心下拍之有水音者。
7. 小儿疱疹，噎气者。
8. 小儿痰涎多，厌食者（加甘草）。
9. 眩晕，心嘈忪悸，眉棱骨痛者。
10. 有痰澼发动呕吐不止，惊烦不宁者。
11. 小半夏汤证，而吞酸者（加吴茱萸）。
12. 小半夏汤证，而胸胁满，不下食，哕逆者（加橘皮）。

【前贤方论撷录】

《金匮要略心典》：此为饮多而呕者言，渴者饮从呕去，故欲解。若不渴，则知其支饮仍在，而呕亦未止，半夏味辛性燥，辛可散结，燥能蠲饮；生姜制半夏之悍，且以散逆止呕也。

一百九十五　己椒苈黄丸

【方剂组成用法】

防己　椒目　葶苈，熬　大黄各一两

上四味，末之，蜜丸如梧子大，先食饮，服一丸，日三服，稍增，口中有津液。渴者加芒硝半两。

【经典原文汇要】

腹满，口舌干燥，此肠间有水气，己椒苈黄丸主之。

【临床经验附识】

1. 里热实夹水气所致的腹满，口干舌燥，其人或便秘，或渴，或水肿，或喘者。

2. 鼻窦炎，属热实证者。

3. 葶苈大枣泻肺汤证，而腹满者。

4. 腹满，口舌干燥，二便涩滞者。

5. 腹满，肠间有留饮而四肢水肿者。

【前贤方论撷录】

《金匮要略心典》：水既聚于下，则无复润于上，是以肠间有水气，而口舌反干燥也。后虽有水饮之入，只足以益下趋之势，口燥不除，而腹满益甚矣。防己疗水湿，利大小便；椒目治腹满，去十二种水气；葶苈、大黄，泄以去其闭也。渴者知胃热甚，故加芒硝。

一百九十六　小半夏加茯苓汤

【方剂组成用法】

半夏一升　生姜半斤　茯苓三两，一法四两

上三味，以水七升，煮取一升五合，分温再服。

【经典原文汇要】

1. 卒呕吐，心下痞，膈间有水，眩悸者，小半夏加茯苓汤主之。

2. 先渴后呕，为水停心下，此属饮家，小半夏加茯苓汤主之。

【临床经验附识】

1. 小半夏汤证，动悸者，小便不利者，筋惕肉瞤者。

2. 呕、吐，心下停水，或眩晕，或动悸，或心下满，或口干，或儿童流口水（加干姜、甘草），或头痛……

3. 内耳眩晕症、前庭神经炎，眩晕，干呕，或呕吐者（合泽泻汤）

4. 头痛，脉弦滑或沉伏，舌苔白或白腻者（加白芷、苍术）。

5. 失眠，心下有水饮者。

6. 眩晕，舌腻或口腻者（加苍术）。

7. 眩晕，头痛，昏厥，每发则恶心呕吐者。

8. 呕吐，恶心，吐后口流涎者。

9. 妊娠恶阻，有胃内停水者，将药煎成后放冷频服（严重者加伏龙肝）。

10. 口渴，呕吐，心下痞，眩悸者。

11. 头痛，而同时发内耳眩晕症者。

12. 一氧化碳中毒后遗症，痴呆、呕逆者（合麻黄加术汤）。

13. 心下有停水，胸膈满闷，咳嗽呕吐，气短恶心，饮食不下者。

14. 膈间有水，呕吐，喘咳，头痛者。

15. 心下停水，潮热而呕，或微烦者。

16. 心下停水，汗出，小便不利者。

17. 病毒性心肌炎，膈间有水者。

18. 小半夏汤证，而心悸、头眩者。

19. 失眠，舌苔白滑者。

【前贤方论撷录】

《金匮方歌括》：水滞于心下则为痞，水凌于心则眩悸，水阻胸膈则阴阳升降之机不利为呕吐。

《金匮发微》：水气冲脑则眩，水气凌心则悸。

《金匮要略释义》：此证主以小半夏加茯苓汤者，因生姜能止呕吐，半夏能开痞，茯苓能行水而止眩悸也。

一百九十七 《外台》茯苓饮

【方剂组成用法】

茯苓　人参　白术各三两　枳实二两　橘皮二两半　生姜四两

上六味，水六升，煮取一升八合，分温三服，如人行八九里，进之。

【经典原文汇要】

治心胸中有停痰宿水，自吐出水后，心胸间虚，气满不能食，消痰气，令能食。

【临床经验附识】

1. 心下满或胸满，舌苔白厚者（加苍术）。

2. 心下满或胸满，心下停水，心下叩之有水声，或泛酸，或烧心，或不能食，或呕吐，或心下发空……

3. 胃下垂，心下满或心下发空，心下有停水者（加重方中枳实剂量)。

4. 耳鸣，胃内有停水，心下满，脉弱者。

5. 心下痞硬，胃内停水较人参汤证显著者。

6. 心下压痛，或心下满，或上腹部痛，而上腹部振水音明显者。

7. 旋覆代赭汤证或橘皮枳实生姜汤证，而上腹部振水音明显者。

8. 本方证，而口甘或口酸者(加黄连、黄芩、栀子)。

9. 心下停水，咳则痛，转则辘辘有声者。

10. 人参汤证，而呕吐水者。

11. 本方证，气上冲者(加桂)。

【前贤方论撷录】

《金匮要略方论本义》：以茯苓淡渗水饮为君；人参、白术资补其脾气；生姜扶助其胃阳；枳实、橘皮行其积聚。

《沈注金匮要略》：脾虚不与胃行津液，水蓄为饮贮于胸膈之间，满而上溢，故自吐出水后，邪去正虚，虚气上逆，满而不能食也。所以参、术大健脾气，使新饮不聚，姜、橘、枳实以驱胃家未尽之饮，曰消痰气令能食耳。

一百九十八　桂苓五味甘草汤

【方剂组成用法】

茯苓四两　桂枝四两，去皮　甘草三两，炙　五味子半升

上四味，以水八升，煮取三升，去滓，分温三服。

【经典原文汇要】

青龙汤下已，多唾，口燥，寸脉沉，尺脉紧，手足厥逆，气从少腹上冲胸咽，手足痹，其面翕热如醉状，因复下流阴股，小便难，时复冒者，与茯苓桂枝五物甘草汤，治其气冲。

【临床经验用法】

1. 头如蒙物，或眩晕，或胃内振水音，脉沉微，手足冷，或咳，或咽中痞塞、多唾口燥，或四肢麻痹，或小便不利，或面淡红灼热，或多梦，或失眠，或幻想，或牙痛，或经来咳嗽，或子宫出血者（俱合用真武汤效佳）。

2. 眩晕，右下腹按痛，脉沉微者（合真武汤）。

3. 耳聋、耳鸣、耳流稀薄液水，面色淡红，头沉重，脉微弱，属虚证者。

4. 小便不利，面色淡红，手足冷者。

5. 头如物蒙，面红，脉沉微者，属虚证者。

6. 眩晕之阴证，与真武汤效不佳，审之头如物蒙如物裹者，此非眩晕，亦非真武证，乃桂苓味甘汤证。

7. 面红如麦门冬汤证，而脉沉弱且咳轻者。

8. 妇人虚弱，动悸，面赤，或麻木者。

9. 头沉，脉沉，多梦，焦虑，抑郁者（合四逆汤）。

10. 体弱，咳嗽，面红，手足厥冷，脉弱者。

11. 心中恐疑，时多恶梦，气上冲心，越汗出，头目眩晕者（加重用方中桂枝剂量）。

12. 恐惧不安，气自少腹上冲咽，呃逆，眩晕，汗出，心悸，干呕不能食，脉弱而结者（合橘皮枳实生姜汤）。

13. 阳气素虚，阴气逆升，心中悸动不安，冒，汗出不止者（合四逆汤）。

【前贤方论撷录】

《金匮要略方论本义》：所以得此者，阳散于外，正气不足以胜邪也。正气不能胜邪，遂与之固冱于躯壳之内，其邪抗拒不服，反欲灭其阳，渐至不返，见此急宜固阳，专以扶阳逐水，补气收阴为法。……茯苓渗水，桂枝扶阳，甘草补中，五味收阴，盖防其上冲外散。……治法亦归于扶阳抑阴为用也。

《金匮要略心典》：时复冒者，冲气不归，而仍上逆也。茯苓、桂枝，能抑冲气使之下行；然逆气非敛不降，故以五味之酸敛其气；土厚则阴火自伏，故以甘草之甘补其中也。

一百九十九　苓甘五味姜辛汤

【方剂组成用法】

茯苓四两　甘草　干姜　细辛各三两　五味子半升

上五味，以水八升，煮取三升，去滓，温服半升，日三服。

【经典原文汇要】

冲气即低，而反更咳、胸满者，用桂苓五味甘草汤去桂加干姜、细辛，以治其咳满。

【临床经验附识】

1. 咳嗽，胸满，里寒虚夹饮证者。

2. 小青龙汤证，而无表证且为虚证者。

3. 慢性支气管炎、肺气肿，咳嗽痰白，或水肿，或贫血，或手足易冷，小便自利，无发热、恶寒、头痛、肢酸之表证者。

【前贤方论撷录】

《金匮玉函经二注》：因水在膈不散，故再变，而更咳胸满，即用前方去桂加干姜、细辛，散其未消之水寒，通行津液。

《订正仲景全书金匮要略注》：今气冲虽下而反更咳嗽胸满者，则知寒饮贮胸，故嫌桂枝偏于走表，加干姜、细辛独胜中之寒饮也。

《金匮要略释义》：夫冲气即低，更咳胸满，是下焦之冲气虽平，肺中之痰饮反增，故应加干姜、细辛，温肺散寒祛饮以除咳满，与前证之治法不同。前系治冲，故用桂枝、五味摄纳其阳，现冲气即平，故去桂枝，其不去五味者，以干姜、细辛必得五味，始能增其除咳之力也。

二百　桂苓五味甘草去桂加干姜细辛半夏汤

【方剂组成用法】

茯苓四两　甘草　细辛　干姜各二两　五味子　半夏各半升

上六味，以水八升，煮取三升，去滓，温服半升，日三服。

【经典原文汇要】

咳满即止，而更复渴，冲气复发者，以细辛、干姜为热药也。服之当遂渴，而渴反止者，为支饮也。支饮者，法当冒，冒者必呕，呕者复内半夏，以去其水。

【临床经验附识】

肺心病并发心衰，见心悸、喘、尿少，属虚寒证者。

【前贤方论撷录】

《金匮玉函经二注》：服汤后，咳满即止，三变而

更复渴，冲气复发，以细辛、干姜乃热药，服之当遂渴；反不渴，支饮之水，蓄积胸中故也。支饮在上，阻遏阳气，不布于头目，故冒……仍用前汤加半夏，祛水止呕。

《金匮方歌括》：此为支饮内停也，支饮格其阳气，法当昏冒。冒者，胃气升逆，必作呕吐，呕吐者复纳半夏，以去其水饮，而止呕吐也。

二百零一　苓甘五味加姜辛半夏杏仁汤

【方剂组成用法】

茯苓四两　甘草三两　五味子半升　干姜三两　细辛三两　半夏半升　杏仁半升，去皮尖

上七味，以水一斗，煮取三升，去滓。温服半升，日三服。

【经典原文汇要】

水去呕止，其人形肿者，加杏仁主之。其证应内麻黄，以其人遂痹，故不内之。若逆而内之者，必厥，所以然者，以其人血虚，麻黄发其阳故也。

【临床经验附识】

1. 咳喘，吐痰清稀，无表证者。

2. 咳嗽，吐涎沫，属阴证者。

3. 咳嗽，吐涎沫，用此方当效而效不佳，此为水气重，用十

枣汤法。

4. 脉沉微，手足冷，喘，咳，心下有停饮，或水肿，或小便少，或心悸。

5. 喘，有肺气肿，脉沉微，体质虚弱者，或动则气短，或下肢水肿者。

6. 过敏性鼻炎，属里寒虚证者（加术）。

7. 水肿、腹水，属里寒虚证者（加术）。

8. 喘咳，多稀痰，虚瘦，面部微肿，贫血貌，脉沉，属虚寒证者。

9. 咳嗽剧甚，咳嗽之后发生呕吐，痰不多，但也有喀出黏痰者，轻度水肿，或无水肿，属虚寒证者。

10. 水肿，痰不多，呼吸很困难，喘鸣，胃内停水，或打喷嚏、流多量稀薄鼻涕者。

11. 寒证之腹水或水肿，并发呼吸困难、喘鸣者。

12. 小青龙汤证，而有贫血者。

13. 小青龙汤证，而为虚证者。

14. 小青龙汤证，而无表证者。

15. 小青龙汤证，而有心动悸者。

16. 肺癌，属阴寒虚证者（加附子）。

17. 咳、喘，面色青白，身冷体弱，其痰稀薄者。

18. 小青龙汤证，服小青龙汤出现疲劳或食欲减退者。

19. 喘，或咳，腹软弱无力者。

20. 肺气肿，体力弱，动则气短而喘不足以续，属虚寒证者。

21. 哮喘、肺气肿、渗出性胸胁膜炎、肺水肿、心源性喘息等，属里寒虚夹水气证者，其人喘鸣咳嗽，吐痰清稀，手足易冷，身背易冷，心悸，尿少，水肿，脉沉弱者。

【前贤方论撷录】

《金匮玉函经二注》：四变水散行出表，表气不利，其人形肿，当用麻黄发汗散水，以其人遂痹，且血虚，麻黄发其阳，逆而内之必厥，故不内。但加杏仁，杏仁微苦温，肾气上逆者，得之则降下，在表卫气得之，则利于行，故肿可消也。

二百零二　苓甘五味加姜辛半杏大黄汤

【方剂组成用法】

茯苓四两　甘草三两　五味子半升　干姜三两　细辛三两　半夏半升　杏仁半升　大黄三两

上八味，以水一斗，煮取三升，去滓，温服半升，日三服。

【经典原文汇要】

若面热如醉，此为胃热上冲熏其面，加大黄以利之。

【临床经验附识】

1. 苓甘五味加姜辛半夏杏仁汤证，便秘者。

2. 苓甘五味加姜辛半夏杏仁汤证，面红者。

3. 面部皮炎，面红、灼热或烘热，皮损干燥、脱屑、刺痛或刺痒，舌苔白滑者。

4. 面部红色斑疹，面烘热、干燥、脱屑、瘙痒，舌苔白润或

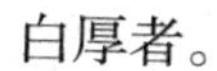

白厚者。

5. 水肿，咳嗽，胸满，喘不能卧者（加葶苈子）。

【前贤方论撷录】

《金匮玉函经二注》：服后五变，因胃有热，循脉上冲于面，热如醉，加大黄以泄胃热。

《金匮要略心典》：水饮有挟阴之寒者，亦有挟阳之热者。若面热如醉，则为胃热随经上冲之证……即于消饮药中，加大黄以下其热。与冲气上逆，其面翕热如醉者不同，冲气上行者，病属下焦阴中之阳，故以酸温止之，此属中焦阳明之阳，故以苦寒下之。

二百零三　文蛤散

【方剂组成用法】

文蛤五两

上一味，杵为散，以沸汤五合，和服方寸匕。

【经典原文汇要】

渴欲饮水不止者，文蛤散主之。

【临床经验附识】

1. 渴欲饮水不止，无阴证者。

2. 尿崩症（加天花粉）、糖尿病（加黄连），无阴证者。

3. 痰热咳喘（加青黛）。

4. 百日咳（加青黛）。
5. 痰核、瘿瘤（加海藻、昆布、贝母、牡蛎）。
6. 结节性甲状腺肿（加海藻、牡蛎、贝母）。
7. 淋巴腺肿大（加牡蛎、贝母、木鳖子）。
8. 口舌生疮，渴欲饮水者（加五倍子）。
9. 小便白浊，渴欲饮水者（加五倍子）。
10. 盗汗，渴欲饮水者（加五倍子）。
11. 遗精，渴欲饮水者（加五倍子）。

【前贤方论撷录】

《订正仲景全书金匮要略注》：渴欲饮水，水入则吐，小便不利者，五苓散证也；渴欲饮水，水入则消，口干舌燥者，白虎人参汤证也。渴欲饮水而不吐水，非水邪盛也，不口干舌燥，非热邪盛也；惟引饮不止，故以文蛤一味，不寒不温，不清不利，专意于生津止渴也。

二百零四　栝楼瞿麦丸

【方剂组成用法】

栝楼根二两　茯苓三两　薯蓣三两　附子一枚，炮　瞿麦一两

上五味，末之，炼蜜丸梧子大，饮服三丸，日三服；不知，增至七八丸，以小便利，腹中温为知。

【经典原文汇要】

小便不利者，有水气，其人若渴，栝楼瞿麦汤主之。

注:“若渴”，徐荣本作“苦渴”，宜从。

【临床经验附识】

1. 泌尿系统及生殖系统疾病，小便不利或水肿，而苦渴，属寒热错杂证者。

2. 口渴，小便不利，脉沉弱者。

3. 口渴，尿失禁者（加黄芪、升麻）。

4. 八味丸证，而食欲不振者。

5. 心下悸，小便不利，恶寒而渴者。

6. 小便不利，口渴，腹中冷者。

7. 腰以下水肿，小便不利，腹冷者。

8. 各部位囊肿。

【前贤方论撷录】

《金匮要略心典》：此下焦阳弱气冷，而水气不行之证，故以附子益阳气，茯苓、瞿麦行水气。观方后云，腹中温为知，可以推矣。其人若渴，则是水寒偏结于下，而燥火独聚于上，故更以蜀椒、瓜蒌根，除热生津液也。夫上浮之焰，非滋不熄；下积之阴，非暖不消；而寒润辛温，并行不悖，此方为良法矣。

二百零五　蒲灰散

【方剂组成用法】

蒲灰七分　滑石三分

上二味，杵为散，饮服方寸匕，日三服。

【经典原文汇要】

1. 小便不利，蒲灰散主之；滑石白鱼散、茯苓戎盐汤亦主之。

2. 厥而皮水者，蒲灰散主之。

【临床经验附识】

1. 小便不利，湿热互郁证。

2. 小便不利，茎中痛，小腹急痛者。

【前贤方论撷录】

《金匮玉函经二注》：厥者，逆也。由少阴经肾气逆上入肺，肺与皮毛合，故逆气溢出经络，经络之血泣，与肾气合，化而为水，充满于皮肤，故曰皮水。用蒲黄消经络之滞，利小便为君；滑石开窍通水，通以佐之，小便利则水下行，逆气降。

《金匮发微》：小便不利，证情不同，治法亦异。所谓蒲灰散主之者，湿胜热郁之证也。……用咸寒泄水之蒲灰，合淡渗清热之滑石，则水去而热亦除矣。

《经方方论荟要》：本方所主之蒲灰，是蒲黄为宜。

《神农本草经》谓："主心腹膀胱寒热，利小便，止血，消瘀血。"《药性本草》亦说："利水道，通经络，止女子崩中。"故用具有化瘀，利小便之功之蒲黄；滑石利窍通淋，清热利水道，故本方为化瘀利窍泄热之剂，宜于湿热瘀阻膀胱而小便不利之证。

二百零六　滑石白鱼散

【方剂组成用法】

滑石二分　乱发二分，烧　白鱼二分

上三味，杵为散，饮服半钱匕，日三服。

【经典原文汇要】

小便不利，蒲灰散主之；滑石白鱼散、茯苓戎盐汤亦主之。

【临床经验附识】

1. 小便不利，或尿血，属湿热互郁证者。
2. 消渴，小腹胀痛，小便不利者。
3. 血淋。
4. 妇人产后小便不利。

【前贤方论撷录】

《金匮要略论注》：白鱼能开胃、下气、祛水气，发为血余入阴，故合滑石，则阴分之湿热去而小便利也。

二百零七　茯苓戎盐汤

【方剂组成用法】

茯苓半斤　白术二两　戎盐弹丸大一枚

上三味，先将茯苓、白术煎成，入戎盐再煎，分温三服。

【经典原文汇要】

小便不利，蒲灰散主之；滑石白鱼散、茯苓戎盐汤并主之。

【临床经验附识】

1. 小便不利之湿热互郁证。
2. 心下悸，小便不利者。
3. 膀胱结石，小便不利，尿痛，痛引脐中者（合滑石白鱼散）。

【前贤方论撷录】

《金匮要略释义》：茯苓戎盐汤方中茯苓、白术补正益气，除湿行水；戎盐具润下之性，滋肾水。必小便不利之由于气虚挟湿，下焦阴液不足，而水停不行者。

二百零八　越婢汤

【方剂组成用法】

麻黄六两　石膏半斤　生姜三两　甘草二两　大枣十五枚

上五味，以水六升，先煮麻黄，去上沫，内诸药，煮取三升，分温三服。恶风者加附子一枚（炮）；风水加术四两。（《古今验录》）。

注：据《伤寒论》桂枝二越婢一汤方后林亿等按，越婢汤麻黄六两当为麻黄二两。

【经典原文汇要】

风水恶风，一身悉肿，脉浮而渴，续自汗出，无大热，越婢汤主之。

【临床经验附识】

1. 水肿，喘，烦渴，汗出者。

2. 越婢汤证，恶风者（加制附子）。

3. 发热恶寒多汗，近衣被则汗出不止，去衣被则恶寒难忍，或口渴，或咽喉疼痛，或面、项等部位肿痛……

4. 风湿病，水肿，疼痛甚，有热者（加术、制附子）。

5. 白塞病（加术、制附子，如下腹有抵抗压痛再合用桂枝茯苓汤）。

6. 水肿、汗出、发热、舌干、烦躁或脉浮滑者。

7. 口渴，小便不利，汗出，水肿者。

8. 水肿，喘，渴，或恶寒，或恶热者。

9. 太阳病发热而渴，不恶寒者（重用方中石膏、大枣）。

10. 脉阴阳俱浮，自汗出，身重，多眠水，鼻息鼾，语言难出，或小便不利，直视，失溲，或微发黄色，剧则惊痫，时头瘛疭，无特殊腹证者（重用方中石膏、大枣）。

11. 恶风，汗出，水肿，脚弱不能行者（加术、制附子）。

12. 水肿，汗出，恶风，小便不利或喘咳，脉浮而渴者。

13. 水肿，恶寒剧而无热，湿汗淋淋而咽干者（加术、制附子）。

14. 脚肿痛难忍者（合芍药甘草汤）。

【前贤方论撷录】

《金匮要略注》：麻黄发其阳，石膏清其热，甘草和其中，姜、枣以通荣卫，而宣阳气也。……若恶寒，知内虚，故加附子。《古今录验》加术，并驱湿矣。

《金匮方歌括》：以石膏重镇之品，能平息风浪以退热，引麻黄直越其至阴之邪，协生姜散肌表之水，一物而两握其要也。又以枣、草安中养正，不虑其过散伤液，所以图万全也。

二百零九　防己茯苓汤

【方剂组成用法】

防己　黄芪　桂枝各三两　茯苓六两　甘草二两

上五味，以水六升，煮取二升，分温三服。

【经典原文汇要】

皮水为病，四肢肿，水气在皮肤中，四肢聂聂动者，防己茯苓汤主之。

【临床经验汇要】

1. 水肿，手足震颤（阴证，合真武汤）。
2. 水肿，水在皮肤中，肉瞤筋惕者。
3. 身体肥胖，手足振掉者。
4. 水肿，冲逆肉瞤者。
5. 腹泻，年久不愈之虚证者（合真武汤去芍药加干姜）。
6. 水肿坚硬，按之不滑润，即干燥坚硬且肿者（加制附子）。
7. 全身水肿，尤其手足肿甚且颤抖者。

【前贤方论撷录】

《订正金匮要略注》：皮水之病，是水气相搏在皮肤之中，故四肢聂聂瞤动也，以防己茯苓汤补卫通荣，祛散表水也。

二百一十　甘草麻黄汤

【方剂组成用法】

甘草二两　麻黄四两

上二味，以水五升，先煮麻黄，去上沫，内甘草，煮取三升，温服一升，重覆汗出，不汗，再服。慎风寒。

【经典原文汇要】

里水，越婢加术汤主之，甘草麻黄汤亦主之。

【临床经验附识】

1. 呼吸急促（喘急），伴有水肿（尤其是上半身水肿）、呼吸困难者。

2. 水肿，脉紧无汗者。

3. 寒客皮肤，其人肤胀。

4. 水肿，脉浮，小便不利者。

5. 腰以上水肿，无汗者。

6. 喘息发作，小剂量顿服之。

7. 多发性睡病，无汗者。

【前贤方论撷录】

《金匮要略论注》：麻黄发其阳，甘草以和之，则阳行而水去。

《金匮要略释义》：里水之由于寒气内凝者，必无汗，故用麻黄发之，令水从汗泄，其冠甘草而名甘草麻黄汤者，因甘草性极和缓，能协脾土，故适合于此证，且能缓和麻黄温燥之性。

二百一十一　麻黄附子汤

【方剂组成用法】

麻黄三两　甘草二两　附子一枚，炮

上三味，以水七升，先煮麻黄，去上沫，内诸药，煮取二升半，温服八分，日三服。

【经典原文汇要】

水之为病，其脉沉小，属少阴。浮者为风。无水虚胀者，为气。水，发其汗即已。脉沉者，宜麻黄附子汤；浮者，宜杏子汤。

【临床经验附识】

1. 水肿，脉沉，无汗者。
2. 本方证汗出者（去麻黄，合防己黄芪汤）。
3. 水肿，属阴证者。
4. 下肢水肿，脉沉者。
5. 肥胖，属阴证者。
6. 甘草麻黄汤证，而微寒者。
7. 水肿，腰背牵引髀股，不能食，脉沉小者。

【前贤方论撷录】

《沈注金匮要略》：肾虚而受风寒，郁住卫气，胃关不利，水邪泛溢，以致通身肿满，故当补阳之中兼用

轻浮通阳，开郁利窍之剂，则真阳宣而邪自去……所以麻黄、附子，一散一补，固本通阳，则病去而不伤阳气之妙。

二百一十二　杏子汤

方未见

注:《金匮》原注云:“杏子汤未见，恐是麻黄杏仁甘草石膏汤。”然余证之临床，杏子汤条文所述杏子汤证，以越婢汤治之效。

二百一十三　黄芪芍药桂枝苦酒汤

【方剂组成用法】

黄芪五两　芍药三两　桂枝三两

上三味，以苦酒一升，水七升，相和，煮取三升，温服一升，当心烦，服至六七日乃解。若心烦不止者，以苦酒阻故也。

【经典原文汇要】

问曰：黄汗之为病，身体肿。发热汗出而渴，状如风水，汗沾衣，色正黄如柏汁，脉自沉，何从得之？师曰：以汗出入水中浴，水从汗孔入得之，宜芪芍桂酒汤主之。

【临床经验附识】

1. 黄疸、黄疸型肝炎，水肿、汗出、脉沉者。

2. 水肿，发热，汗出，汗出沾衣色黄如柏汁者。

3. 汗如柏汁者。

4. 水肿，汗出，小腹引阴弦急者。

【前贤方论撷录】

《金匮要略方论本义》：芪芍桂酒汤，用黄芪补气固表，芍药苦酒，治在血分，引桂枝入营，驱其水湿之邪，一方而专血分，兼表里其意备矣。服后心烦，仍服无疑，以苦酒湿热，未免与湿邪相阻，然非此无以入血而驱邪，所谓从治之法也。至六七日，湿邪渐除，苦酒之湿无所阻而心烦自止矣。

《金匮要略心典》：黄芪、桂枝、芍药，行阳益阴，得酒则气益和而行愈周，盖欲使荣卫大行，而邪气毕达耳。

二百一十四　桂枝加黄芪汤

【方剂组成用法】

桂枝　芍药各三两　甘草二两　生姜三两　大枣十二枚　黄芪二两

上六味，以水八升，煮取三升，温服一升，须臾饮热稀粥一升余，以助药力，温服微取汗；若不汗，更服。

【经典原文汇要】

1. 黄汗之病，两胫自冷；假令发热，此属历节。食已汗出，又身常暮卧盗汗出者，此劳气也。若汗出已仅发热者，久久其身必甲错；发热不止者，必生恶疮。

2. 若身重，汗出已辄轻者，久久身必瞤，瞤即胸中痛，又从腰以上必汗出，下无汗，腰髋弛痛，如有物在皮中状，剧者不能食，身疼重，烦躁，小便不利，此为黄汗，桂枝加黄芪汤主之。

3. 诸病黄家，但利其小便；假令脉浮，当以汗解之，宜桂枝加黄芪汤主之。

【临床经验附识】

1. 桂枝汤证，进食则汗出，或盗汗者。

2. 畏风，易感冒，无其他方证者。

3. 黄疸，汗出，属虚证者。

4. 身痛，汗出，脉弱者。

5. 疮疡，久不敛口，流脓流水者。

6. 水肿，小便不利，汗出发黄者。

7. 慢性中耳炎、急性乳突炎，病势已衰，虚证，常流稀薄脓液者（合苓桂术甘汤）。

8. 多汗症而容易感冒者。

9. 白癜风、婴儿苔癣，易出汗，易疲劳，体质弱者。

10. 痈疽疮疡、臁疮久不收口、反复出脓者（兼有水液渗出者，合苓桂术甘汤）。

11. 儿童湿疹，体质虚弱、易出汗者。

12. 腰及下肢重，皮肤中有虫行感者。

13. 皮肤疹，汗出多，或盗汗，体质虚弱者。

14. 痒疹，水疮严重，体质弱者。

15. 黄汗，四肢弛痛，或身疼痛，烦躁，小便不利，或盗汗，或发热，恶风者。

16. 桂枝汤证，而黄汗者。

17. 神经痛，汗出多者（合桂枝汤加白术、制附子）。

【前贤方论撷录】

《医门法律》：用桂枝全方，啜热粥助其得汗，加黄芪固卫。以其发热，且兼自汗盗汗，发热故用桂枝，多汗故加黄芪也。

《金匮要略方论集注》：证虽多歧，观其所治，咸以桂枝和荣散邪，即兼黄芪司开阖之权，杜邪复入之路也。

《金匮要略心典》：桂枝、黄芪，亦行阳散邪之法，而尤赖饮热稀粥取汗，以发交郁之邪也。

二百一十五　桂枝去芍药加麻黄细辛附子汤

【方剂组成用法】

桂枝三两　生姜三两　甘草二两　大枣十二枚　麻黄细辛各二两　附子一枚，炮

上七味，以水七升，煮麻黄，去上沫，内诸药，煮取二升，分温三服，当汗出，如虫行皮中，即愈。

【临床经验附识】

气分，心下坚，大如盘，边如旋杯，水饮所作，桂枝去芍药加麻辛附子汤主之。

【临床经验附识】

1. 慢性支气管炎，咳，恶寒，或发热，脉沉，或心下满者。

2. 四肢乏力、疼痛，恶寒甚者。

3. 恶寒，或身体麻痹，手足冷，心下痞坚者。

4. 水肿，脉沉迟者。

5. 多发性睡病，属阴证者。

6. 缓慢性心律失常。

7. 顽固性脱疽，属阴证者。

8. 贫血，脾肿大，有腹水者（加阿胶、鸡血藤、丹参）。

9. 脱疽，手足厥冷，骨节疼痛者。

10. 麻黄附子细辛汤证，心下坚者。

11. 鼻窦炎，属虚寒证者。

12. 子宫癌手术后复发或转移，下肢水肿、疼痛者。

13. 舌肿瘤，属阴证者。

14. 感冒，流鼻涕，或头痛，怕冷强烈，脉沉弱者。

15. 慢性鼻炎，鼻塞，流鼻涕，怕冷，脉沉弱者。

16. 心下坚大而上逆者。

17. 过敏性鼻炎、鼻炎，属寒证者。

18. 上冲头痛，发热喘咳，身体疼痛，恶寒甚者。

19. 老人于秋冬之交，每日痰饮咳嗽，胸背胁腹挛痛而恶寒者。

20. 恶寒，或身体不仁，或手足逆冷，而心下坚者。

21. 房室传导阻滞（随证合用抵当汤、木防己汤等方）。

【前贤方论撷录】

《金匮要略方论本义》：仲景明之为水饮所作，不必于水饮之外求阴寒，当于水饮之中求阴寒，何因有结聚坚实也，则非其人虚寒之甚不能有之，主之以桂枝去芍药加麻辛附子汤，去芍药之酸寒，加麻黄、附子、细辛温经散寒之品，于升阳补中之内，所以治水湿也，即所以治虚寒也。

二百一十六　枳术汤

【方剂组成用法】

枳实七枚　白术二两

上二味，以水五升，煮取三升，分温三服，腹中软，即当散也。

【经典原文汇要】

心下坚，大如盘，边如旋盘，水饮所作，枳术汤主之。

【临床经验附识】

1. 心下痞，小便不利者。

2. 心下满痛，小便不利者。

3. 胃下垂而胃潴留者。

4. 胃下垂、子宫下垂、肾下垂。

5. 习惯性便秘而大便不干结者（加重方中的白术剂量）。

6. 心下坚，有水气者。

7. 心下坚，大小便不利，腹力中等以下者。

8. 心下盘旋，欲吐不吐，水饮停留不散所致者。

9. 心下痞，口中和，属虚证者。

10. 老人习惯性便秘，舌白，属虚证者（打粉服用）。

11. 脱肛，腹力弱或腹力中等者。

12. 胎位下垂，或少腹重坠，或欲大便而便难，或小便不利者（加当归、芎䓖）。

13. 产后子宫收缩不良而压迫膀胱，致小便不利，腹力弱者（加当归、芎䓖）。

14. 子宫脱垂致欲大便而里急后重、便难者（合桂枝茯苓丸）。

15. 神经性厌食症，腹胀、羸瘦者（加柴胡、茯苓、人参、麦门冬、生姜）。

【前贤方论撷录】

《金匮玉函经二注》：胃气弱，则所饮之水，入而不消，痞结而坚，必强其胃，乃可消痞，白术健脾强胃，枳实善消心下痞，逐停水。

二百一十七　硝石矾石散

【方剂组成用法】

硝石　矾石，烧等分

上二味，为散，以大麦粥汁和服方寸匕，日三服。病随大小便去，小便正黄，大便正黑，是候也。

【经典原文汇要】

黄家日晡所发热，而反恶寒，此为女劳得之。膀胱急，少腹满，身尽黄，额上黑，足下热，因作黑疸。其腹胀如水状，大便必黑，时溏，此女劳之病，非水也。腹满者难治。硝石矾石散主之。

【临床经验附识】

1. 各种结石病。
2. 贫血，腹部鼓满，下黑便者。
3. 身黄，腹满鼓满，大便黑，时溏者。
4. 黄疸，发热恶寒，小腹满急，小便难者。
5. 缺铁性贫血。

【前贤方论撷录】

《订正仲景全书金匮要略注》：以硝石入血消坚，矾石入气胜湿。

《金匮要略释义》：以硝石咸寒，能直达精室以攻其瘀热；矾石除湿；大麦粥汁益气养脾。

二百一十八　栀子大黄汤

【方剂组成用法】

栀子十四枚　大黄一两　枳实五枚　豉一升

上四味，以水六升，煮取二升，分温三服。

【经典原文汇要】

1. 心中懊侬而热，不能食，时欲吐，名曰酒疸。

2. 夫病酒黄疸，必小便不利，其候心中热，足下热，是其证也。

3. 酒疸，心中热，欲呕者，吐之愈。

4. 酒黄疸，心中懊侬，或热痛，栀子大黄汤主之。

【临床经验附识】

1. 黄疸，心中懊侬、胸满者。

2. 痢疾，心中懊侬、腹痛、里急后重者。

3. 栀子豉汤证，面赤者。

4. 黄疸，心中懊侬、小便黄、皮肤发赤斑黄黑者。

5. 黄疸，右胸胁肿胀硬结、疼痛，或懊侬，或热痛者（随证合大柴胡汤或小柴胡汤）。

【前贤方论撷录】

《金匮要略心典》：酒家热积而成实，为心中懊侬，或心中热痛，栀子、淡豉彻热于上，枳实、大黄除实于中，亦上下分消之法也。

二百一十九　猪膏发煎

【方剂组成用法】

猪膏半斤　乱发如鸡子大三枚

上二味，和膏中煎之，发消药成，分二次服，病从小便出。

【经典原文汇要】

1. 诸黄，猪膏发煎主之。
2. 胃气下泄，阴吹而正喧，此谷气之实也，膏发煎导之。

【临床经验附识】

1. 黄疸，无特殊脉、腹证者。
2. 黄疸，便秘，腹无压痛、抵抗者。
3. 肌肤如鱼鳞者。
4. 褥疮（外涂）。
5. 手足皲裂（外涂）。
6. 乳裂、乳疮（外涂）。
7. 肛裂（外涂）。
8. 手脱皮（外涂）。
9. 银屑病（加黄药子粉，外涂）。
10. 习惯性流产（加人参、红糖）。
11. 黄疸，肠间有燥屎，食饮不消，腹中胀热者。
12. 黄疸，服对证方不效者。

13. 黄疸，腹大如鼓，属里热虚证者。

14. 少腹满，大便干结，小便不利，津燥者。

15. 习惯性便秘，里热虚证者。

16. 尿血，里热虚证者。

【前贤方论撷录】

《金匮玉函经二注》：诸黄起于血燥者，皆得用之。

《医门法律》：猪膏煎借血余之力，引入血分，而润其血之燥，并借其力开膀胱瘀血，利其小水，小水一利，将湿与热且俱除矣。

《金匮要略论注》：谷气之实也，以猪膏发煎导之，乃利阳明之阴，此泄谷气之实也。

二百二十　茵陈五苓散

【方剂组成用法】

茵陈蒿末十分　五苓散五分

上二物和，先食饮方寸匕，日三服。

【经典原文汇要】

黄疸病，茵陈五苓散主之。一本云茵陈汤及五苓散并主之。

【临床经验附识】

1. 湿证黄疸。

2. 黄疸，有腹水者，或有水肿者。

3. 黄疸，口渴，小便不利者。

4. 黄疸，舌苔厚腻者。

5. 肝癌、胰头癌见面色晦黄，或有腹水者（合四逆汤）。

6. 黄疸，舌苔腻，头重身困，便溏，小便不利。

7. 五苓散证，色黄者。

8. 肝硬化腹水（合人参汤）。

9. 夜盲症与黄疸并发者。

10. 茵陈蒿汤证，而无便秘者。

11. 肝大腹水，腹部静脉怒张者（合小柴胡汤，加丹参、桃仁、红花）。

12. 慢性头痛，属阳证者。

13. 头痛、面痛、牙痛，渴而小便不利者。

14. 头痛、面痛、牙痛，发黄者。

15. 肝功能异常而皮肤瘙痒者。

16. 高脂血症。

17. 脂肪肝。

18. 脐流脓水。

19. 鹅掌风（加薏苡仁）。

【前贤方论撷录】

《金匮要略心典》：此正治湿热成疸者之法，茵陈散结热，五苓利水祛湿也。

《金匮方歌括》：茵陈蒿功专治湿退黄，合五苓散为解郁利湿之用也。

二百二十一　大黄硝石汤

【方剂组成用法】

大黄　黄柏　硝石各四两　栀子十五枚

上四味，以水六升，煮取二升，去滓，内硝，更煮取一升，顿服。

【经典原文汇要】

黄疸腹满，小便不利而赤，自汗出，此为表和里实，当下之，宜大黄硝石汤。

【临床经验附识】

1. 黄疸，里热实证，当下者。

2. 胆结石等疾病引起的阻塞性黄疸，属阳证者。

3. 胆结石、肾结石、输尿管结石、膀胱结石，属里热实证者。

4. 肝硬化，属里热实证者。

5. 黄疸，腹中有结块者。

6. 血淋，脉滑数者。

7. 泌尿系结石，脉浮滑者。

【前贤方论撷录】

《金匮要略心典》：腹满，小便不利而赤为里实，自汗出为表和。大黄、硝石，亦下热去实之法，视栀子、

大黄，及茵陈蒿汤较猛也。

《金匮要略释义》：因此证腹满里实，故用除满去实之大黄为君，且大黄能去血分之湿热也。因其表和，纯属阳明腹证，故佐以硝石、黄柏。复用栀子散散热解郁，俾里气和则病霍然矣。

二百二十二 《千金》麻黄醇酒汤

【方剂组成用法】

麻黄三两

上一味，以美清酒五升，煮取二升半，顿服尽。冬月用酒，春月用水煮之。

【经典原文汇要】

《千金》麻黄醇酒汤：治黄疸。

【临床经验附识】

1. 黄疸，表寒实证。
2. 喘而发黄，或身疼痛者。
3. 麻黄汤证，而发黄者。
4. 黄疸，恶寒，脉浮紧者。
5. 黄疸，恶寒，脉沉者（加制附子）。
6. 饮酒过多而昏迷不醒者。

【前贤方论撷录】

《医门法律》：表有水寒，入于荣血；闭而不散，热结为黄，故赖麻黄专力开结散郁，加醇酒以行之也。

二百二十三　半夏麻黄丸

【方剂组成用法】

半夏　麻黄各等分

上二味，末之，炼蜜和丸小豆大，饮服三丸，日三服。

【经典原文汇要】

心下悸者，半夏麻黄丸主之。

【临床经验附识】

1. 心悸，舌苔白腻者。
2. 心悸，失眠，舌苔白腻，脉沉缓、沉迟者。
3. 寒饮停蓄作悸，脉紧者。
4. 喘而呕者。
5. 病态窦房结综合征。

【前贤方论撷录】

《金匮要略心典》：此治饮气抑其阳气者之法。半夏蠲饮气，麻黄发阳气，妙在作丸与服，缓以图之，则麻黄之辛甘不能发越津气，而但升引阳气，即半夏之苦辛，亦不特蠲除饮气，而并和养中气，非仲景神明善变者，其孰能与于此哉。

二百二十四　柏叶汤

【方剂组成用法】

柏叶　干姜各三两　艾三把

上三味，以水五升，取马通汁一升，合煮取一升，分温再服。

【经典原文汇要】

吐血不止者，柏叶汤主之。

【临床经验附识】

1. 吐血不止，属阴证者。
2. 咳血、咯血，属寒证者。
3. 肺癌咳吐血者。
4. 吐血，面色如土者。
5. 咳血干呕，烦热腹痛，脉微无力者。
6. 衄血，脉微者。

【前贤方论撷录】

《金匮要略心典》：血遇热则宜行，故止血多用凉药，然亦有气虚挟寒，阴阳不相为守，荣气虚散，血亦错行

者，此干姜、艾叶之所以用也。而血既上溢，其浮盛之势，又非温药所能御者，故以柏叶抑之使降，马通引之使下，则妄行之血顺而能下，下而能守矣。

二百二十五　黄土汤

【方剂组成用法】

甘草　干地黄　白术　附子，炮　阿胶　黄芩各三两　灶中黄土半斤

上七味，以水八升，煮取三升，分温二服。

【经典原文汇要】

下血，先便后血，此远血也，黄土汤主之。

【临床经验附识】

1. 胃癌、肠癌，属阴阳俱虚证者。

2. 再生障碍性贫血。

3. 各种贫血。

4. 便血、吐血、鼻衄、牙龈出血、崩漏、尿血、宫颈癌，面色萎黄，脉弱者。

5. 皮肤紫斑，贫血貌，脉微弱者。

6. 腹软，心下痞，腹动悸，脐下尤其无力，脉沉弱或紧，或便血，或吐血者……

7. 便血、吐血、衄血、痔出血、子宫出血、肾出血，腹力弱，贫血，或手足烦热者。

8. 子宫出血，虚证而脉紧者。

9. 下脓血不止，腹痛濡泻，小便不利，面色萎黄，日渐瘦瘠，或微肿者。

10. 吐血下血，久久不止，心下痞，身热恶寒，体瘦面青，舌淡脉弱，或腹痛下利，或微肿者。

11. 产后下利，面色萎黄，贫血者。

12. 便溏，下血，肢冷手足烦热者。

【前贤方论撷录】

《金匮要略心典》：黄土温燥入脾，合白术、附子以复健行之气，阿胶、生地黄、甘草以益脱竭之血，而又虑辛温之品，转为血病之厉，故又以黄芩之苦寒，防其太过，所谓有制之师也。

《金匮发微》：黄土汤方治，温凉并进。

二百二十六　泻心汤

【方剂组成用法】

大黄二两　黄连　黄芩各一两

上三味，以水三升，煮取一升，顿服之。

【经典原文汇要】

心气不足，吐血、衄血，泻心汤主之。

【临床经验附识】

1. 功能性心律失常，属阳证者。

2. 心下痞，按之濡，压之痛，心中烦悸者。

3. 脉有力，面红，或眩晕，或头痛，或兴奋不安、便秘，或失眠，或便血，或吐血，或鼻出血，或心动悸，或脱发者……

4. 面红，属阳证者。

5. 吐血、衄血、牙龈出血，属阳证者（阴证，用甘草干姜汤）。

6. 高血压、脑出血、蛛网膜下腔出血，面潮红、便秘者（无便秘者，去大黄加黄柏、栀子）。

7. 精神分裂症、躁狂症，焦躁不安，不眠，属阳证者。

8. 轻度烧烫伤，面红，焦躁不安者。

9. 眼病红肿疼痛，面红，心神不安，属阳热实证者。

10. 耳鸣、耳聋，面潮红，心神不安者。

11. 逆经、月经过多，面潮红，头痛，不安，或吐血、衄血、咯血者。

12. 口腔炎、牙龈炎，便秘，属实热证者。

13. 糖尿病，属里热实证者。

14. 肩酸痛，面红赤，或便秘者。

15. 躁狂症、躁郁症，面红赤者。

16. 各种出血病，脉滑大，因出血而精神不安者。

17. 脓疱疮、皮炎痒疹、唇炎、阴道炎、皮肤糜烂、阴囊湿痒者，外洗（合白头翁汤）。

18. 心悸，脉浮者。

19. 口臭，面潮红者。

20. 各系统感染性炎症之热证（合栀子柏皮汤）。

21. 刀伤出血。

22. 晕车、晕船等晕动病，属热证者。

23. 大黄黄连泻心汤证，而心悸不定者。

24. 出血，血色鲜红，脉浮大或数者。

25. 烧伤后发热，脉浮大或数者。

26. 老年性痴呆及脑梗死后遗症痴呆，属实热证者（合栀子柏皮汤）。

27. 前列腺增生，脉洪大，面赤，小便闭者（合猪苓汤）。

28. 产后发热便秘者（加当归、生地黄、桃仁）。

29. 咽喉红肿痛、扁桃体红肿痛，无表证之热实证者。

30. 妇人更年期综合征，时烘热面红汗出，烦悸者。

31. 儿童遗尿，或便秘，或小便红赤，或小便气味浓重，属里实热证者。

32. 胸腹支满，心跳动不安，属阳证者（加厚朴、枳实）。

33. 心中怔忡不安，胸膺痞懑，口中苦，舌上生疮，面赤如新妆，或吐血、衄血、下血者（合小陷胸汤）。

34. 黄疸，脉滑，心下痞者。

35. 酒客，渴者（作散服）。

36. 酒客，羸瘦者（作散服）。

37. 酒客，手足烦热者（作散服）。

38. 酒客，狂乱者。

39. 年少气盛，面生痤疮或身生痤疮（打粉，以面脂和涂患部）。

40. 口鼻生疮，心烦，脉滑者。

【前贤方论撷录】

《金匮要略心典》：心气不足者，心中之阴气不足也，阴不足则阳独盛，血为热迫，而妄行不止矣。大黄、黄连、黄芩，泻其心之热而血自宁。

二百二十七　猪苓散

【方剂组成用法】

猪苓　茯苓　白术各等分

上三味，杵为散，饮服方寸匕，日三服。

【经典原文汇要】

呕吐而病在膈上，后思水者，解，急与之。思水者，猪苓散主之。

【临床经验附识】

1. 便秘，舌苔白腻者。
2. 小便不利，舌苔白腻者。
3. 糖尿病，舌苔白腻者（加黄连）。
4. 小儿肠内消化不良性腹泻。
5. 五更泻（加炒石榴皮）。
6. 慢性腹泻（寒证加干姜，热证加黄芩）。

【前贤方论撷录】

《金匮要略释义》：投以猪苓散，祛其胸中之痰水，俾脾经能升无阻，则思水之证愈而呕吐亦不作矣。

二百二十八 大半夏汤

【方剂组成用法】

半夏二升，洗完用 人参三两 白蜜一升

上三味，以水一斗二升，和蜜扬之二百四十遍，煮取二升半，温服一升，余分再服。

【经典原文汇要】

胃反呕吐者，大半夏汤主之。

【临床经验附识】

1. 食道癌、贲门癌，食入即吐者。
2. 呕吐，迫急，心下痞硬者。
3. 习惯性便秘，属虚证者。
4. 呕，心下痞硬，腹力弱者。
5. 少气而呕欲死者。
6. 心下痞，肠中辘辘有声，食入即吐者。
7. 心下痞硬，胸中噎塞而呕者。
8. 呕，心下痞坚者。

【前贤方论撷录】

《金匮要略论注》：若食久即尽出，此乃胃虚不能消谷，因而上逆，故使胃反……故以半夏降逆，下痰涎为主，加人参以养其正，白蜜以润其燥，而且扬水二百四十遍，以使速下。《千金》治不受食。《外台》治呕而心下痞硬，要知不受食，虚也。痞硬亦虚也。

二百二十九　大黄甘草汤

【方剂组成用法】

大黄四两　甘草一两

上二味，以水三升，煮取一升，分温再服。

【经典原文汇要】

食已即吐者，大黄甘草汤主之。《外台》方，又治吐水。

【临床经验附识】

1. 食已即吐，便秘者。

2. 食已即吐，虽无便秘，但有其他热证可据者。

3. 儿童嗜食生米、泥块等，或偏嗜五味，属阳证者。

4. 慢性前列腺炎，无特殊腹证之阳证者（加琥珀）。

5. 复发性口疮之阳证者。

6. 无坚硬之腹证或无腹痛，但里有热而大便闭者。

7. 腹力中等之习惯性便秘者（打成粉，睡前服）。

8. 发背痈疽，疔毒恶疮，一切无名肿毒焮热，初起未溃者。

9. 蛲虫心腹痛，恶心唾沫者（加芦菔籽、使君子）。

10. 妊娠恶阻，大便不通者。

11. 胃反吐水及吐食，其人或大便秘结，或食已即吐，或手足烦热、目黄赤，或上气头痛而面赤者。

12. 习惯性便秘者［加干姜、麦门冬、桃仁、大剂量麻油（兑入）］。

【前贤方论撷录】

《金匮要略释义》：食已即吐，是胃热之实证，自宜下之，故用大黄而协甘草扶胃，此万无一失之良治也。食已即吐与食入口即吐不同，盖食入口即吐，乃食才入口，未尝及咽，即吐出，由于寒热相格，内外交斗。若食已即吐，是食已入胃始吐出也。故治食入口即吐，宜用寒热两清，匡扶脾胃之干姜黄芩黄连人参汤。

二百三十　茯苓泽泻汤

【方剂组成用法】

《外台》云：治消渴脉绝，胃反吐食之，有小麦一升。

茯苓半斤　泽泻四两　甘草二两　桂枝二两　白术三两　生姜四两

上六味，以水一斗，煮取三升，内泽泻，再煮取二升半，温服八合，日三服。

【经典原文汇要】

胃反，吐而渴欲饮水者，茯苓泽泻汤主之。

【临床经验附识】

1. 呕吐而渴欲饮水者，或心悸，或小便不利……

2. 心下疼痛，口渴者。

3. 渴而小便不利，心下悸或腹胀满者。

4. 吐利后，渴欲饮水者（加人参）。

【前贤方论撷录】

《金匮要略释义》：此证由于饮留于中，碍脾之输，竭肺之化，不能输水，不能化水为津液，故渴欲饮水，水溢而化机仍窒，故吐。夫饮乃未化之水，客于一偶，茯苓能克，故能治饮而以为君，合泽泻能引水就下，使饮无横溢之患，至用白术、甘草、生姜，皆和中涤饮助脾转输之品耳。

二百三十一　文蛤汤

【方剂组成用法】

文蛤五两　麻黄　甘草　生姜各三两　石膏五两　杏仁五十枚　大枣十二枚

上七味，以水六升，煮取二升，温服一升，汗出即愈。

【经典原文汇要】

吐后，渴欲得水而贪饮者，文蛤汤主之。兼主微风、脉紧、头痛。

【临床经验附识】

1. 文蛤散证，有表证者。

2. 烦躁而渴，恶寒，喘咳急迫者。

【前贤方论撷录】

《金匮要略心典》：吐后，水去热存，渴欲得水，与前猪苓散证同，虽复贪饮，亦止热甚而然耳，但与除热导水之剂足矣。乃复用麻黄、杏仁等发表之药者，必兼有客邪郁热于肺不解故也。观方下云：汗出即愈，可以知矣。曰兼主微风、脉紧、头痛者，以麻、杏、甘、石，本擅驱风发表之长耳。

二百三十二　半夏干姜散

【方剂组成用法】

半夏　干姜各等分

上二味，杵为散，取方寸匕，浆水一升半，煎取七合，顿服之。

【经典原文汇要】

干呕，吐逆，吐涎沫，半夏干姜散主之。

【临床经验附识】

1. 习惯性便秘之寒证者。

2. 呕吐，或吐涎沫之寒证者。

3. 食后吐酸水者（加吴茱萸）。

4. 眩晕，呕吐涎沫者（加茯苓，作汤服）。

【前贤方论撷录】

《金匮要略论注》：此比前干呕、吐涎沫、头痛条，但少头痛而增吐逆二字，彼用茱萸汤，此用半夏干姜汤何也？盖上焦有寒，其口多涎，一也。然前有头痛，是浊阴上逆，格邪在头，故疼与浊阴上逆，格邪在胸，故满相同，故俱用人参、姜、枣助阳，而以茱萸之苦温，下其浊阴。此则吐逆，明是胃家寒重，以致吐逆不已，故不用参，专以干姜理中、半夏降逆，谓与前浊阴上逆者，寒邪虽同，有高下之殊，而未至格邪在头、在胸，则虚亦未甚也。

二百三十三　生姜半夏汤

【方剂组成用法】

半夏半升　生姜汁一升

上二味，以水三升，煮半夏取二升，内生姜汁，煮取一升半，小冷，分四服，日三夜一服。止，停后服。

【经典原文汇要】

病人胸中似喘不喘，似呕不呕，似哕不哕，彻心中愦愦然无奈者，生姜半夏汤主之。

【临床经验附识】

1. 诸病，痰饮卒迫，咽喉闭塞不得息，汤药不能下咽者。
2. 痰壅头痛者。
3. 小儿涎盛不乳者。
4. 涎壅咽喉不得息者。
5. 眉棱骨痛，时呕者。
6. 有痰澼发动欲呕不呕，惊烦不宁者。

【前贤方论撷录】

《金匮要略心典》：寒邪搏饮，结于胸中而不得出，则气之呼吸往来，出入升降者受阻矣。似喘不喘，似呕不呕，似哕不哕，皆寒饮与气，相搏互击之证也。……生姜半夏汤，即小半夏汤，而生姜用汁，则降逆之力少，而散结之力多，乃正治饮气相搏，欲出不出之良法也。

二百三十四　橘皮汤

【方剂组成用法】

橘皮四两　生姜半斤

上二味，以水七升，煮取三升，温服一升，下咽即愈。

【经典原文汇要】

干呕、哕，若手足厥者，橘皮汤主之。

【临床经验附识】

1. 呃逆，或干呕，而无特殊腹证者。

2. 干呕，呃逆，手足冷者。

3. 卒食而噎者。

【前贤方论撷录】

《金匮要略心典》：干呕哕非反胃，手足厥非无阳，胃不和，则气不至于四肢也。橘皮和胃气，生姜散逆气，气行胃和，呕哕与厥自已。

二百三十五　橘皮竹茹汤

【方剂组成用法】

橘皮二升　竹茹二升　大枣三十枚　生姜半斤　甘草五两　人参一两

上六味，以水一斗，煮取三升，温服一升，日三服。

【经典原文汇要】

哕逆者，橘皮竹茹汤主之

【临床经验附识】

1. 呃逆，脉、腹力虚弱者。

2. 舌绛而润泽，无苔者（合小半夏汤）。

【前贤方论撷录】

《金匮要略心典》：胃虚而热承之，则作哕逆，橘皮、生姜，和胃散逆；竹茹除热止呕哕；人参、甘草、大枣，益虚安中也。

二百三十六　紫参汤

【方剂组成用法】

紫参半斤　甘草三两

上二味，以水五升，先煮紫参，取二升，内甘草，煮取一升半，分温三服。

【经典原文汇要】

下利肺痈，紫参汤主之。

【临床经验附识】

1. 下利，腹剧痛，腹肌拘急如板者。
2. 赤白带下，属热证者。
3. 下利，或胸痛，或腹痛，或咳嗽咯血，属热证者。
4. 痈肿诸疮，属热证者。
5. 赤白痢疾，属热证者。

【前贤方论撷录】

《经方方论荟要》：紫参，《神农本草经》记载："味苦辛寒，主心腹积聚，寒热邪气，通九窍，利大小便。"故本证之下利，是属于热利。肺和大肠相表里，实热下利则肺气壅滞不降，故为肺痛，肺痈为胸中疼痛可知。故宜紫参苦寒清热，降肺气，而通大便；以甘草和中，补中益气，防止苦参苦降太过。故对下利而致肺气壅滞者可用。

二百三十七　诃梨勒散

【方剂组成用法】

诃梨勒十枚，煨

上一味，为散，粥饮和，顿服。

【经典原文汇要】

气利，诃梨散主之。

【临床经验附识】

1. 矢气则痢随便出者。

2. 急欲腹泻，而解无粪便出，只有矢气，或尾闾处有重坠感者。

3. 久咳，属虚证者。

4. 失音。

5. 久利不止，属虚证者。

6. 老人小水频行，缓解即自遗下（加北五味），或涕泪频来，或口涎不收者。

7. 气结筑心，胸胁闷痛，不能食，而气利者。

8. 呕逆，不能食，而气利者。

【前贤方论撷录】

《金匮方歌括》：气利者肺气下脱，胃肠俱虚，气随屎下，急用诃梨勒涩肠胃以固脱，又用粥饮，扶中以转气，气转而泻自止耳。

二百三十八 《外台》黄芩汤

【方剂组成用法】

黄芩　人参　干姜各三两　桂枝一两　大枣十二枚　半夏半升

上六味，以水七升，煮取三升，温分三服。

【经典原文汇要】

《外台》黄芩汤：治干呕下利。

【临床经验附识】

1. 心下痞硬，干呕下利，属半表半里寒热错杂证者。

2. 发热，下利，腹痛，非太阴病、非阳明病，亦非阴病者。

【前贤方论撷录】

《金匮要略心典》：此与前黄芩加半夏生姜汤治同，而无芍药、甘草、生姜，有人参、桂枝、干姜，则温里益气之意居多。

二百三十九　薏苡附子败酱散

【方剂组成用法】

薏苡仁十分　附子二分　败酱五分

上三味，杵为末，取方寸匕，以水二升，煎减半，顿服。小便当下。

【经典原文汇要】

肠痈之为病，其身甲错，腹皮急，按之濡，如肿状，腹无积聚，身无热，脉数，此为肠内有痈脓，薏苡附子败酱散主之。

【临床经验附识】

1. 阑尾炎腹痛，腹拘急，按之软，无抵抗，或皮肤甲错，体衰，脉弱数者。

2. 四肢，或头面，肿痒流黄水者。

3. 脐部流水者（加苍术）。

4. 右少腹痛、压痛，属阴证者。

5. 鹅掌风、皮肤甲错、鱼鳞病，每到秋季发作或加剧者。

6. 阑尾炎，手足冷、恶寒、脉沉弱或迟者。

7. 肌肤甲错（可见于双手、双掌、四肢、肩背等处），患处皮肤肥厚、起屑、粗糙，可伴有瘙痒、干裂，或因干裂而疼痛者。

8. 带下稀薄，腹软弱，脉沉弱或数者（加海螵蛸）。

9. 鹅掌风、汗疱性白癣，年久不愈，干燥而起鳞屑者。

10. 硬皮病、疣、指掌角皮症，属阴证者。

11. 胃、肠、胆、子宫等脏器之息肉（随证合方）。

12. 皮肤病，皮肤干燥、痒，腹力弱，右下腹轻度抵抗、压痛者。

13. 身甲错，腹皮急、按之软、如肿状而无积聚者。

14. 右下腹压痛，腹力弱者。

【前贤方论撷录】

《金匮要略心典》：今腹如肿状而中无积聚，身不发热而脉反见数，非肠内有痈，荣郁成熟而何？薏苡破毒肿，利肠胃为君；败酱一名苦菜，治暴热火疮，排脓破血为臣；附子则假其辛热以行郁滞之气尔。

二百四十 大黄牡丹汤

【方剂组成用法】

大黄四两 牡丹一两 桃仁五十枚 瓜子半升 芒硝三合

上五味，以水六升，煮取一升，去滓，内芒硝，再煎沸，顿服之，有脓当下；如无脓，当下血。

【经典原文汇要】

肠痈者，少腹肿痞，按之即痛如淋，小便自调，时时发热，自汗出，复恶寒。其脉迟紧者，脓未成，可下之，当有血。脉洪数者，脓已成，不可下也。大黄牡丹汤主之。

【临床经验附识】

1. 脐右压痛、充实，或腹痛，或带下，或痛经，或痢疾，或溃疡性结肠炎，或小便不利，或淋痛，或皮肤病……

2. 下腹按痛、抵抗，大小便难诸疾。

3. 小腹有坚块，小便淋沥者。

4. 腹胀满如鼓，静脉怒张，或肿，小便不利，属实证者。

5. 疖肿发于腰、腹、臀或肛围，病势甚，便秘，体质强者。

6. 肛周炎，见肿胀，剧痛，便秘，或尿闭，或发热者。

7. 带下，下腹部有严重的抵抗压痛者。

8. 子宫附件炎、经闭、经血稀少，下腹部有严重抵抗压痛者。

9. 湿疹，分泌物浓厚污秽，下腹部满，右下腹部抵抗压痛显著者（加薏苡仁）。

10. 顽癣，分泌物恶臭，便秘，属实证者。

11. 睾丸炎、膀胱炎、尿道炎、尿道狭窄、横痃、前列腺炎，体质强壮，下腹部有抵抗压痛，症状急迫者。

12. 右下腹疼痛，按之抵抗，脉紧者。

13. 下部炎症或下腹肿物、疼痛，便秘，或发热恶寒，脉紧迟，属实热证。

14. 腹部稍膨满鼓胀，脉迟紧，属实热证者。

15. 痢下纯血，日数十行，羸瘦如柴，心中不安，腹中绞急，痛如刀刺，腹有抵抗者。

16. 下利便脓血，属里热实证者。

17. 睾丸肿大，或疼痛，下腹部抵抗压痛者。

18. 妇人外阴肿，或疼痛，下腹部抵抗压痛者。

【前贤方论撷录】

《千金要方衍义》：大黄下瘀血血闭；牡丹治瘀血留舍；芒硝治五脏积热，涤去蓄结，推陈致新之功，较大黄尤锐；桃仁治疝瘕邪气，下瘀血血闭之功，亦与大黄不异；甜瓜瓣，《别录》治腹内积聚，破溃脓血，专于开痰利气。

《订正仲景全书金匮要略注》：下之以大黄牡丹汤，消瘀泻热也。

二百四十一　王不留行散

【方剂组成用法】

王不留行十分，八月八日采　蒴藋细叶十分，七月七日采　桑东南根（白皮）十分，三月三日采　甘草十八分　川椒三分，除目及闭口者，去汗　黄芩二分　干姜二分　芍药二分　厚朴二分

上九味，桑皮根以上三味烧灰存性，勿令灰过；分别杵筛，合治之为散，服方寸匕。小疮即粉之，大疮但服之，产后亦可服。如风寒，桑东根勿取之。前三物皆阴干百日。

【经典原文汇要】

病金创，王不留行散主之。

【临床经验附识】

1. 金疮血出不止。

2. 产后产门损伤。

3. 痈肿。

4. 便血。

【前贤方论撷录】

《金匮要略心典》：金疮、金刀所伤而成疮者，经脉斩绝，荣卫沮弛，治之者必使经脉复行，荣卫相贯而后已。王不留行散，则行气血、和阴阳之良剂也。

二百四十二　排脓散

【方剂组成用法】

枳实十六枚　芍药六分　桔梗二分

上三味，杵为散，取鸡子黄一枚，以药散与鸡子黄相等，揉和令相得，饮和服之，日一服。

【经典原文汇要】

有脓者，排脓散主之……

【临床经验附识】

1. 化脓性疾病，如化脓性中耳炎、化脓性乳腺炎、化脓性痤疮等。

2. 吐脓血。

3. 便脓血。

4. 脐流脓。

5. 吐脓。

6. 疖肿，局限性化脓者。

7. 甲沟炎已化脓，痛甚，患部紧张而坚硬者。

8. 齿槽脓漏。

9. 化脓性肿疡，患部呈紧张坚硬状态者。

10. 疮痈而胸腹拘满者。

11. 疮家，胸腹拘满，或吐黏痰，或便脓血者。

12. 各种肿毒不愈，出脓血者。

13. 胸壁神经痛。

14. 疮痈将成未成者。

15. 内痈，脓从便出者。

16. 化脓性额窦炎（合葶苈大枣泻肺汤）。

17. 乳房痛。

【前贤方论撷录】

《金匮要略论注》：鸡子黄、芍药以和阴气，枳实合桔梗以通达周身之气，则脓自行也。人知枳实能下内气，岂知合桔梗则能利周身之气而排脓耶。

二百四十三　排脓汤

【方剂组成用法】

甘草二两　桔梗三两　生姜一两　大枣十枚

上四味，以水三升，煮取一升，温服五合，日再服。

【经典原文汇要】

有脓者……排脓散亦主之。

【临床经验附识】

1. 化脓性疾病。
2. 吐脓痰。
3. 脐流脓或脓水。
4. 吐脓。
5. 甲沟炎初期，未化脓、未出现明显硬结者。
6. 扁桃体炎化脓后又出脓者。
7. 化脓性肿疡，经用排脓散后病势已挫者。
8. 吐咯黏痰或脓血，急迫者。
9. 脓及黏痰急迫者。
10. 脓成将破者。
11. 胸喉之间欲成疮痈者。
12. 内痈，脓从呕出者。
13. 肺痈，脓自口鼻出，或便脓，身微热恶寒，羸瘦者。
14. 扁桃体炎化脓初期，脓不出时。

15. 浊唾黏物如米粥者。

16. 小腹挛急，阴头含脓，疼痛不能行步者。

17. 咳吐浊痰，胸痛，腹力弱者。

18. 肠炎，便脓者（合排脓散）。

【前贤方论撷录】

《金匮要略释义》：排脓汤，即桔梗汤加姜、枣，二方除桔梗外，无一味同，皆以排脓名，可见桔梗为排脓之要药。枳实芍药散，本治产后瘀血腹痛，加桔梗、鸡子黄为排脓散，则其所排乃结于阴分血分之脓；桔梗汤，本治肺痈吐脓咽痛，加姜、枣为排脓汤，则其所排必系阳分气分之脓矣。

二百四十四　黄连粉（据《金匮要略心典》意拟补）

【方剂组成用法】

黄连十分

上一味，捣为末，饮服方寸匕，并粉其创上。

【经典原文汇要】

浸淫疮，黄连粉主之。方未见。

【临床经验附识】

1. 唇炎。

2. 脓疱疮。

3. 身上疮，疮汁所着处即成疮，痒不止者。

4. 唇周糜烂汁出，疼痛不可饮食者。

5. 疮疡瘙痒，黄水蔓延，浸淫成片者（加铜绿、枯矾、青黛）。

【前贤方论撷录】

《金匮要略心典》：黄连粉方未见，大意此为湿热浸淫之病，故取黄连一味为粉，粉之，苦以燥湿，寒以除热也。

《金匮方歌括》：黄连苦寒，能清大热，许半龙治疗毒重用之，往往取效。而其性尤燥，能祛湿热，湿热既去，疮中脂水，乃不至蔓延流溢也。然则黄连粉方虽阙，其意则大可知也。

《金匮要略释义》：浸淫疮主以黄连粉者，因疮毒多由湿热有虫，黄连苦寒，能驱湿热杀虫。又诸痛痒疮，皆属于心，黄连苦寒能泻心火，故主之。黄连粉方未见，疑即黄连一味为末，内服外敷。

二百四十五　藜芦甘草汤

【方剂组成用法】

原书方未见。

【经典原文汇要】

病人常以手指臂肿动，此人身体瞤瞤者，藜芦甘草汤主之。

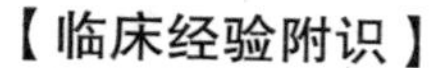

【临床经验附识】

吾曾用藜芦、甘草各 30g，水煎服，治手、臂肿痛效。

【前贤方论撷录】

《金匮方歌括》：痰涎为湿气所生，留滞胸膈之间，久则变生无定，云病人常以手指臂肿动，身体瞤瞤者，是气被痰阻，湿无去路……藜芦性毒，以毒攻毒，吐久积风痰、杀虫、通肢节、除痫痹也，助用甘草者，取甘润之意，以其能解百毒也。方虽未见，其意不过是耳。

二百四十六　鸡矢白散

【方剂组成用法】

鸡矢白

上一味，为散，取方寸匕，以水六合，和，温服。

【经典原文汇要】

转筋之为病，其人臂脚直，脉上下行，微弦。转筋入腹者，鸡矢白散主之。

【临床经验附识】

1. 鼓胀，小便不利，脉弦者。
2. 转筋，脉弦，小便不利者。
3. 小儿大小便不通者。
4. 身体角弓反张，四肢不随，烦乱欲死者。

5. 乳痈。

6. 痈。

【前贤方论撷录】

《金匮要略方论本义》：鸡屎白性微寒，且善走下焦，入至阴之分，单用力专。本草谓其利便破淋，以之瘳转筋，大约不出泄热之意耳。

二百四十七　蜘蛛散

【方剂组成用法】

蜘蛛十四枚，熬焦　桂枝半两

上二味，为散。取八分一匕，饮和服，日再服，蜜丸亦可。

【经典原文汇要】

阴狐疝气者，偏有小大，时时上下，蜘蛛散主之。

【临床经验附识】

1. 腹外疝。

2. 慢性咽炎。

3. 疮口久不愈合。

【前贤方论撷录】

《金匮要略本义》：发则坠而下，息则收而上也，主之以蜘蛛散。蜘蛛性本微寒，能治丁肿，是开散之品也，今熬令焦者，变其寒性为温，而用其开散之力也。佐以桂枝升阳散邪。治疝之理，不亦明乎。

《金匮要略浅注补正》：虽或坠下则囊大，收上则囊缩，实则收上为疝退，坠下乃为疝发也。但当令其收上，勿使坠下则愈，常见有手揉始收者，有卧后得温暖始收者，可知是寒也。故用桂枝以散之，而蜘蛛则取其坠而能收。

二百四十八　甘草粉蜜汤

【方剂组成用法】

甘草二两　粉一两　蜜四两

上三味，以水三升，先煮甘草，取二升，去滓，内粉、蜜，搅令和，煎如薄粥，温服一升，差即止。

【经典原文汇要】

蛔虫之为病，令人吐涎，心痛，发作有时，毒药不止，甘草粉蜜汤主之。

【临床经验附识】

1. 吐涎吐虫，心腹痛发作有时者。

2. 蛔虫，服用各种驱虫剂无效，反疼痛甚或吐出所服药物者。

3. 胸腹疼痛剧甚，其状急迫者。

4. 服用各种药物后呕吐不止者。

5. 吐涎沫，吐蛔，心痛发作有时，咽喉肿痛者。

6. 胃脘疼痛急迫者。

【前贤方论撷录】

《金匮要略释义》：因毒药能伤胃气，反致蛔动不止，故用甘草、白米粉、蜂蜜之甘和以解其毒，而扶胃气，自可向安，且蜜能安五脏止痛，故服后不仅可解前服杀虫药之毒，而吐涎心痛，亦可瘳矣。

二百四十九　桂枝茯苓丸

【方剂组成用法】

桂枝　茯苓　牡丹，去心　桃仁，去皮尖，熬　芍药各等分

上五味，末之，炼蜜和丸，如兔屎大，每日食前服一丸。不知，加至三丸。

【经典原文汇要】

妇人素有癥病，经断未及三月，而得漏下不止，胎动在脐上者，为癥痼害。妊娠六月动者，前三月经水利时，胎也。下血者，后断三月，衃也。所以血不止者，其癥不去故也，当下其癥，桂枝茯苓丸主之。

【临床经验附识】

1. 下腹部压痛（多在脐左、下方），左腹拘急，脉沉，或紧，或涩，或头痛（加川芎），或腰痛（加乳香、没药、杜仲），或夜晚腰痛而晨起后活动即缓解，或眩晕（加夏枯草、天麻），或不孕，或习惯性流产，或妊娠子痫，或产后恶露不止，或乳腺增生，或半身不遂，或痛经，或带下，或子宫肌瘤，或子宫囊肿，或皮疹，或皮炎，或瘙痒，或面颊黄褐斑，或视物模糊，或耳鸣，或下利，或失眠，或多梦……

2. 经前期紧张症（合四逆散）。

3. 外伤性头晕、头痛、健忘者（加川芎）。

4. 看似桂枝茯苓丸证，然与本方不效者（用抵当汤）。

5. 哮喘，多于夜间发作，无痰或痰少而黏，上腹部按之不适，便秘，或唇舌青紫者（合大柴胡汤加厚朴、杏仁）。

6. 皮肤病，左下腹部压痛、抵抗者。

7. 因撞伤腰部而腰痛者。

8. 甲状腺肿大，下腹有瘀血征象者。

9. 腰椎间盘突出，下腹有瘀血征象者。

10. 跌打损伤引起的疼痛（加乳香、没药、骨碎补）。

11. 面神经麻痹，下腹有瘀血征象者。

12. 跌打损伤而皮下出血，出现紫斑者（加红花）。

13. 冻疮，下腹有瘀血征象者（合当归四逆汤）

14. 痔疮，下腹有瘀血征象者。

15. 结膜炎、角膜炎、眼底出血等疾病，左下腹有抵抗压痛者。

16. 倒睫。

17. 内耳眩晕症，脐左、左下腹有压痛抵抗者。

18. 外耳炎、急慢性中耳炎、急性乳突炎，有瘀血征象者。

19. 逆经，下腹部有压痛抵抗者。

20. 流产后或产后时出血，下腹有压痛者。

21. 产后下肢血栓症，左下腹有压痛者。

22. 产后腹痛，恶露多，下腹有抵抗压痛者（便秘加大黄）。

23. 习惯性流产，左下腹有抵抗压痛者，在未妊娠前服用至下腹部瘀血征象消失。

24. 带下，左下腹有抵抗压痛者。

25. 乳腺癌、子宫癌，下腹有抵抗压痛者（加山慈菇）。

26. 子宫附件炎、经闭、经血稀少、月经过多，下腹部有抵抗压痛者。

27. 鹅掌风、汗疱性白癣，丘疹状，有红晕和灼热性瘙痒，有瘀血征象者。

28. 面颊黄褐斑、银屑病、红斑狼疮，下腹部有抵抗压痛者（便秘加大黄）。

29. 白癜风、硬皮病，下腹部有抵抗压痛者（便秘加大黄）。

30. 荨麻疹，由瘀血引起者。

31. 粉刺、痤疮，左下部有抵抗压痛者（便秘加大黄）。

32. 睾丸炎、尿道炎、膀胱炎，下腹部有抵抗压痛者。

33. 梦游病，左下腹有抵抗压痛者。

34. 疣，左下腹有抵抗压痛者（加薏苡仁）。

35. 痛经，脐左有压痛抵抗，腹肌拘急者（合芍药甘草汤）。

36. 痛经，脐左有压痛抵抗，腹肌拘急，足冷，或腹中冷，或恶寒者（合芍药甘草附子汤）。

37. 脑震荡，伴呕吐者（加大剂量代赭石）。

38. 麦粒肿。

39. 霰粒肿（加茺蔚子）。

【前贤方论撷录】

《金匮要略论注》：桂枝、芍药一阳一阴，茯苓、丹皮一气一血，调其寒温，扶其正气，桃仁以之破恶血，消癥癖，而不嫌伤胎血者，所谓有病则病当之也。

《金匮要略释义》：桂枝善治血升行而癥结自若之疾，故以为一方之冠；茯苓有在下主血之能，故次之。因癥病腹中有块，必拘急时时痛，爰佐芍药、丹皮开阴结以除腹痛。用桃仁使领诸药直抵于癥痼而攻之，俾瘀积去而新血不伤。

二百五十　芎归胶艾汤

【方剂组成用法】

芎䓖　阿胶　甘草各二两　艾叶　当归各三两　芍药四两　干地黄四两

上七味，以水五升，清酒三升，合煮，取三升，去滓，内胶，令消尽，温服一升，日三服。不差，更作。

【经典原文汇要】

师曰：妇人有漏下者，有半产后因续下血都不绝者，有妊娠下血者。假令妊娠腹中痛，为胞阻，胶艾汤主之。

【临床经验附识】

1. 妊娠下血（寒证加干姜，热证加黄芩）。

2. 产后下血（如下腹压痛，合桂枝茯苓丸）。

3. 妊娠期跌打伤产，胎动冲心（加葱白），腹痛腰痛，或胎儿宫内发育迟缓，或下血不止（服此方后胎儿活者即安，如死者即下），或胎位不正……

4. 习惯性流产（寒证加干姜，下腹压痛合桂枝茯苓丸，腹拘急或小便不利或水肿用当归芍药散）。

5. 痔病，下血不止，面色萎黄，起则头眩，倦怠，下腹痛者。

6. 逆经，属虚证者。

7. 流产后时出血，贫血者，或腹部软弱，脉弱者。

8. 乳汁缺乏症，体质虚，乳房发育不充实者（加鹿茸）。

9. 月经过多，贫血，属虚证者。

10. 妊娠贫血。

11. 贫血。

12. 再生障碍性贫血（如脉微、沉弱者，合茯苓四逆汤）。

13. 白血病贫血（如脉微、沉弱者，合茯苓四逆汤）。

14. 恶性肿瘤贫血（如脉微、沉弱者，合茯苓四逆汤）。、

15. 漏下，腹中痛者。

16. 崩漏目眩者。

17. 产后下血而眩晕，或腹痛者。

18. 下部之出血症，腹软弱，或腹直肌拘急，或下腹不仁，或下腹疼痛，或四肢烦热者。

19. 妊娠胎动不安。

20. 妊娠胎动，有所下血者。

21. 妊娠血痢不止，腹痛，属虚证者。

22. 崩漏下血不止，面色萎黄，动则心悸，脉虚数者。

23. 妇人漏下或妊娠下血或产后下血，腹中痛而按之无明显抵抗者。

24. 妊娠二三月上至七八月，顿仆失踞，胎动不安，伤损腰腹，痛欲死，或有所见血，或胎奔上抢心，或短气者。

【前贤方论撷录】

《高注金匮要略》：胞阻为胎络并无郁瘀，特与血室中气血两虚，而自阻其养胎之妙，故名胞阻；血虚失养，故腹痛；气虚失守，故下血，此本汤大补其血，而并温其气，且绝不用破癥之药者，又可证也。汤意合胶、芎、地而全用者，以阿胶之皮性善外走，芎䓖之撺性，善上走，所以滋十二经脉之血，而内注血室也。以当归之直根者，深入厥阴；以地黄之黑色者，下入少阴，所以滋肝肾阴脏之血，而浮注血室也。然后重用行阴之芍药，以统御之，则由血室而渐可灌溉胞胎矣。艾味辛苦，而气性温浮，盖辛能利入胞之络，苦能坚下脱之血，气温性浮，得甘浮之甘草，以为副，则又能养气而上提其血矣。酒性温润浮行，温则为艾叶、甘草之使，润则为胶、归、芎、地之臣，浮以固脱，行以走滞，且醇酒味厚生热，清酒薄则生气，将并气虚失提之漏血者，亦可主治也。

二百五十一　当归芍药散

【方剂组成用法】

当归三两　芍药一斤　茯苓四两　白术四两　泽泻半斤　芎䓖半斤，一作三两

上六味，杵为散，取方寸匕。酒和，日三服。

【经典原文汇要】

1. 妇人怀妊，腹中疞痛，当归芍药散主之。

2. 妇人腹中诸疾痛，当归芍药散主之。

【临床经验附识】

1. 妇人闭经，下腹部无按痛、无抵抗者（加鹿茸、紫河车）。

2. 妇人不孕，下腹部无按痛、无抵抗者（加鹿茸、紫河车）。

3. 腹肌松弛，心下振水音，脉沉弱，或水肿，或腹痛，或流产，或不妊，或弱视……

4. 小建中汤证，而有水气者。

5. 眼目红痛，其人心下有支饮，头眩涕泪，腹肌拘急，腹力中等以下者。

6. 妊娠腹中急痛，小便不利，或便秘者。

7. 脱肛肿痛，出水不止，属虚证者。

8. 胎动腹痛（如胎动小腹痛，或牵引腰痛，用芎归胶艾汤）。

9. 虚证鼓胀，便秘者（如虚证鼓胀，腹泻者，用厚朴生姜半夏甘草人参汤）

10. 脚受伤而跛行，腹拘急者。

11. 脚酸痛，不能行走，腹拘急者。

12. 干燥综合征（合柴胡桂枝干姜汤）。

13. 妊娠，羊水多，贫血虚弱者。

14. 桂枝茯苓丸证，贫血者。

15. 苓桂术甘汤证，贫血者。

16. 眩晕，头如物裹，面色不佳，脉浮无力者。

17. 妊娠水肿、蛋白尿、高血压，属虚证者。

18. 妊娠或产后眩晕、头沉重，属虚证者。

19. 妊娠或产后的脚气。

20. 眼病，贫血，体质虚弱者（合苓桂术甘汤）。

21. 耳鸣，贫血，小便不利者（合苓桂术甘汤）。

22. 流产后贫血虚弱者。

23. 习惯性难产者，自妊娠起常用本方，预防难产。

24. 产后下肢血栓症，贫血，体质虚弱者。

25. 习惯性流产，虚证者，在妊娠期常服。

26. 带下，属虚证者（加海螵蛸）。

27. 痛经、子宫脱垂，属虚证者。

28. 身冷，自腰以下冷甚，贫血者，或眩晕，或头痛，或动悸。

29. 鹅掌风，虚弱妇人，血色不佳者（合薏苡附子败酱散）。

30. 妇人粉刺、痤疮，贫血，属虚证者。

31. 妇人慢性尿道炎，体质虚弱，属虚证者。

32. 下腹部疼痛，或波及腰部、心下部，有贫血倾向，容易疲劳，属虚证者。

33. 漏下，贫血，眩晕，心悸，陷于虚弱者。

34. 腹壁软，腹直肌紧张，上腹拍之有水声，左下腹部有压痛抵抗者（合桂枝茯苓丸）。

35. 肩酸痛，妇人贫血性体质，腹壁软弱，胃部有振水音者。

36. 经期水肿、妊娠水肿，脉弱证虚者。

37. 疣，属虚证者（加薏苡仁）。

38. 胎位异常。

39. 妇人下腹疼痛，按之无抵抗、无压痛，面色不华者。

40. 妇人下腹满，按之无抵抗、无压痛，贫血貌者。

41. 贫血，眩晕，动悸，水肿等（合苓桂术甘汤）。

42. 妇人心悸，眩晕，经血量多者。

43. 妇人瘦弱，腹痛者。

44. 妇人瘦弱，心悸者（合桂枝加龙骨牡蛎汤）。

45. 妇人虚弱，左上腹动气亢盛者（合桂枝加龙骨牡蛎汤）。

46. 腹力软弱，而脐旁有压痛者。

47. 皮肤色白，体型瘦，脐旁斜下部有轻度抵抗与压痛者。

48. 面色白，瘦弱，腹壁薄，腹力一般，不甚虚软，或小腹微凉，或心下轻度振水音，或腹肌轻度拘挛略压痛，多见于下腹。

49. 妇人慢性膀胱炎，虚弱，或手足凉，或腹力弱者（合猪苓汤）。

50. 服本方后，觉胃部不适者（加木香）。

51. 头沉重，眩晕，贫血貌，畏冷，脉腹诊无力者（加附子）。

52. 老年性痴呆及脑梗后遗症痴呆，属虚证或虚寒证者。

53. 妊娠或产后腹泻腹痛，小便不利，腰脚麻痹而无力者。

54. 眼目赤痛，腹拘急，动悸者（合苓桂术甘汤）。

55. 妊娠或产后便秘者（加大黄）。

56. 腹拘急，腹痛，头眩心悸，小便不利者。

57. 如当归芍药散腹证，或如桂枝茯苓丸腹证，但手足厥寒，遇寒冷则腹疼痛者。

58. 蜷卧欲寐，贫血貌者。

【前贤方论撷录】

《金匮要略心典》：血不足而水侵，则胎失其所养，而反得其所害矣，腹中能无痛乎？芎、归、芍药，益血之虚；苓、术、泽泻，除水之气。

《金匮发微》：周身气血，环转较迟，水湿不能随之运化，乃停阻下焦而延及腹部，此即腹中绞痛所由来。方用芎、归、芍以和血，并用茯苓、泽泻、白术以泄水而祛湿，但令水湿去而血分调，绞痛自止。

二百五十二　干姜人参半夏丸

【方剂组成用法】

干姜　人参各一两　半夏二两

上三味，末之，以生姜汁糊为丸，如梧子大，饮服十丸，日三服。

【经典原文汇要】

妊娠呕吐不止，干姜人参半夏丸主之。

【临床经验附识】

1. 妊娠呕吐，属虚寒证者。

2. 呕吐，心下痞硬，属虚寒证者。

3. 妊娠便秘，属虚寒证者。

4. 习惯性便秘，属虚寒证者。

5. 妊娠呕吐（兼用乌梅丸）。

6. 呕吐不止，属阴证者。

7. 妊娠呕吐，嫌恶汤药之气味，脉腹软弱，有衰弱倾向者。

8. 体衰弱，呕吐，腹软，心下硬而有压痛者。

9. 恶阻，烧心，胸中冷，腹痛不能饮食，辄吐青黄汁者。

【前贤方论撷录】

《金匮要略论注》：因寒而吐，上出为呕，不止则虚矣，故以半夏治呕，干姜治寒，人参补虚，而以生姜汁协半夏以下其所逆之饮。

《金匮要略心典》：此益虚温胃之法，为妊娠中虚而有寒饮者设也。

二百五十三　当归贝母苦参丸

【方剂组成用法】

当归　贝母　苦参各四两

上三味，末之，炼蜜丸如小豆大，饮服三丸，加至十丸。

【经典原文汇要】

妊娠，小便难，饮食如故，当归贝母苦参丸主之。

【临床经验附识】

1. 妊娠期膀胱炎、尿道炎、小便不利者。
2. 妊娠，便秘，不任攻下者。
3. 前列腺炎、前列腺肥大，属湿热证者。
4. 妊娠排尿痛者。
5. 妊娠小便不通，心烦不得卧者。
6. 酒齄鼻（合葛根芩连汤）。

【前贤方论撷录】

《张氏医通》：此小便难者，膀胱热郁，气结成燥，病在下焦，所以饮食如故，用当归以和血润燥，贝母以清肺开郁，苦参以利窍逐水，兼入膀胱，除热结也。

二百五十四　葵子茯苓散

【方剂组成用法】

葵子一斤　茯苓三两

上二味，杵为散，饮服方寸匕，日三服。小便利则愈。

【经典原文汇要】

妊娠有水气，身重，小便不利，洒淅恶寒，起即头眩，葵子茯苓丸主之。

【临床经验附识】

1. 妊娠高血压，水肿者。

2. 妊娠尿闭。

3. 妊娠水肿，唇青面赤者（合桂枝茯苓丸）。

4. 胸腹动悸而头眩者。

5. 面上疱疮（加瓜瓣、柏子仁）。

6. 年少气盛，面生痤疮或身生痤疮（加冬瓜子、柏子仁）。

7. 面疱如麻豆疮痛，搔之黄汁出者（加柏子）。

8. 面黑色黯者（加柏子）。

9. 妊娠尿血，或下血者（加阿胶）。

【前贤方论撷录】

《金匮要略方论本义》：其恶寒头眩之故，无非水邪之湿，渗其阳气于表，格其正气于上，故恶寒与头眩或兼见，或单见耳。主之以葵子茯苓散，一滑一渗，使小便利而水邪去，诸病自已，而妊娠可保矣，故曰小便利则愈。

二百五十五　当归散

【方剂组成用法】

当归　黄芩　芍药　芎䓖各一斤　白术半斤

上五味，杵为散，酒饮服方寸匕，日再服。妊娠常服即易产，胎无苦疾。产后百病悉主之。

【经典原文汇要】

妇人妊娠，宜常服当归散主之。

【临床经验附识】

1. 妊妇血虚血热之证。
2. 习惯性流产，虚证夹湿热者，在妊娠期常服。
3. 妊娠期发痔疾者。

【前贤方论撷录】

《金匮要略心典》：湿热伤动胎气，故于芎、归、芍药养血之中，用白术除湿，黄芩除热。

二百五十六　白术散

【方剂组成用法】

白术四分　芎䓖四分　蜀椒三分，去汗　牡蛎二分

上四味，杵为散，酒服一钱匕，日三服，夜一服。但苦痛，加芍药；心下毒痛，倍加芎䓖；心烦吐痛，不能饮食，加细辛一两，半夏大者二十枚。服之后，更以醋浆水服之；若呕，以醋浆水服之；复不解者，小麦汁服之。已后渴者，大麦粥服之。病虽愈，服之勿置。

【经典原文汇要】

妊娠养胎，白术散主之。

【临床经验附识】

1. 妊妇中寒夹湿之证。

2. 妇人带下，腹痛，属太阴病半表半里阴寒虚证者。

3. 孕妇宿有风冷，胎萎不长者。

4. 肥胖型妇人，妊娠期羊水过多者。

5. 有习惯性流产史，而胎动不安，腹痛，呕吐，心烦，属寒证者。

【前贤方论撷录】

《金匮要略心典》：妊娠伤胎，有因湿热者，亦有因湿寒者，随人脏气之阴阳而各异也。当归散正治湿热之剂。白术散，白术、牡蛎燥湿，川芎温血，蜀椒祛寒，则正治湿寒之剂也。仲景并列于此，其所以诏示后人者深矣。

二百五十七　枳实芍药散

【方剂组成用法】

枳实，烧令黑，勿太过　芍药等分

上二味，杵为散，服方寸匕，日三服，并主痈脓，以麦粥下之。

【经典原文汇要】

产后腹痛，烦满不得卧，枳实芍药散主之。

【临床经验附识】

1. 腹痛，烦满，腹拘急者。

2. 腰痛（可随证合其他方用之）。

【前贤方论撷录】

《金匮要略方论本义》：以麦粥下之者，即大麦粥取其滑润益血，且有益胃气，并主痈脓，亦血之酝酿而成者耳。

《金匮要略心典》：产后腹痛，而至烦满不得卧，知血郁而成热，且下病而碍上也，与虚寒绞痛不同矣。枳实烧令黑，能入血行滞，同芍药为和血止痛之剂也。

二百五十八　下瘀血汤

【方剂组成用法】

大黄二两　桃仁二十枚　䗪虫二十枚，熬，去足

上三味，末之，炼蜜合为四丸，以酒一升，煎一丸，取八合，顿服之。新血下如豚肝。

【经典原文汇要】

师曰：产妇腹痛，法当以枳实芍药散，假令不愈者，此为腹

中有干血着脐下，宜下瘀血汤主之。亦主经水不利。

【临床经验附识】

1. 脐下有干血，腹痛者。

2. 腹中各部位的陈旧性、沉积性瘀血。

3. 肝硬化、肝脾肿大（加鳖甲）。

4. 妇人闭经，内有瘀血者（加重方中䗪虫剂量）。

5. 胎盘残留固着不下者（加重方中䗪虫剂量）。

6. 羸瘦腹满，不能饮食，内有干血，肌肤甲错，两目黯黑者。

7. 狂犬病（以大便下如鱼肠物为验，以无瘀物如鱼肠状者为止）。

8. 抵当汤及丸证，而肌肤甲错者。

9. 鼓胀，腹部静脉怒张者（合人参汤、五苓散）。

10. 脐下部之腹底抵抗、压痛者。

11. 顽痔。

12. 下肢溃疡者（合当归四逆汤）。

13. 静脉炎（加赤小豆）。

14. 静脉曲张（合当归四逆汤）。

15. 少女或少妇之癫痫，经闭有瘀血者。

16. 腹大如鼓，腹皮上静脉怒张者（合十枣汤），属实证者。

17. 小腹痛不可忍，按脐下有坚硬物而急痛者。

18. 小儿腹中癖块，羸瘦，胀满不欲饮食，面身萎黄浮肿，唇舌刮白或殷红，肌肤少泽，虚里跳动者（加干漆）。

【前贤方论撷录】

《金匮要略直解》：䗪虫主下血闭，咸能软坚也；大黄主下瘀血，苦能泄滞也；桃仁亦下瘀血，滑以去着也。三味相合，以攻脐下干血。

《金匮要略心典》：腹痛服枳实，芍药而不愈者，以有瘀血在脐下，着而不去，是非攻坚破积之剂，不能除矣。

二百五十九 竹叶汤

【方剂组成用法】

竹叶一把 葛根三两 防风 桔梗 桂枝 人参 甘草各一两 附子一枚，炮 大枣十五枚 生姜五两

上十味，以水一斗，煮取二升半，分温三服，温覆使汗出。颈项强，用大附子一枚，破之如豆大，煎药扬去沫。呕者，加半夏半升洗。

【经典原文汇要】

产后中风发热，面正赤，喘而头痛，竹叶汤主之。

【临床经验附识】

1. 产后中风，表阴寒虚与表阳热虚错杂之证。
2. 产褥感染（酌加干地黄、黄芩、黄连、大黄）。

【前贤方论撷录】

《金匮玉函经二注》：颈项强，邪在太阳有禁，固其筋脉不得屈伸，故用附子温经散寒湿，以佐葛根。

《金匮要略释义》：主以竹叶汤者，盖产后中风，发热，面正赤，喘而头痛，乃阳无根而上浮，复为阴翳所累，故用柔润和阳，轻清散阴之竹叶为君，率葛根、防风、桔梗以解散其阴，且此证虽系桂枝证，然其面戴阳而喘，则为下虚，故用桂枝汤中之桂枝、甘草、生姜、大枣，不用破阴结性苦泄之芍药，而加扶下焦虚阳之附子。……此证阳不蠖屈于下而蟠于上，不能不以竹叶清之，桔梗开之，然阳之离根而上者，未必遽因附子遂猝然止也，故用防风使之随卫气外达而行，藉其发散即藉其悍护；用人参辑中气，内顾根本；用葛根则在解阳邪，起阴气，以和阳；呕为胃气上逆，故加半夏以和胃降逆。此汤既能祛邪，又能扶正，可谓面面顾到。

二百六十　竹皮大丸

【方剂组成用法】

生竹茹二分　石膏二分　桂枝一分　甘草七分　白薇一分

上五味，末之，枣肉和丸，弹子大，以饮服一丸，日三夜二服。有热者倍白薇，烦喘者加枳实一分。

【经典原文汇要】

妇人乳中虚，烦乱呕逆，安中益气，竹皮大丸主之。

【临床经验附识】

1. 产后，烦乱，呕逆，阴虚有热、气上逆者。

2. 产后奶水不足，属热证者（加阿胶、漏芦）。

【前贤方论撷录】

《金匮发微》：乳中虚者，或产妇体本虚羸，纳谷减少，或因小儿吮乳过多，乳少不能为继，于是营阴不足，心中烦乱，胃纳既少，生血之原，本自不足，加以无餍之吸吮，引动胆胃之火，发为呕逆。仲师出竹皮大丸方治，竹茹、石膏以清胆胃之逆，三倍甘草以和中气，减半桂枝、白薇以略扶中阳而清里热，更用枣和丸，以扶脾而建中，但令胃热除而谷食增，则生血之原既富，胆胃之上逆自平矣。

二百六十一　白头翁加甘草阿胶汤

【方剂组成用法】

白头翁二两　黄连　柏皮　秦皮各三两　甘草　阿胶各二两

上六味，以水七升，煮取二升半，内胶，令消尽，分温三服。

【经典原文汇要】

产后下利虚极，白头翁加甘草阿胶汤主之。

【临床经验附识】

1. 产后下利腹痛，心悸，身热，便血，恶露多，唇干口燥者。

2. 各种贫血，属热证者。

3. 痔疾便血、肠癌便血，属虚热证者。

4. 白头翁汤证而人已陷入衰弱之虚热状态者。

5. 子宫出血，口唇干燥，口渴，热证而虚者。

6. 产后下利腹痛，久久不已，羸瘦不食，心悸身热，唇口干燥，便血急迫者。

7. 痔核肛中焮热疼痛或便血者（便秘加大黄）。

8. 白头翁汤证，而心烦不得眠或烦躁者。

9. 热利下重，便血，心烦急迫不得眠者。

10. 下血，心烦急迫不得眠者。

11. 肠癌、胃癌，脉洪盛者。

12. 产褥热。

13. 贫血，脉数，而有脱肛、子宫下垂者。

【前贤方论撷录】

《金匮发微》：产后下利，寒热不同。今但云下利虚极，白头翁加甘草阿胶汤主之……则为白头翁汤证，加甘草以补中，阿胶以养血，亦第为热利虚极而设。

二百六十二　《千金》三物黄芩汤

【方剂组成用法】

黄芩一两　苦参二两　干地黄四两

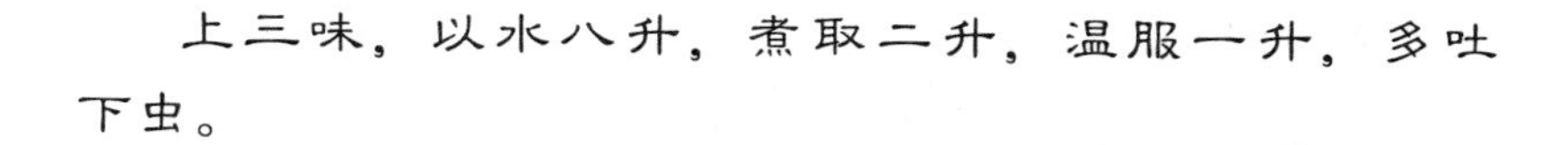
上三味，以水八升，煮取二升，温服一升，多吐下虫。

【经典原文汇要】

治妇人在草蓐，自发露得风，四肢苦烦热。头痛者与小柴胡汤；头不痛但烦者，此汤主之。

【临床经验附识】

1. 四肢烦热，或心动悸，或更年期阵热汗出，或皮肤瘙痒……

2. 产后感染（加黄连；如下腹压痛，合桂枝茯苓丸；如少腹急结，合桃核承气汤）。

3. 四肢烦热，阳证（阴证用四逆辈。又，柴胡剂、栀子剂等也可见四肢烦热证）。

4. 鹅掌风、汗疱性白癣，干燥、瘙痒、皲裂，口渴，手足心烦热者（加薏苡仁）。

5. 皮肤病，皮肤、四肢烦热，属虚热证者。

6. 甲状腺功能亢进（加黄药子）。

7. 骨蒸劳热，久咳，诸血证，肢体烦热甚，口舌干燥，心气郁塞者。

8. 每至夏月，手足烦热难堪，夜间尤甚，不能眠，属热证者。

9. 诸失血后，身体烦热倦怠，手掌、足心热尤甚，唇舌干燥者。

10. 头痛，手足苦烦热者。

11. 皮肤病，手足苦烦热者。

12. 食欲亢盛。

【前贤方论撷录】

《经方方论荟要》：黄芩苦寒清里热，苦参清湿热，地黄清热养阴，为治阴虚里热之剂。

二百六十三 《千金》内补当归建中汤

【方剂组成用法】

当归四两　桂枝三两　芍药六两　生姜三两　甘草二两　大枣十二枚

上六味，以水一斗，煮取三升，分温三服，一日令尽。若大虚，加饴糖六两。汤成内之，于火上暖令饴消。若去血过多，崩伤内衄不止，加地黄六两，阿胶二两，合八味，汤成内阿胶。若无当归，以芎䓖代之。若无生姜，以干姜代之。

【经典原文汇要】

治妇人产后虚羸不足，腹中刺痛不止，吸吸少气，或苦少腹中急，摩痛，引腰背，不能食饮；产后一月，日得服四五剂为善。令人强壮，宜。

【临床经验附识】

1. 腹中拘挛紧缩，如系数条绳索，痛引少腹腰背或手足疼痛浮肿者，或突然手足挛痛者。

2. 血证虚羸，气息将绝者。

3. 肿瘤，贫血貌，虚羸者（合四逆汤）。

4. 本方证，失血过多，崩伤、内衄不止者（加熟地黄、阿胶）。

5. 小建中汤证，便秘者。

6. 痔疮，脱肛，剧痛，属虚证者。

7. 妇人产后虚证，自下腹牵引腰背疼痛者。

8. 小建中汤证，而贫血显著者。

9. 小建中汤证，腹痛向腰部或腹沟部放散者。

10. 产后乳水不足（加鹿茸）。

11. 产后少腹痛，腹软弱者。

12. 妇人气血虚损，虚羸不足，腹中痛，吸吸少气，时自汗出，不思饮食，少腹拘急，痛引腰背者。

13. 带下不止，少腹痛引腰背，腹力弱者。

14. 产后去血过多，神昏气少，汗出身冷，眩晕卒倒，手足抽动者。

15. 产后血虚，腹力弱，腹痛者。

16. 乙状结肠部位有抵抗与压痛，或腹痛，或腰痛，或背痛，或心悸，或面色不佳，或气短等，而其人腹力弱者。

17. 下腹部疼痛，腹拘急或少腹拘急者。

【前贤方论撷录】

《金匮要略方论本义》：盖入当归于建中汤中，意在补血建中也。方后亡血加干地黄、阿胶，以补阴生血。

二百六十四　半夏厚朴汤

【方剂组成用法】

半夏一升　厚朴三两　茯苓四两　生姜五两　干苏叶二两

上五味，以水七升，煮取四升，分温四服，日三夜一服。

【经典原文汇要】

妇人咽中如有炙脔，半夏厚朴汤主之。

【临床经验附识】

1. 咽中炙脔感，或眩晕，或头痛（加蜈蚣），或心悸，或气上冲（加桂），或喘（加苏子），或咳（加苏子），或足冷（加桂），或失眠，或癔病，或水肿，或小便不利，或胸痛，或呕逆，或腹胀，或脘闷……

2. 情绪拂郁（气滞）所引起的尿闭、尿失禁者。

3. 咳嗽，吐白痰，胸闷，咽堵或咽痒，无表证者（加苏子、杏仁；如有表证，用小青龙汤）。

4. 妊娠恶阻（剧者，加伏龙肝）。

5. 睡眠呼吸暂停综合征（合麻杏甘石汤）。

6. 干咳无痰，咳嗽频频，无热象者（加诃子、桔梗、甘草）。

7. 食鱼过敏者。

8. 感冒，有气郁者（与对证方合用）。

9. 发作性心悸亢进，患者有不安感，并每于发作时大量排尿者，或眩晕。

10. 眩晕，精神不安，心悸，咽中有物塞感。

11. 食道痉挛，或咽下困难，或不能发声，或喘急者。

12. 支气管炎咳嗽日久，声音嘶哑或失声，舌苔白者。

13. 因精神因素而引起失声者。

14. 妊娠恶阻，咽中如有物堵塞者（放冷频服）。

15. 阴囊水肿，咽喉有堵塞不适感者。

16. 喘或咳，咽喉部有异物感、痒感、狭窄感，脉弱者。

17. 痰湿咳嗽，其人舌苔白，或吐白痰者（加苏子、杏仁）。

18. 胸满，心下坚，咽中帖帖如有炙肉，吐之不出，吞之不下。

19. 刷牙，或看见秽物，或精神受到刺激时容易出现恶心。

20. 帕金森。

21. 咳嗽，有痰卡喉感，非阳证者。

22. 咽喉有被痰卡着似的感觉，心下闷。

23. 胸满，心下微硬，咽中有物如核而吞不下、吐不出者。

24. 咽中异物感，或堵塞感，或痒感，或刺痛感，属痰湿证者。

25. 本方证，腹软弱甚者（合四逆汤）。

26. 本方证，伴阴寒证明显者（合四逆汤）。

27. 心动悸，或眩晕，尿量多者。

28. 腹部气痛（加香附、乌药、高良姜、陈皮）。

【前贤方论撷录】

《金匮要略心典》：此凝痰结气，阻塞咽嗌之间，《千金》所谓咽中帖帖，如有炙肉，吞不下，吐不出者是

以。半夏、厚朴、生姜，辛以散结，苦以降逆；茯苓佐半夏利痰气；紫苏芳香，入肺以宣其气也。

《订正仲景全书金匮要略注》：此病得于七情郁气，凝涎而生。故用半夏、厚朴、生姜，辛以散结，苦以降逆；茯苓佐半夏，以利饮行涎；紫苏芳香，以宣通郁气，俾气舒涎去，病自愈矣。

二百六十五　甘麦大枣汤

【方剂组成用法】

甘草三两　小麦一升　大枣十枚

上三味，以水六升，煮取三升，温分三服。亦补脾气。

【经典原文汇要】

妇人脏躁，喜悲伤欲哭，象如神灵所作，数欠伸，甘麦大枣汤主之。

【临床经验附识】

1. 或悲伤欲哭、精神恍惚，或坐卧不安，或发癫痫，而见腹直肌拘急者。

2. 心悸，汗出，颤抖，舌红，脉细数，悲伤欲哭者。

3. 神经精神症状，而见右腹直肌挛急，或右胁下脐旁拘急有结块者。

4. 汗多、口干，纳呆，便秘，腹无抵抗者。

5. 更年期综合征，腹直肌拘急者。

6. 癫痫，腹直肌坚硬如木棒或木板者（加天麻）。

7. 精神疾病，因脑神经强度兴奋而反复发作，腹直肌坚硬者。

8. 打哈欠，无其他特殊方证者。

9. 悲伤哭泣，腹力中等或中等以下，脐上动悸，而非茯苓四逆汤证者。

10. 癫痫，腹力弱，腹拘急，然与小建中汤不效者。

11. 更年期阵发性烘热汗出者（合白虎加人参汤）。

12. 干咳无痰，睡寝盗汗者（加麦门冬）。

【前贤方论撷录】

《金匮要略释义》：脏躁谓五脏之全部或一部，津液阴血不足……方中甘草养胃阴，生用能生津缓急；小麦能养肺津，舒肝郁，又能养心血；大枣养脾，补气补津液，诚治脏躁之良剂。

二百六十六　温经汤

【方剂组成用法】

吴茱萸三两　当归二两　芎䓖二两　芍药二两　人参二两　桂枝二两　阿胶二两　生姜二两　牡丹皮，去心二两　甘草二两　半夏半升　麦门冬一升，去心

上十二味，以水一斗，煮取三升，分温三服。亦主妇人少腹寒，久不受胎；兼取崩中去血，或月水来过多，及至期不来。

【经典原文汇要】

妇人年五十所，病下利数十日不止，暮即发热，少腹里急，腹满，手掌烦热，唇口干燥，何也？师曰：此病属带下。何以故？曾经半产，瘀血在少腹不去。何以知之？其证唇口干燥，故知之，当以温经汤主之。

【临床经验附识】

1. 手掌烦热，口唇干燥，脉腹无力者。

2. 妇女月经不调，经来量多，闭经，不孕，而腹中无块、无压痛、无抵抗者。

3. 口唇干燥，阴阳俱虚证者（阴阳俱虚且寒热错杂者，加黄柏、黄连）。

4. 更年期综合征，阵热汗出（合葛根芩连汤），或便秘，或腹满，或手足麻木，或漏下……

5. 头痛、牙痛，属阴阳俱虚证者。

6. 不孕，月经前期或错后，功能性子宫出血，属阴阳俱虚证者。

7. 虚证之不孕、闭经（加重剂量，久服）。

8. 月经不调（月经前期、月经后期等）。

9. 习惯性流产，阴阳俱虚者。

10. 不孕、痛经、月经过多、子宫脱垂、手掌烦热、口唇干燥，属虚证者。

11. 鹅掌风，手掌烦热，口唇干燥，月经异常者。

12. 更年期妇女不定期出血，非桂枝茯苓丸证者。

13. 子宫出血，唇口干燥，手掌烦热，上热下寒，脉弱者。

14. 月经不调或不孕症，上热下寒，脉弱者。

15. 女性瘦弱干枯者。

16. 肢体麻木，而其人瘦枯、腹软弱者。

17. 足嵌甲，更年期妇女体虚形羸者。

18. 腹软弱，下腹轻度压痛，下腹冷或疼痛，唇干或干裂，有手足烦热感者。

19. 手掌角化症（合薏苡附子败酱散）。

20. 妇女月经不调，伴有手掌角化症者（合薏苡附子败酱散）。

21. 当归芍药散证，而手掌烦热、口唇干燥者。

22. 手掌烦热，口唇干燥，皮肤粗糙，下腹痛胀者。

23. 妇人年五十所，头项痛或昏晕不适等，属阴阳俱虚证者。

24. 妇人经断，小腹寒，手掌反热者。

25. 妇人经闭，咳嗽便血，腹力中等以下者。

26. 妇人腹胀唇口干，日晚发热，小腹急痛，手足烦热，时泄利，经脉不匀，久不怀妊。

27. 间脑功能不全的无排卵症，腹力中等以下者。

【前贤方论撷录】

《金匮悬解》：下寒上热，下寒故下利里急，上热故烦热干燥，此当温肾肝两经之下寒。温经汤，归、胶、芍药养血而清风，丹、桂、芎破瘀而疏木，半夏、麦冬降逆而润燥，甘草、人参补中而培土，茱萸、生姜暖血而温经也。

二百六十七　土瓜根散

【方剂组成用法】

土瓜根　芍药　桂枝　䗪虫各三分

上四味，杵为散，酒服方寸匕，日三服。

【经典原文汇要】

1. 带下，经水不利，少腹满痛，经一月再见者，土瓜根散主之。

2. 阴癞肿，亦主之。

【临床经验汇要】

1. 妇人经血病，下腹部有压痛、抵抗，便秘者。

2. 少腹拘急，经水不利，或下白物，便秘者。

3. 睾丸炎。

4. 阴囊水肿（合五苓散）。

5. 象皮病（合薏苡附子败酱散）。

6. 股癣（合薏苡附子败酱散）。

7. 前列腺肥大。

8. 睾丸肿大，或疼痛者。

9. 妇人外阴肿或疼痛者。

10. 痤疮。

11. 头、面疮。

12. 疖肿。

13. 痈肿。

14. 习惯性便秘，少腹满痛者。
15. 鼻咽癌，属热证者。
16. 口腔癌，属热证者。
17. 甲状腺肿大，属热证者。
18. 淋巴结肿，属热证者。
19. 前列腺癌，属热证者。
20. 宫颈癌，属热证者。

【前贤方论撷录】

《金匮方歌括》：土瓜根散者，为调协阴阳，主驱热通瘀之法，方中桂枝通阳，芍药行阴，使阴阳和则经之本正矣，土瓜根驱热行瘀，䗪虫蠕动逐血，去其旧而生新，使经脉流畅，常行不乱也。

二百六十八 胶姜汤

【方剂组成用法】

原书无方。

【经典原文汇要】

妇人陷经，漏下黑不解，胶姜汤主之。

【前贤方论撷录】

《订正金匮要略注》：用胶姜汤温养气血，则气盛血充，推陈致新，而经自调矣。

二百六十九　大黄甘遂汤

【方剂组成用法】

大黄四两　甘遂二两　阿胶二两

上三味，以水三升，煮取一升，顿服之，其血当下。

【经典原文汇要】

妇人少腹满如敦状，小便微难而不渴，生后者，此为水与血俱结在血室也，大黄甘遂汤主之。

【临床经验附识】

1. 男女尿闭，小腹满急或满痛者。

2. 产后小便不通者。

3. 小腹绞痛坚满，手不可近者。

4. 小腹膨满如敦状，按之坚痛，大小便不利者。

5. 排尿困难或尿闭，下腹部胀满者。

6. 前列腺炎，小腹满痛者。

7. 男子疝，小便闭塞，小腹满痛者。

8. 小便淋沥，或时出脓血，或如米泔水，或便秘，其人少腹满如敦状，按之引茎中痛者。

9. 尿毒症。

10. 慢性肾衰竭。

【前贤方论撷录】

《金匮要略方论本义》：惟水邪与瘀血俱结在血室，用为有形之物，斯可以为实邪，而驱逐攻下也。主以大黄甘遂汤，大黄下血，甘遂逐水，二邪同治矣。阿胶者，就阴分下水血二邪，而不致于伤阴也。顿服之，血当下，血下而水自必随下矣。

二百七十　矾石丸

【方剂组成用法】

矾石三分，烧　杏仁一分

上二味，末之，炼蜜和丸，枣核大，内脏中，剧者再内之。

【经典原文汇要】

妇人经水闭不利，脏坚癖不止，中有干血，下白物，矾石丸主之。

【临床经验附识】

1. 带下有臭气者（加冰片、丁香、轻粉）。
2. 带下阴痒者（加雄黄、冰片、轻粉）。
3. 女子阴中疮（加雄黄、血竭）。
4. 经水不利，下白物者（加蛇床子、五倍子）。

【前贤方论撷录】

《金匮要略心典》：脏坚癖不止者，子脏干血，坚凝成癖而不去也。干血不去，则新血不荣，而经闭不利矣。由是蓄泄不时，胞宫生湿，湿复生热，所积之血，转为湿热所腐，而成白物，时时自下，是宜先去其脏之湿热。矾石却水除热，合杏仁破结润干血也。

二百七十一　红蓝花酒方

【方剂组成用法】

红蓝花一两

上一味，以酒一大升，煎减半，顿服一半。未止，再服。

【经典原文汇要】

妇人六十二种风，及腹中血气刺痛，红蓝花酒主之。

【临床经验附识】

1. 外洗，疗下肢水肿。
2. 过敏性紫癜（加桂枝、白芍、茜草、木通）。
3. 外伤性头痛（加川芎、大黄）。
4. 外伤性紫癜（加桃仁、茜草、木通）。
5. 中风后遗症（加川芎、大黄、水蛭）。
6. 胃溃疡疼痛（加海螵蛸）。
7. 外伤性肢体疼痛（加乳香、没药）。

8. 肿瘤疼痛（加乳香、没药、山慈菇）。
9. 血管瘤（加阿魏）。
10. 荨麻疹，舌质紫暗或舌有瘀点瘀斑者（加艾叶）。
11. 治产后昏厥不识人（加童便）。
12. 胎死腹中。
13. 包衣不下。
14. 妇人经水来前之腹痛。
15. 各脏腑之囊肿（加瞿麦）。

【前贤方论撷录】

《金匮玉函经二注》：乃云六十二种风，尽以一药治之，宁无寒热、虚实、上下、表里之异，其非仲景法明矣。虽然原立其方之旨，将谓妇人以血为主，一月一泻，然后和平，若风邪与血凝搏，或不输血海，以阻其月事，或不流转经络，以闭其荣卫，或内触脏腑，以违其和，因随取止，遂有不一之病。所以治之，惟有破血通经，用红蓝花酒，则血开气行，而风亦散矣。

《金匮要略心典》：红蓝花苦辛温，活血止痛，得酒尤良，不更用风药者，血行而风自去耳。

二百七十二　蛇床子散

【方剂组成用法】

蛇床子仁

上一味，末之，以白粉少许，和令相得，如枣大，绵裹内之，自然温。

【经典原文汇要】

蛇床子散方，温阴中坐药。

【临床经验附识】

1. 妇人阴中寒冷。
2. 阴痒生疮（加雄黄、冰片、轻粉）。
3. 阴痒白带（加雄黄、冰片、轻粉）。
4. 煎洗，疗肛周瘙痒、目痒。
5. 阴部瘙痒，属阴证者。
6. 阴户生疮，或痒，或痛，或肿者（加地骨皮，水煎洗）。
7. 痔疮肿痛（加地锦草煎洗）。
8. 舌生红泡子（用蛇床子放罐中烧烟，吸入喉中）。
9. 妇人下白物，阴中痹，或有小疮者。
10. 妇人阴部寒湿肿痛，或瘙痒下白浊者（加雄黄、冰片）。
11. 男子阴部寒冷者（外洗患处）。
12. 男子阴部寒湿肿痛，或瘙痒者（加雄黄、枯矾）。
13. 妇人慢性咽炎，阴中寒冷者。
14. 咽喉疼痛（将蛇床子放瓶中烧烟，吸入咽喉部）。

【前贤方论撷录】

《金匮要略释义》：蛇床子芬芳燥烈，不受阴湿之气，故能逐阴户中之寒邪，况寒则生湿，非此不可胜任，益以白粉（即炒米粉）之燥香以除湿秽，则奏效更捷，合为坐药，以绵裹纳入阴户中者，径温其有邪之处，俾能速愈。

二百七十三　狼牙汤

【方剂组成用法】

狼牙三两

上一味，以水四升，煮取半升，以绵缠筯如茧，浸汤沥阴中，日四遍。

【经典原文汇要】

少阴脉滑而数者，阴中即生疮，阴中蚀疮烂者，狼牙汤洗之。

【临床经验附识】

1. 小儿阴疮。
2. 妇人阴痒（加蛇床子、百部）。
3. 妇人阴中烂伤。
4. 金疮出血（熟捣贴之）。

【前贤方论撷录】

《金匮玉函经二注》：少阴脉滑，阴中血热也，湿热积阴户生疮，甚则虫蚀烂。狼牙味苦酸咸，主邪热气杀虫。

《金匮方歌括》：此为湿热下流于前阴，阴中生疮，蚀烂者出其方治也。狼牙草味酸苦，除邪热气，疥瘙恶疮，去白虫，故取治之。

二百七十四　小儿疳虫蚀齿方

【方剂组成用法】

雄黄　葶苈

上二味，末之，取腊月猪脂熔，以槐枝绵裹头四五枚，点药烙之。

【经典原文汇要】

小儿疳虫蚀齿方。

【临床经验附识】

龋齿，不论老人少儿。

【前贤方论撷录】

《金匮要略释义》：此方专为疳虫蚀齿而设。雄黄杀百虫，葶苈去积聚，猪脂、槐枝能调和气血，且直解熏齿，收效自速。

二百七十五　常服诃梨勒方

【方剂组成用法】

诃梨勒，煨　陈皮　厚朴各三两

上三味，末之，炼蜜丸如梧子大，酒饮服二十丸，加

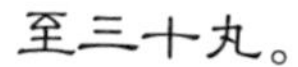
至三十丸。

【经典原文汇要】

长服诃梨勒丸方。（疑非仲景方）。

【临床经验附识】

1. 诃梨勒散证，腹满者。
2. 诃梨勒散证，脘饱闷者。
3. 气痢下重。
4. 老人便秘。
5. 诃梨勒散证，或呃逆，或胸腹满者。
6. 气满，腹胀，食不消者。

【前贤方论撷录】

《金匮要略方论集注》：橘皮、厚朴用则下气……诃梨之下气，苦中带酸，利而兼涩，故本草既谓破胸膈结气，通利津液，又谓止泄痢，治久咳。

二百七十六　三物备急丸方

【方剂组成用法】

大黄一两　干姜一两　巴豆一两，去皮心，熬，外研如脂

【经典原文汇要】

上药各需精新，先捣大黄、干姜为末。研巴豆内中，合治一千杵，用为散，蜜和丸亦佳，密器中贮之，莫令歇。主心腹诸卒暴百病。若中恶客忤，心腹胀满，卒痛如锥刺，气急口噤，停尸卒死者，以暖水若酒，服大豆许三四丸，或不下，捧头起，灌令下咽，须臾当差。如未差，更与三丸，当腹中鸣，即吐下，便差。若口噤，亦须折齿灌之。

【经典原文汇要】

1. 三物备急丸方：见《千金》司空裴秀为散用亦可。亦可先和成汁，乃倾口中，令从齿间得入，至良验。

2. 张仲景三物备急丸，司空裴秀为散用，治心腹诸卒暴百病方。

【临床经验附识】

1. 里寒实证，其证情极暴极实者。

2. 腹满急痛，气急，口噤，四肢逆冷，不大便者。

3. 肠梗阻，属实证者。

4. 一切诸病暴发心腹满痛者，属实证者。

5. 妊娠水肿，死胎冲心，便秘脉实者。

6. 毒迫心下，急痛者，属实证者。

7. 一切卒死之症，实证当下者。

8. 孕妇，子死腹中，昏不知人，便秘，脉实者。

9. 宿食停留不化，结于肠间，气道不舒，阴阳反乱，腹满膨胀，起则头晕，大便不通，或时腹痛，胸膈痞闷者。

10. 饮冷水过多，上攻肺脏，喘急不已者。

11. 大热行极，及食热饼竟，饮冷水过多，冲咽不即消，呼吸困难者。

12. 猝然心痛胀满欲吐、短气，按之心下坚硬抵抗者。

13. 过食难化之物，或食品有毒，宿积不消，毒势攻注，心腹痛如刀搅者。

14. 诸癖结坚心下，饮食不消，目眩，四肢疼，咽喉不利，脾胃逆满，肠鸣，背痛，时吐恶水者。

15. 心腹胀满，搅刺疼痛，烦闷不可仁，手足逆冷，甚者汗流如水，大小便不通，欲吐不出，欲利不下者。

【前贤方论撷录】

《绛雪园古方选注》：备，先具以待用也；急，及也，谓临事之迫也。《金匮》以备急丸救中恶客忤神昏口噤者，折齿灌之立苏，若临时治药则无及矣。巴豆辛热大毒，生用性急，开通水谷道理之闭塞，荡涤五脏六腑之阴霾，与大黄性味相畏，若同用之，泻人反缓。妙在生大黄与生干姜同捣，监制其直下之性……有拨乱反正之功。

二百七十七　还魂汤

【方剂组成用法】

麻黄三两，去节，一方四两　杏仁，去皮尖七十个
甘草一两，炙《千金》用桂心二两

上三味，以水八升，煮取三升，去滓，分令咽之，通治诸感忤。

【经典原文汇要】

救卒死，客杵死，还魂汤主之方。《千金方》云：主卒杵鬼击飞尸，诸奄忽气绝无复觉，或已无脉，口噤拗不开，去齿下汤。汤下口不下者，分病人发左右，捉肩引之。药下，复增取一升，须臾立苏。

【临床经验附识】

1. 急性病，呼吸功能衰竭，无汗表实者（无表证者，先急于口舌上撒麝香水）。

2. 小儿作搐而死，至二三日不醒，脉沉绝者（服后汗出当解）。

3. 小儿不慎落水而呛肺，失语，抽搐，人至昏沉，肢冷，脉沉绝者（先以皂角末吹鼻取嚏，再与此方取汗）。

4. 诸凡卒死，息闭不通者（先急与皂角末吹鼻中少许，取嚏）。

【前贤方论撷录】

《订正仲景全书金匮要略注》：中恶客忤，便闭里实者，仲景用备急丸，可知无汗表实者，不当用备急丸通里，当用还魂汤以通表也。通里者，抑诸阴气；通表者，扶诸阳气也。昧者不知，以麻黄为入太阳发汗之药，抑知不温覆取汗，则为入太阴通阳之药也，阳气通动，魂可还矣。

《高等中医院校教学参考丛书·金匮要略》：凡卒死和病忤死，多因正不胜邪，阳气骤闭而死，肺朝百脉，为一身之宗，故用还魂汤通表散邪以复正。麻黄升阳散邪出表，杏仁利肺，合炙草以调中扶正，全方旨在通动阳气。

二百七十八 治马坠及一切筋骨损方

【方剂组成用法】

大黄一两，切，浸，汤成下 绯帛如手大，烧灰 乱发如鸡子大，烧灰用 久用炊单布一尺，烧灰 败蒲一握三寸 桃仁四十九个，去皮尖，熬 甘草如中指节，炙，锉

上七味，以童子小便量多少煎汤成，内酒一大盏，次下大黄，去滓，分温三服。先锉败蒲席半领，煎汤浴，衣被盖覆，斯须，通利数行，痛楚立差，利及浴水赤，勿怪，即瘀血也。

【经典原文汇要】

治马坠及一切筋骨损方。

【临床经验附识】

1. 腕折瘀血。

2. 跌打损伤所致的肢体肿痛。

3. 脑震荡。

【前贤方论撷录】

《高注金匮要略》：马坠及一切筋骨损者，惟以血瘀致死耳。盖血瘀则气塞，气塞则活血亦滞，夫所以续筋接骨者，惟气血周流之神化也，苟血以塞气，气以滞

血，则内而三焦不行，外而营卫断绝，不死何恃？发为血余，性入血分，而乱发又为血余之败落者，则从类而直亲死血可知。蚕丝具细络之象，其性善走络脉，而染绯更走经脉之血络又可知。蒲草阳多阴少，故易生而早败。败蒲之性，其吸血又可见矣。炊单布，去血肉垢腻，久用成性。甘草浮诸药而使之旁搜遍及，然后以破瘀血之桃仁先动之，而以逐瘀大黄攻下之也。……而逐瘀破血者，易于下趋，故以咸寒之童便煎汤，而以浮暖之酒力上留也……以此温服，则内而三焦之瘀得从通利而去，故利下色赤也。蒲草阴津枯燥，性吸血气，败席久卧，则所吸之血气盈满，煎汤先洗，则相为感召，而外引其经络之瘀，从毛窍而散，故浴水赤色也，内外之瘀皆去，而气血流通，此筋骨之损自能接续矣。

二百七十九　治自死六畜肉中毒方

【方剂组成用法】

黄柏屑

捣服方寸匕。

【经典原文汇要】

治自死六畜肉中毒方。

【临床经验附识】

1. 外敷痈肿疼痛。

2. 水煎取汁含漱，疗咽喉或扁桃体肿痛。

3. 芝麻油调敷，疗烧烫伤。

4. 小儿重舌（以竹沥渍黄柏点舌上）。

5. 扁桃体红肿（冷水含漱黄柏屑）。

6. 咽喉红肿（冷水含漱黄柏屑）。

7. 斑蝥中毒（黄柏，水煎服）。

8. 藜芦中毒（加黄连，水煎服）。

【前贤方论撷录】

《金匮要略广注》：瘟疫多湿热之气，六畜感之而自死，黄柏气味苦寒，寒胜热，苦燥湿，故解其毒。

二百八十　治黍米中藏干脯食之中毒方

【方剂组成用法】

大豆浓煮汁，饮数升即解。亦治诸肉漏脯等毒。

【经典原文汇要】

治黍米中藏干脯食之中毒方。

【临床经验附识】

1. 失音。

2. 喉痹卒不得语者（含之）。

3. 解百药毒（加甘草）。

4. 四肢骨碎筋伤蹉跌者。

5. 头脑破出，中风口噤者（服汤后，覆取汗并捣杏仁覆盖疮上）。

6. 坠马、落车及树，崩血腹满短气者。

7. 小儿丹毒（涂之）。

8. 解诸鱼毒。

9. 汤火灼疮。

10. 酒醉不醒。

11. 中巴豆毒，口渴面赤，烦躁，泄利不止者。

12. 解断肠草毒。

13. 解半边莲中毒。

【前贤方论撷录】

《金匮要略广注》：脯藏黍米中，其湿热之气，皆足郁蒸致毒。大豆解毒，散五脏结积故也。

《高注金匮要略》：即米瓮中脯……大豆去垢腻而散结毒，煮饮浓汁数升，且能通利，故并治狸肉漏脯等毒也。

二百八十一　治食生肉中毒方

【方剂组成用法】

掘地深三尺，取其下土三升，以水五升，煮数沸，澄清汁，饮一升即愈。

【经典原文汇要】

治食生肉中毒方。

【临床经验附识】

1. 服药过剂闷乱者。
2. 热渴烦闷者。
3. 干霍乱病，不吐不利，胀痛欲死者。
4. 解救百毒（食物中毒）。
5. 中暑昏眩，烦闷欲死者。

【前贤方论撷录】

《高注金匮要略》：万物之毒秽，得土而化，取三尺下净土，煮汁饮之，使其毒随澄清之性，而下伏且散矣。

《金匮要略广注》：毒气爆发，唯甘味可以缓之，土性缓，书云土爰稼穑作甘，故可解毒。又万物生于土，亦莫不复归土，得土气则毒气已悉化矣。三尺已上，秽土也，三尺已下，则得真土而绝乎土性矣。故煮汁饮之，可以解毒。

二百八十二　治食马肉中毒欲死方

【方剂组成用法】

香豉二两　杏仁三两

上二味，蒸一食顷，熟，杵之服，日再服。

又方：煮芦根汁，饮之良。

【经典原文汇要】

治食马肉中毒欲死方

【临床经验附识】

1. 食马肉血，洞下欲死者（香豉、杏仁方）。

2. 食狗肉中毒（芦根汁方）。

3. 食鱼、蟹中毒（芦根汁方）。

【前贤方论撷录】

《金匮要略广注》：香豉乃黑豆所制，《日华子》云：黑豆调中下气，治牛马瘟毒。杏仁下气，气下则毒亦解矣；《圣惠方》：芦根，主解马肉毒。

二百八十三　治食牛肉中毒方

【方剂组成用法】

甘草煮汁，饮之即解。

【经典原文汇要】

治食牛肉中毒方。

【临床经验附识】

1. 解百药毒（加大黄）。

2. 解毒蕈中毒。

3. 治食果仁中毒（加黑豆）。

4. 治食发芽马铃薯中毒（加绿豆）。
5. 解麻黄毒（加绿豆）。
6. 解巴豆、乌头中毒。
7. 解白附子毒（加白矾、生姜）。
8. 解大麻毒（加防风）。
9. 解曼陀罗毒。
10. 解白花蛇毒（加绿豆）。
11. 解半边莲毒。
12. 解水蛭毒（加绿豆）。
13. 解马钱子毒。
14. 解水银毒（加防风）。
15. 解附子毒（加防风）。
16. 解斑蝥毒（加葱白）。
17. 解七叶一枝花毒（煮甘草取液，加米醋、生姜汁服）。
18. 解鸦胆子毒。
19. 解威灵仙毒。
20. 解河豚毒。

【前贤方论撷录】

《金匮直解》：甘草能解百毒。

二百八十四　治食鲙不化成癥病方

【方剂组成用法】

橘皮一两　大黄二两　朴硝二两

上三味，以水一大升，煮至小升，顿服即消。

【经典原文汇要】

鲙食之，在心胸间不化，吐复不出，速下除之，久成癥病，治之方。

【临床经验附识】

1. 食用鱼类、贝类、肉类中毒者或过敏者。
2. 食物中毒引起急性或慢性荨麻疹。
3. 心胸间有滞结之实证。
4. 用于各种食物中毒的急救。
5. 治鱼蟹中毒。
6. 治麻黄中毒。
7. 治细辛中毒。
8. 治全蝎中毒。

【前贤方论撷录】

《金匮要略广注》：大黄苦以泄滞，朴、硝咸以软坚，橘皮解鱼毒也。

《高注金匮要略》：鲙在心胸间不化……近上者法宜用吐，今吐复不出者，胃气下实而不得转舒，故不能托之上越也。吐既不出，宜速主攻下以除之，久则必成癥病，气愈弱而不胜攻下矣。橘皮辛温而降，能助膈胃以少展其气，然后佐朴、硝以收煞之，主大黄以推荡之，而不化者自下也。

二百八十五　食鲙多，不消，结为癥病，治之方

【方剂组成用法】

马鞭草

上一味，捣汁饮之，或以姜叶汁，饮之一升，亦消。又可服吐药吐之。

【经典原文汇要】

食鲙多，不消，结为癥病，治之方。

【临床经验附识】

1. 疟疾（马鞭草方）。
2. 白喉（马鞭草方）。
3. 预防传染性肝炎（马鞭草方）。
4. 丝虫病（马鞭草方）。
5. 治半夏中毒（生姜汁方）。
6. 治白附子中毒（生姜汁方）。
7. 治曼陀罗中毒（生姜汁方）。
8. 治半边莲中毒（生姜汁方）。

【前贤方论撷录】

《金匮要略广注》：马鞭草苦寒，主癥癖血瘕，破血杀虫。姜通神明，祛秽恶，故其叶亦解毒。

《高注金匮要略》：马鞭草味苦辛而性凉，能破癥散

瘕，故捣汁饮之，可消鲙积；姜通神明而祛秽恶，其叶性上亲于天，能以辛温扶胃脘之气，则下化诸积，故饮汁亦消。吐药当以瓜蒂散为正，以吐之而不伤胃气故也。

二百八十六　食鱼后中毒，面肿烦乱，治之方

【方剂组成用法】

橘皮

浓煎汁，服之即解。

【经典原文汇要】

食鱼后中毒，面肿烦乱，治之方。

【临床经验附识】

1. 呃逆。
2. 食河鲜过敏者。
3. 卒失声噎不出句者。
4. 鱼骨梗喉。
5. 食鱼中毒者。
6. 食鱼及生肉太多，妨闷者。
7. 痰膈气胀。
8. 吞酸诸药不效者。
9. 酒食所伤，脘痞妨闷，呕吐吞酸者。
10. 饮食过多者。
11. 解食鱼蟹中毒。

【前贤方论撷录】

《金匮要略广注》：橘皮辛散而利气，故能解毒。

二百八十七　食鯸鮧鱼中毒方

【方剂组成用法】

芦根

煮之，服之即解。

【经典原文汇要】

食鯸鮧鱼中毒方。

【临床经验附识】

1. 解中狗、狼肉毒。

2. 蟹、柿相反，食之吐血者。

3. 解河豚鱼毒。

【前贤方论撷录】

《金匮要略广注》：鯸鮧鱼，河豚鱼也……其肝毒杀人。吴人言血有毒，脂令舌麻，子令腹胀，水浸其子，一夜大如芡实，眼令目花，故有油麻子胀眼睛花之语。煮忌煤炲落釜中。芦根能解鯸鮧毒。

二百八十八　食蟹中毒治之方

【方剂组成用法】

紫苏

煮汁，饮之三升；紫苏子捣汁，饮之亦良。

又方：冬瓜汁，饮二升。食冬瓜亦可。

【经典原文汇要】

食蟹中毒治之方。

【临床经验附识】

1. 治食鱼中毒（紫苏方）。
2. 治蛇虺伤人（紫苏方）。
3. 治乳痈肿痛（紫苏方）。
4. 治过食木耳（冬瓜汁方）。
5. 治鱼蟹中毒（紫苏方）。

【前贤方论撷录】

《高注金匮要略》：蟹气寒而性横且结；紫苏及子，味薄气厚，顺散之于毛窍；冬瓜益脾利水，逆泄之于膀胱，结性行而寒气散矣。

二百八十九　食躁或躁方

【方剂组成用法】

豉

浓煮汁饮之。

【经典原文汇要】

食躁或躁方。

【临床经验附识】

1. 断奶乳胀。
2. 血淋尿痛。

【前贤方论撷录】

《金匮要略语译》:《金匮要略》云:“食躁或躁者，即今之食后时作恶心，欲吐不吐之病，故以豉汤吐之。”豉汤绝不会吐，程林以豉汁能解毒，所说较近。而式字亦可作制字解，式躁，即是制止烦躁的意思。

二百九十　误食钩吻杀人解之方

【方剂组成用法】

荠苨八两

上一味，以水六升，煮取二升，分温二服。钩吻生地傍无他草，其茎有毛，以此别之。

【经典原文汇要】

钩吻与芹菜相似，误食之，杀人，解之方。《肘后》云：与茱萸、食芹相似。

【前贤方论撷录】

《本草纲目》：荠苨寒而利肺，甘而解毒，乃良品也，而世不知用，惜哉。按葛洪《肘后方》云：一药而兼解众毒者，帷荠苨汁浓饮二升，或煮嚼之，亦可作散服。此药在诸毒中，毒皆自解也。……然亦取其解热解毒之功尔。

二百九十一　饮食中毒烦满，治之方

【方剂组成用法】

苦参三两　苦酒一升半

上二味，煮三沸，三上三下，服之，吐食出即差，或以水煮亦得。

又方：犀角汤亦佳。

【经典原文汇要】

饮食中毒烦满，治之方。

【临床经验附识】

1. 上下诸瘘，或在项，或在下部（苦参苦酒方）。
2. 白癞（苦参苦酒方）。
3. 小儿惊痫不知人，嚼舌仰目者（犀角方）。
4. 消毒解热（犀角方）。
5. 痘疮稠密者（犀角方）。
6. 心律失常，脉数疾者（苦参苦酒方）。

【前贤方论撷录】

《医宗金鉴》：苦参味苦，苦酒味酸，酸苦涌泄而去其毒，烦满自除。中毒烦满，毒在胃中，犀角解胃中毒。

二百九十二　贪食，食多不消，心腹坚满痛，治之方

【方剂组成用法】

盐一升　水三升

上二味，煮令盐消，分三服，当吐出食，便差。

【经典原文汇要】

贪食，食多不消，心腹坚满痛治之方。

【临床经验附识】

1. 上焦欲吐而不能吐者。
2. 卒中尸遁，其状腹胀急冲心，或块起，或牵腰脊者。

3. 嘻笑不休者。

【前贤方论撷录】

《高注金匮要略》：贪食则不自节，故食多，食多则胃气受窘，故不消。然亦有食多而自消者，惟外证见心腹坚硬，内证见满而且痛，则其为食多不消者，有确据矣。盐本下行，煮消分服而上涌者，以盐性得热则上越，胃阳与停食相搏，遂生郁热，且多服盐水，则下行不及，反激其怒而为上涌，故并出其食而差也。